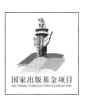

"十四五"时期国家重点出版物出版专项规划项目

国家出版基金项目

福建省重点出版立项项目

福建省优秀出版项目

U0236838

中国植物药清源图鉴

药材和饮片卷 下

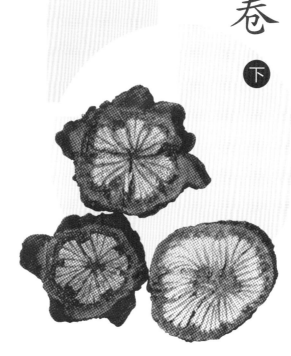

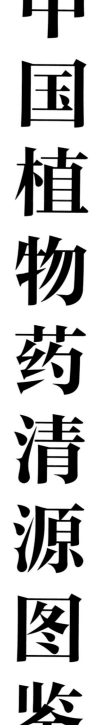

福建科学技术出版社

海峡出版发行集团
THE STRAITS PUBLISHING & DISTRIBUTING GROUP

主　编

林余霖

陈士林

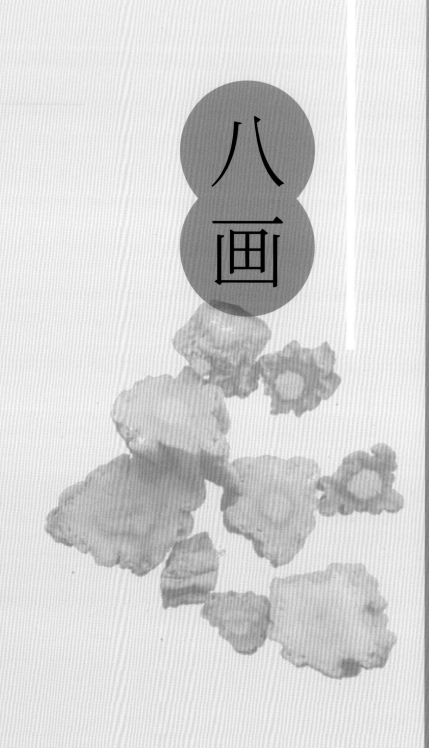

八画

青风藤

Qingfengteng
SINOMENII CAULIS

本品为防己科植物青藤 *Sinomenium acutum* (Thunb.) Rehd. et Wils. 和毛青藤 *Sinomenium acutum* (Thunb.) Rehd. et Wils. var. *cinereum* Rehd. et Wils. 的干燥藤茎。

产　地

主产于湖北、浙江、江苏、陕西。

采收加工

秋末冬初采割，扎把或切长段，晒干。

药材性状

本品呈长圆柱形，常微弯曲，长 20~70cm 或更长，直径 0.5~2cm。表面绿褐色至棕褐色，有的灰褐色，有细纵纹和皮孔。节部稍膨大，有分枝。体轻，质硬而脆，易折断，断面不平坦，灰黄色或淡灰棕色，皮部窄，木部射线呈放射状排列，髓部淡黄白色或黄棕色。气微，味苦。

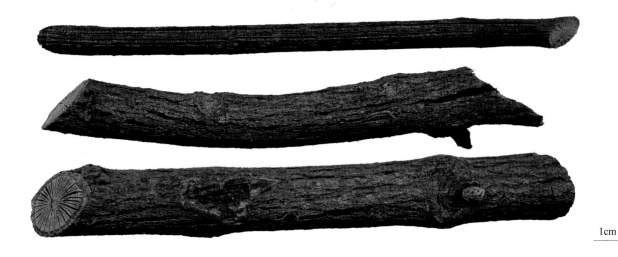

1cm

青风藤

炮制规范

除去杂质，略泡，润透，切厚片，干燥。

饮片性状

本品呈类圆形的厚片。外表面绿褐色至棕褐色，有的灰褐色，有纵纹，有的可见皮孔。切面灰黄色至淡灰黄色，皮部窄，木部有明显的放射状纹理，其间具有多数小孔，髓部淡黄白色至棕黄色。气微，味苦。

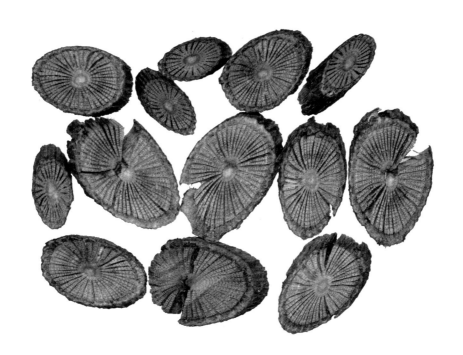

青风藤

性味功效

苦、辛，平。祛风湿，通经络，利小便。用于风湿痹痛，关节肿胀，麻痹瘙痒。

用量用法

6~12g。

附　注

Flora of China、《中国高等植物》等记载植物毛青藤 *Sinomenium acutum* (Thunb.) Rehd. et Wils. var. *cinereum* Rehd. et Wils. 为青藤 *Sinomenium acutum* (Thunb.) Rehd. et Wils. 的异名。

青叶胆

Qingyedan
SWERTIAE MILEENSIS HERBA

本品为龙胆科植物青叶胆 *Swertia mileensis* T. N. Ho et W. L. Shih 的干燥全草。

产　　地

主产于云南。

采收加工

秋季花果期采收，除去泥沙，晒干。

药材性状

本品长 15~45cm。根长圆锥形，长 2~7cm，直径约 0.2cm，有的有分枝；表面黄色或黄棕色。茎四棱形，棱角具极狭的翅，直径 0.1~0.2cm；表面黄绿色或黄棕色，下部常显红紫色，断面中空。叶对生，无柄；叶片多皱缩或破碎，完整者展平后呈条形或狭披针形，长 1~4cm，宽 0.2~0.7cm。圆锥状聚伞花序，萼片 4，条形，黄绿色；花冠 4，深裂，黄色，裂片卵状披针形，内侧基部具 2 腺窝；雄蕊 4。蒴果狭卵形，种子多数，细小，棕褐色。气微，味苦。

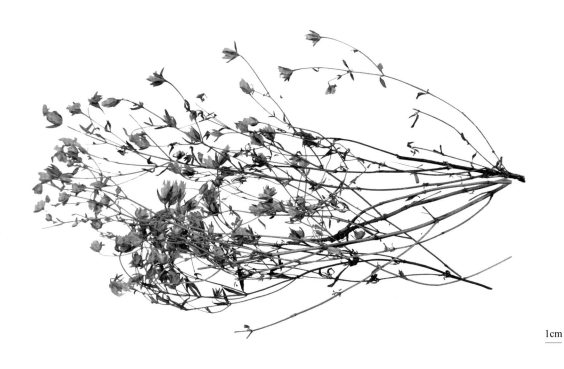

1cm

青叶胆

炮制规范

除去杂质，喷淋清水，稍润，切段，干燥。

饮片性状

本品呈不规则的段。根类圆形，有的有分枝；表面黄色或黄棕色。茎四棱形，棱角具极狭的翅；表面黄绿色或黄棕色，切面中空。叶片多破碎。气微，味苦。

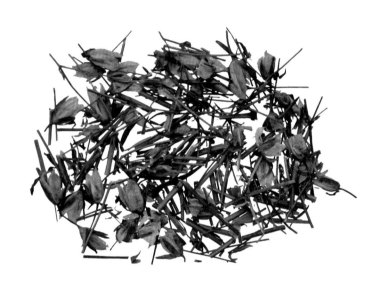

青叶胆

性味功效

苦、甘，寒。清肝利胆，清热利湿。用于肝胆湿热，黄疸尿赤，胆胀胁痛，热淋涩痛。

用量用法

10~15g。虚寒者慎服。

青 皮

Qingpi
CITRI RETICULATAE PERICARPIUM VIRIDE

本品为芸香科植物橘 *Citrus reticulata* Blanco 及其栽培变种的干燥幼果或未成熟果实的果皮。

产　　地　▶▶

主产于福建漳州、福州，广西贵港，浙江温州、杭州，陕西紫阳等地。

采收加工　▶▶

5~6 月收集自落的幼果，晒干，习称"个青皮"；7~8 月采收未成熟的果实，在果皮上纵剖成四瓣至基部，除尽瓤瓣，晒干，习称"四花青皮"。

药材性状　▶▶

四花青皮　本品果皮剖成 4 裂片，裂片长椭圆形，长 4~6cm，厚 0.1~0.2cm。外表面灰绿色或黑绿色，密生多数油室；内表面类白色或黄白色，粗糙，附黄白色或黄棕色小筋络。质稍硬，易折断，断面外缘有油室 1~2 列。气香，味苦、辛。

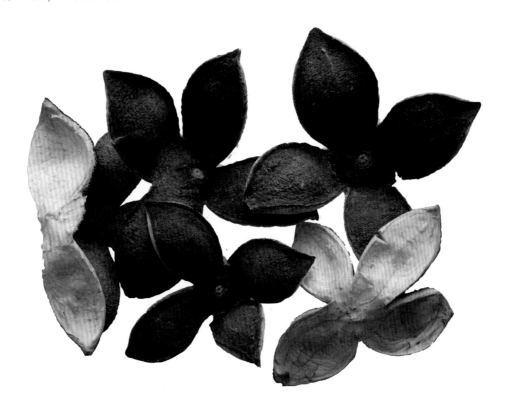

四花青皮

个青皮　本品呈类球形，直径 0.5~2cm。表面灰绿色或黑绿色，微粗糙，有细密凹下的油室，顶端有稍突起的柱基，基部有圆形果梗痕。质硬，断面果皮黄白色或淡黄棕色，厚 0.1~0.2cm，外缘有油室 1~2 列。瓤囊 8~10 瓣，淡棕色。气清香，味酸、苦、辛。

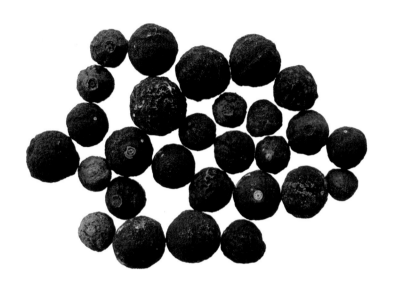

个青皮

炮制规范

青皮　除去杂质，洗净，闷润，切厚片或丝，晒干。

醋青皮　取青皮片或丝，加醋拌匀，闷透，置锅内，炒至微黄色时，取出，放凉。每 100kg 青皮，用醋 15kg。

饮片性状

青皮　本品呈类圆形厚片或不规则丝状。表面灰绿色或黑绿色，密生多数油室，切面黄白色或淡黄棕色，有时可见瓤囊 8~10 瓣，淡棕色。气香，味苦、辛。

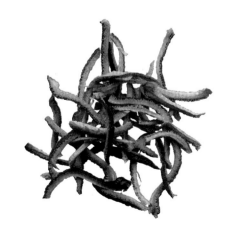

青皮（四花青皮）

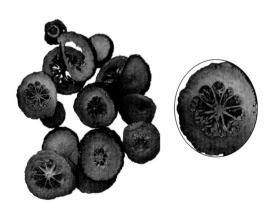

青皮（个青皮）

醋青皮   本品形如青皮片或丝，色泽加深，略有醋香气，味苦、辛。

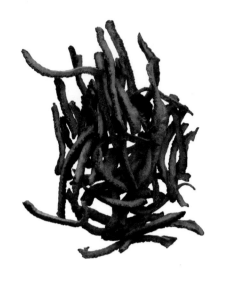

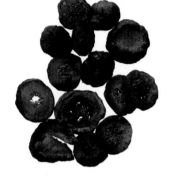

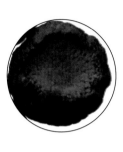

醋青皮（四花青皮）   醋青皮（个青皮）

性味功效   ▶▶

苦、辛，温。疏肝破气，消积化滞。用于胸胁胀痛，疝气疼痛，乳癖，乳痈，食积气滞，脘腹胀痛。

用量用法   ▶▶

3~10g。

对比鉴别

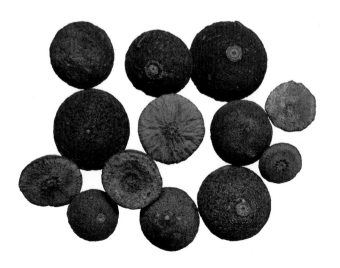

1cm

酸橙 *Citrus aurantium* L. 及其栽培变种的幼果（枳实）

青果

Qingguo
CANARII FRUCTUS

本品为橄榄科植物橄榄 *Canarium album* Raeusch. 的干燥成熟果实。

产　　地

主产于福建闽侯、闽清、长乐、晋江，四川合江、洪雅、宜宾，重庆江津，广东普宁、惠来、潮阳、饶平、从化、增城、信宜。

采收加工

秋季果实成熟时采收，干燥。

药材性状

本品呈纺锤形，两端钝尖，长 2.5~4cm，直径 1~1.5cm。表面棕黄色或黑褐色，有不规则皱纹。果肉灰棕色或棕褐色，质硬。果核梭形，暗红棕色，具纵棱；内分 3 室，各有种子 1 粒。气微，果肉味涩，久嚼微甜。

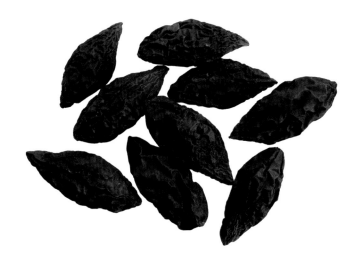

青果

炮制规范

除去杂质，洗净，干燥。用时打碎。

饮片性状

同药材。

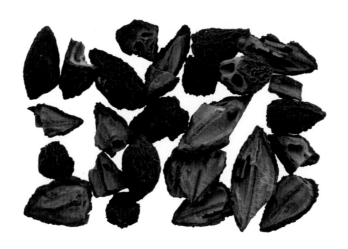

青果

性味功效

甘、酸，平。清热解毒，利咽，生津。用于咽喉肿痛，咳嗽痰黏，烦热口渴，鱼蟹中毒。

用量用法

5~10g。

青葙子

Qingxiangzi
CELOSIAE SEMEN

本品为苋科植物青葙 *Celosia argentea* L. 的干燥成熟种子。

产　地

产于全国大部分地区，自产自销。

采收加工

秋季果实成熟时采割植株或摘取果穗，晒干，收集种子，除去杂质。

药材性状

本品呈扁圆形，少数呈圆肾形，直径 1~1.5mm。表面黑色或红黑色，光亮，中间微隆起，侧边微凹处有种脐。种皮薄而脆。气微，味淡。

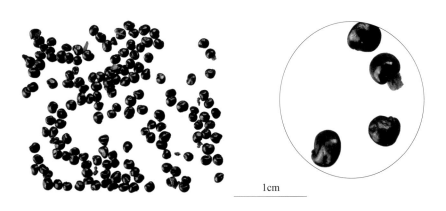

青葙子

炮制规范

青葙子　除去杂质。

饮片性状

同药材。

性味功效

苦，微寒。清肝泻火，明目退翳。用于肝热目赤，目生翳膜，视物昏花，肝火眩晕。

用量用法

9~15g。本品有扩散瞳孔作用，青光眼患者禁用。

对比鉴别

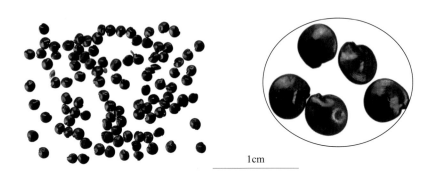

1cm

鸡冠花 *Celosia cristata* L. 的种子

青 蒿

Qinghao
ARTEMISIAE ANNUAE HERBA

本品为菊科植物黄花蒿 *Artemisia annua* L. 的干燥地上部分。

产　地

产于全国各地。

采收加工

秋季花盛开时采割，除去老茎，阴干。

药材性状

本品茎呈圆柱形，上部多分枝，长 30~80cm，直径 0.2~0.6cm；表面黄绿色或棕黄色，具纵棱线；质略硬，易折断，断面中部有髓。叶互生，暗绿色或棕绿色，卷缩易碎，完整者展平后为三回羽状深裂，裂片和小裂片矩圆形或长椭圆形，两面被短毛。气香特异，味微苦。

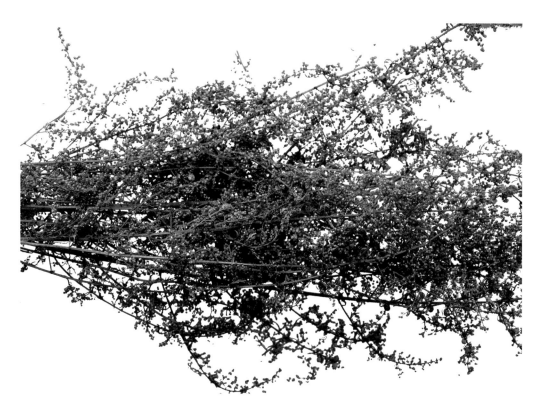

1cm

青蒿

炮制规范

除去杂质，喷淋清水，稍润，切段，干燥。

饮片性状

本品呈不规则的段，长 0.5~1.5cm。茎呈圆柱形，表面黄绿色或棕黄色，具纵棱线，质略硬，切面黄白色，髓白色。叶片多皱缩或破碎，暗绿色或棕绿色，完整者展平后为三回羽状深裂，裂片及小裂片矩圆形或长椭圆形，两面被短毛。花黄色，气香特异，味微苦。

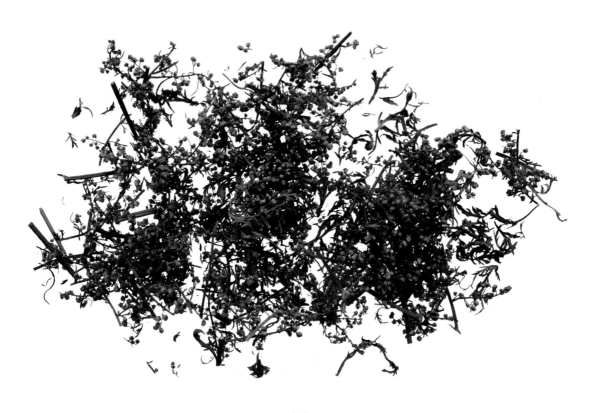

青蒿

性味功效

苦、辛，寒。清虚热，除骨蒸，解暑热，截疟，退黄。用于温邪伤阴，夜热早凉，阴虚发热，骨蒸劳热，暑邪发热，疟疾寒热，湿热黄疸。

用量用法

6~12g，后下。

青黛

Qingdai

INDIGO NATURALIS

本品为爵床科植物马蓝 *Baphicacanthus cusia* (Nees) Bremek.、蓼科植物蓼蓝 *Polygonum tinctorium* Ait. 或十字花科植物菘蓝 *Isatis indigotica* Fort. 的叶或茎叶经加工制得的干燥粉末、团块或颗粒。

产　地

马蓝　主产于福建仙游。

蓼蓝　主产于河北安国、蓟州。

菘蓝　主产于安徽临泉、宿州，河北安国，江苏南通。

药材性状

本品为深蓝色的粉末，体轻，易飞扬；或呈不规则多孔性的团块、颗粒，用手搓捻即成细末。微有草腥气，味淡。

1cm

青黛

性味功效

　　咸，寒。清热解毒，凉血消斑，泻火定惊。用于温毒发斑，血热吐衄，胸痛咳血，口疮，痄腮，喉痹，小儿惊痫。

用量用法

　　1~3g，宜入丸散用。外用适量。

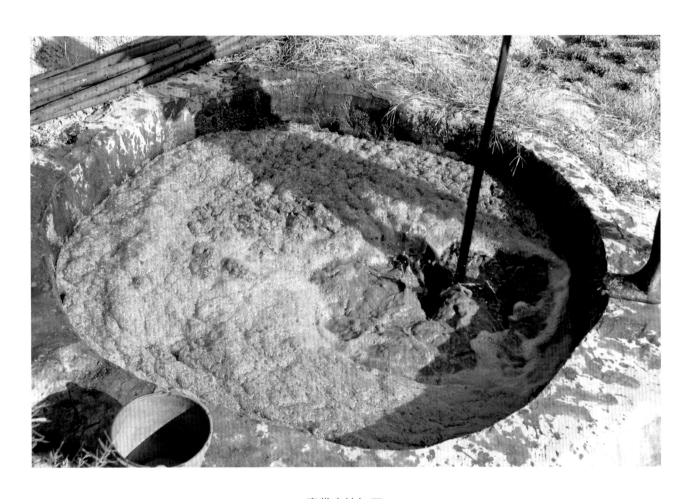

青黛产地加工

玫瑰花

Meiguihua
ROSAE RUGOSAE FLOS

本品为蔷薇科植物玫瑰 *Rosa rugosa* Thunb. 的干燥花蕾。

产　地

主产于江苏无锡、苏州、浙江湖州。以浙江湖州为道地产区。

采收加工

春末夏初花将开放时分批采摘，及时低温干燥。

药材性状

本品略呈半球形或不规则团状，直径 0.7~1.5cm。残留花梗上被细柔毛，花托半球形，与花萼基部合生；萼片 5，披针形，黄绿色或棕绿色，被有细柔毛；花瓣多皱缩，展平后宽卵形，呈覆瓦状排列，紫红色，有的黄棕色；雄蕊多数，黄褐色；花柱多数，柱头在花托口集成头状，略突出，短于雄蕊。体轻，质脆。气芳香浓郁，味微苦涩。

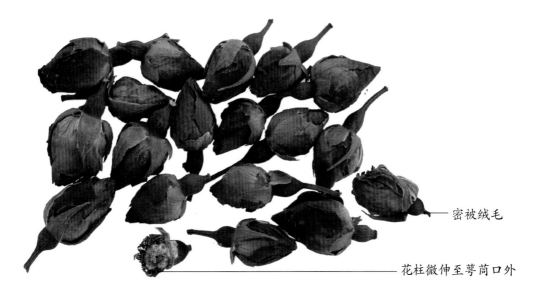

密被绒毛

花柱微伸至萼筒口外

玫瑰花

性味功效

甘、微苦，温。行气解郁，和血，止痛。用于肝胃气痛，食少呕恶，月经不调，跌扑伤痛。

用量用法

3~6g。

对比鉴别

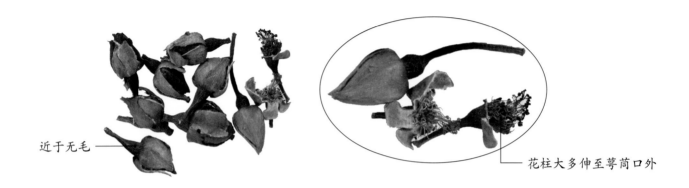

近于无毛

花柱大多伸至萼筒口外

月季 *Rosa chinensis* Jacq. 的花蕾

苦 木

Kumu

PICRASMAE RAMULUS ET FOLIUM

本品为苦木科植物苦木 *Picrasma quassioides* (D. Don) Benn. 的干燥枝和叶。

产 地

主产于广东、广西。

采收加工

夏、秋二季采收，干燥。

药材性状

本品枝呈圆柱形，长短不一，直径 0.5~2cm；表面灰绿色或棕绿色，有细密的纵纹和多数点状皮孔；质脆，易折断，断面不平整，淡黄色，嫩枝色较浅且髓部较大。叶为单数羽状复叶，易脱落；小叶卵状长椭圆形或卵状披针形，近无柄，长 4~16cm，宽 1.5~6cm；先端锐尖，基部偏斜或稍圆，边缘具钝齿；两面通常绿色，有的下表面淡紫红色，沿中脉有柔毛。气微，味极苦。

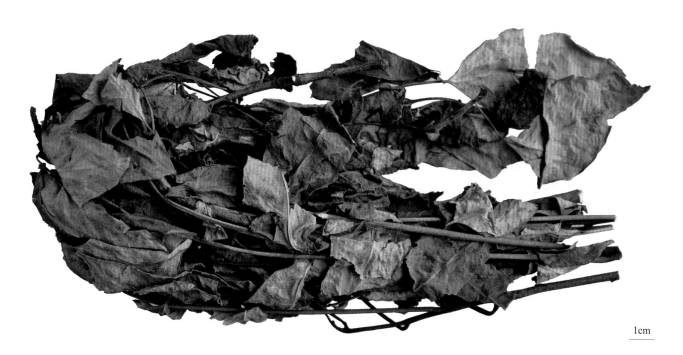

1cm

苦木

炮制规范

除去杂质，枝洗净，润透，切片，干燥；叶喷淋清水，稍润，切丝，干燥。

饮片性状

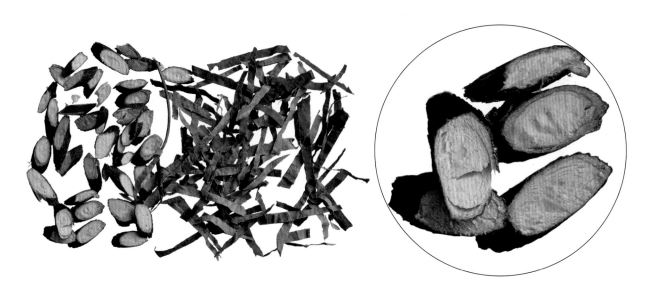

苦木

性味功效

苦，寒；有小毒。清热解毒，祛湿。用于风热感冒，咽喉肿痛，湿热泻痢，湿疹，疮疖，蛇虫咬伤。

用量用法

枝 3~4.5g；叶 1~3g。外用适量。

苦玄参

Kuxuanshen
PICRIAE HERBA

本品为玄参科植物苦玄参 *Picria fel-terrae* Lour. 的干燥全草。

产　　地

产于海南、广西、贵州、云南。

采收加工

秋季采收，除去杂质，晒干。

药材性状

本品须根细小。茎略呈方柱形，节稍膨大，多分枝，长 30~80cm，直径 1.5~2.5mm，黄绿色，老茎略带紫色；折断面纤维性，髓部中空。单叶对生，多皱缩，完整者展平后呈卵形或卵圆形，长 3~5cm，宽 2~3cm，黄绿色至灰绿色；先端锐尖，基部楔形，边缘有圆钝锯齿。叶柄长 1~2cm。全体被短糙毛。总状花序顶生或腋生。花萼裂片 4，外 2 片较大，卵圆形，内 2 片细小，条形；花冠唇形。蒴果扁卵形，包于宿存的萼片内。种子细小，多数。气微，味苦。

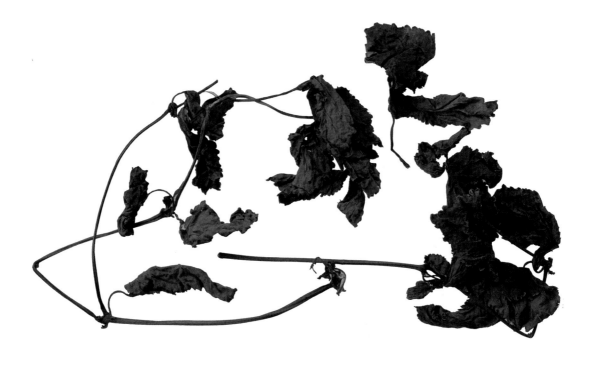

苦玄参

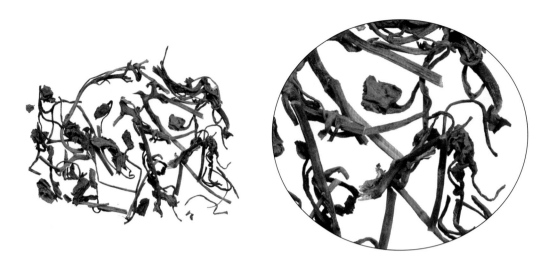

苦玄参（续）

性味功效

苦，寒。清热解毒，消肿止痛。用于风热感冒，咽喉肿痛，喉痹，疟腮，脘腹疼痛，痢疾，跌打损伤，疖肿，毒蛇咬伤。

用量用法

9~15g。外用适量。

苦地丁

Kudiding
CORYDALIS BUNGEANAE HERBA

本品为罂粟科植物地丁草 *Corydalis bungeana* Turcz. 的干燥全草。

产　地

主产于河北安国。

采收加工

夏季花果期采收，除去杂质，晒干。

药材性状

本品皱缩成团，长 10~30cm。主根圆锥形，表面棕黄色。茎细，多分枝，表面灰绿色或黄绿色，具 5 纵棱，质软，断面中空。叶多皱缩破碎，暗绿色或灰绿色，完整叶片二至三回羽状全裂。花少见，花冠唇形，有距，淡紫色。蒴果扁长椭圆形，呈荚果状。种子扁心形，黑色，有光泽。气微，味苦。

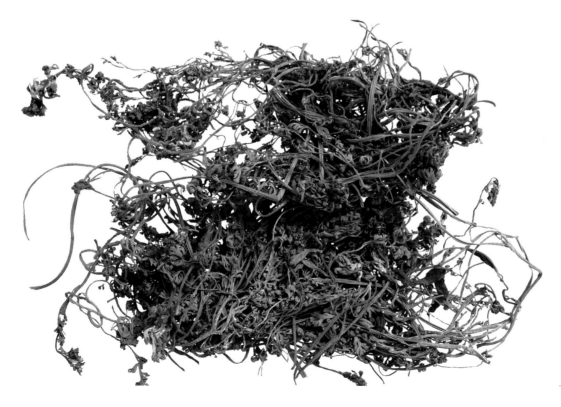

1cm

苦地丁

炮制规范

除去杂质，洗净，切段，干燥。

饮片性状

本品呈不规则的段。茎细，表面灰绿色，具 5 纵棱，断面中空。叶多破碎，暗绿色或灰绿色。花少见，花冠唇形，有距，淡紫色。蒴果扁长椭圆形，呈荚果状。种子扁心形，黑色，有光泽。气微，味苦。

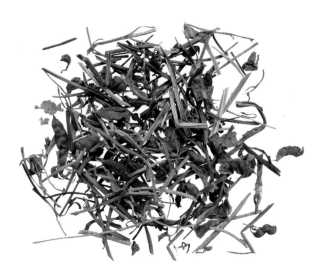 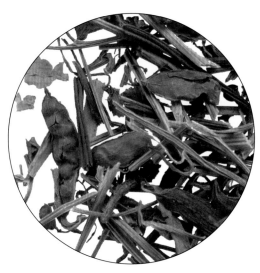

苦地丁

性味功效

苦，寒。清热解毒，散结消肿。用于时疫感冒，咽喉肿痛，疔疮肿痛，痈疽发背，痄腮丹毒。

用量用法

9~15g。外用适量，煎汤洗患处。

对比鉴别

参见"紫花地丁"项。

苦杏仁

Kuxingren
ARMENIACAE SEMEN AMARUM

本品为蔷薇科植物山杏 *Prunus armeniaca* L. var. *ansu* Maxim.、西伯利亚杏 *Prunus sibirica* L.、东北杏 *Prunus mandshurica* (Maxim.) Koehne 或杏 *Prunus armeniaca* L. 的干燥成熟种子。

产　　地

山杏　主产于北方各省，以内蒙古东部、辽宁、河北产量最大。

西伯利亚杏　主产于辽宁辽阳、抚顺、本溪、朝阳，河北张家口、承德，内蒙古赤峰，陕西延安、清润，甘肃镇原。

东北杏　主产于辽宁辽阳、抚顺、本溪。

杏　主产于北方各省。以辽宁辽阳、抚顺、本溪、朝阳，河北张家口、承德，内蒙古赤峰，陕西延安、清润为道地产区。

采收加工

夏季采收成熟果实，除去果肉和核壳，取出种子，晒干。

药材性状

本品呈扁心形，长1~1.9cm，宽0.8~1.5cm，厚0.5~0.8cm。表面黄棕色至深棕色，一端尖，另端钝圆，肥厚，左右不对称，尖端一侧有短线形种脐，圆端合点处向上具多数深棕色的脉纹。种皮薄，子叶2，乳白色，富油性。气微，味苦。

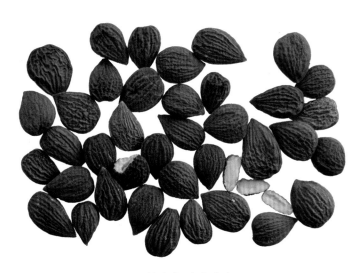

苦杏仁（山杏）

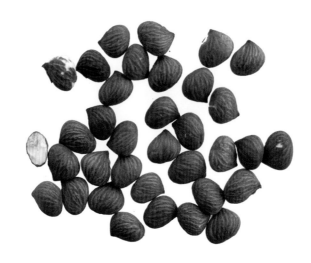

苦杏仁（西伯利亚杏）

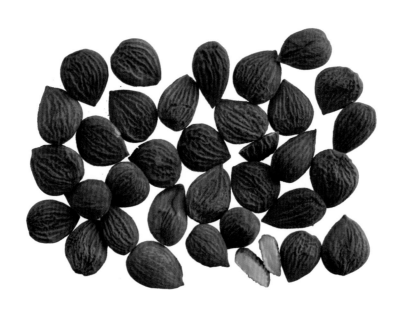

苦杏仁（杏）

炮制规范 ▷▷

苦杏仁　用时捣碎。

燀苦杏仁　取净苦杏仁投入沸水中，燀至种皮由皱缩至舒展、能搓去时，捞出，放冷水中，除去种皮，晒干。用时捣碎。

炒苦杏仁　取净燀苦杏仁置热锅中，用文火炒至黄色时，取出，放凉。用时捣碎。

饮片性状

苦杏仁 同药材。

燀苦杏仁 本品呈扁心形，表面乳白色或黄白色，一端尖，另端钝圆，肥厚，左右不对称，富油性。有特异的香气，味苦。

炒苦杏仁 本品形如燀苦杏仁，表面黄色至棕黄色，微带焦斑。有香气，味苦。

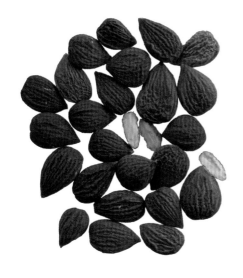

苦杏仁（山杏）

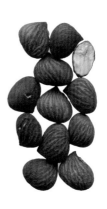

苦杏仁（西伯利亚杏）

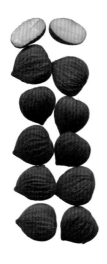

苦杏仁（东北杏）

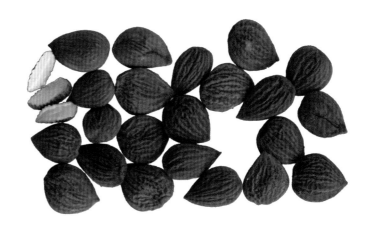

苦杏仁（杏）

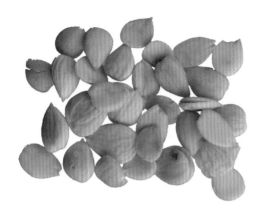

燀苦杏仁（山杏）

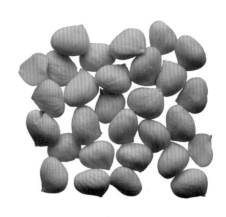

燀苦杏仁（西伯利亚杏）

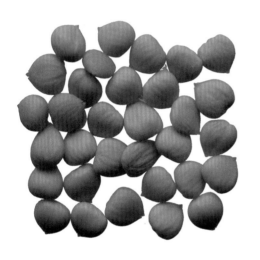

燀苦杏仁（东北杏）

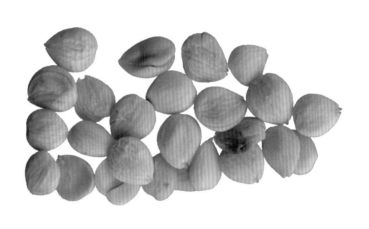

燀苦杏仁（杏）

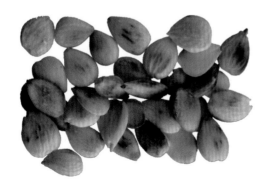

炒苦杏仁（山杏）

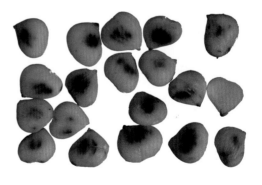

炒苦杏仁（西伯利亚杏）

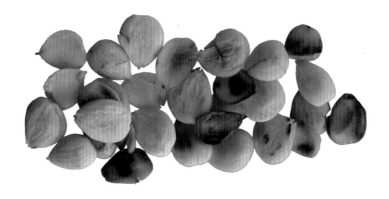

炒苦杏仁（杏）

性味功效

苦，微温；有小毒。降气止咳平喘，润肠通便。用于咳嗽气喘，胸满痰多，肠燥便秘。

用量用法

5~10g，生品入煎剂后下。内服不宜过量，以免中毒。

对比鉴别

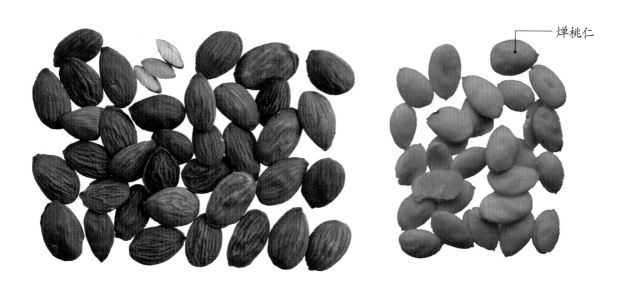

燀桃仁

桃 *Prunus persica* (L.) Batsch 的成熟种子

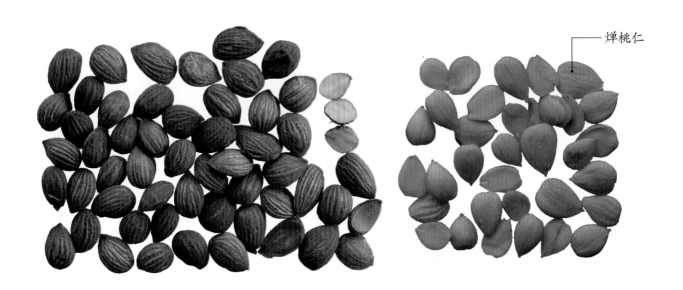

焯桃仁

山桃 *Prunus davidiana* (Carr.) Franch. 的成熟种子

苦 参

Kushen

SOPHORAE FLAVESCENTIS RADIX

本品为豆科植物苦参 *Sophora flavescens* Ait. 的干燥根。

产 地

产于全国各地，多自产自销。

采收加工

春、秋二季采挖，除去根头和小支根，洗净，干燥，或趁鲜切片，干燥。

药材性状

本品呈长圆柱形，下部常有分枝，长 10~30cm，直径 1~6.5cm。表面灰棕色或棕黄色，具纵皱纹和横长皮孔样突起，外皮薄，多破裂反卷，易剥落，剥落处显黄色，光滑。质硬，不易折断，断面纤维性；切片厚 3~6mm；切面黄白色，具放射状纹理及裂隙，有的具异型维管束呈同心性环列或不规则散在。气微，味极苦。

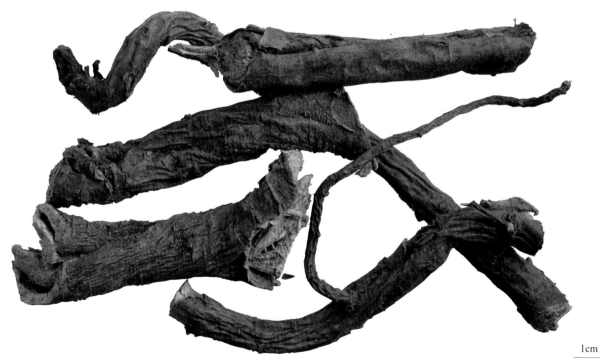

1cm

苦参

炮制规范

除去残留根头，大小分开，洗净，浸泡至约六成透时，润透，切厚片，干燥。

饮片性状

本品呈类圆形或不规则形的厚片。外表皮灰棕色或棕黄色，有时可见横长皮孔样突起，外皮薄，常破裂反卷或剥落，脱落处显黄色或棕黄色，光滑。切面黄白色，纤维性，具放射状纹理和裂隙，有的可见同心性环纹。气微，味极苦。

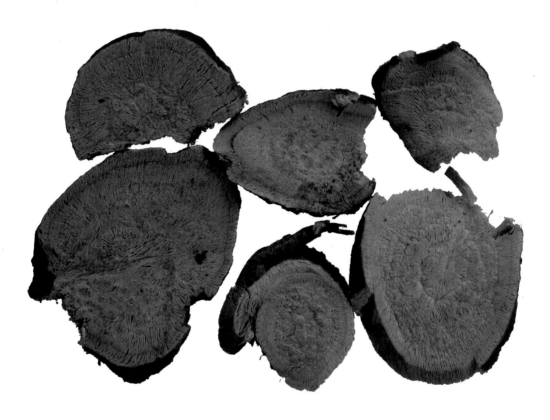

苦参

性味功效

苦，寒。清热燥湿，杀虫，利尿。用于热痢，便血，黄疸尿闭，赤白带下，阴肿阴痒，湿疹，湿疮，皮肤瘙痒，疥癣麻风；外治滴虫性阴道炎。

用量用法

4.5~9g。外用适量，煎汤洗患处。不宜与藜芦同用。

对比鉴别

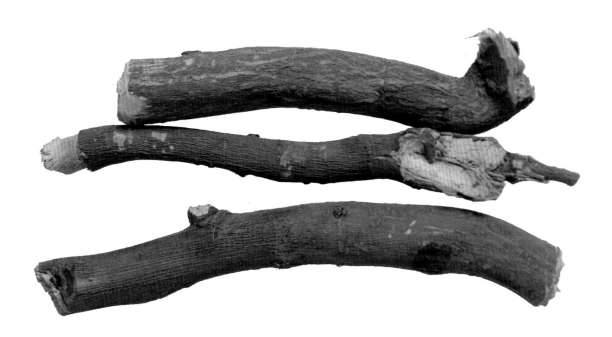

刺果甘草 *Glycyrrhiza pallidiflora* Maxim. 的根

苦楝皮

Kulianpi

MELIAE CORTEX

本品为楝科植物川楝 *Melia toosendan* Sieb. et Zucc. 或楝 *Melia azedarach* L. 的干燥树皮和根皮。

产　　地　▶▶

川楝　主产于四川、贵州、云南、湖北、湖南、江西、西藏等。

楝　主产于江苏、山东、浙江、福建、四川、重庆、江西、贵州、广东、广西等地。以四川、重庆产量最大。

采收加工　▶▶

春、秋二季剥取，晒干，或除去粗皮，晒干。

药材性状　▶▶

本品呈不规则板片状、槽状或半卷筒状，长宽不一，厚 2~6mm。外表面灰棕色或灰褐色，粗糙，有交织的纵皱纹和点状灰棕色皮孔，除去粗皮者淡黄色；内表面类白色或淡黄色。质韧，不易折断，断面纤维性，呈层片状，易剥离。气微，味苦。

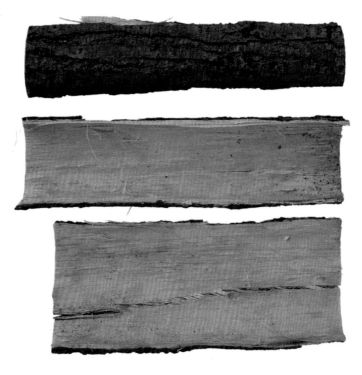

1cm

苦楝皮（川楝）

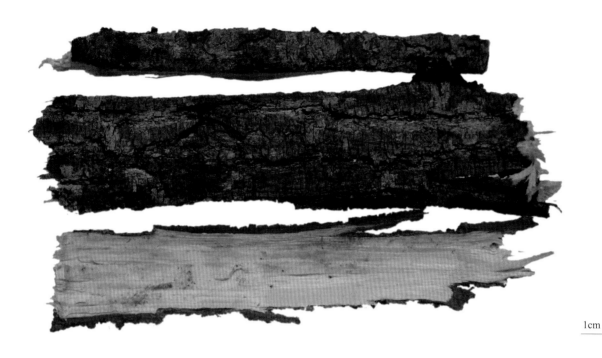

1cm

苦楝皮（楝）

炮制规范

除去杂质、粗皮，洗净，润透，切丝，干燥。

饮片性状

本品呈不规则的丝状。外表面灰棕色或灰褐色，除去粗皮者呈淡黄色。内表面类白色或淡黄色。切面纤维性，略呈层片状，易剥离。气微，味苦。

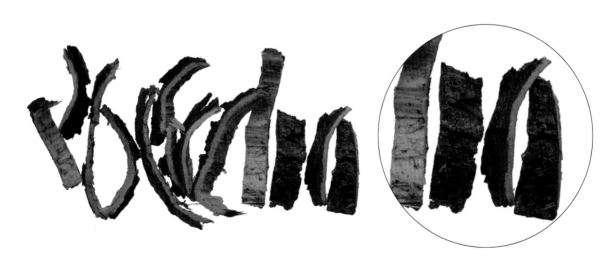

苦楝皮（川楝）

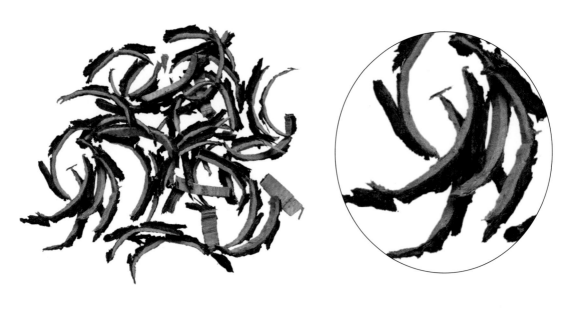

苦楝皮（楝）

性味功效

　　苦，寒；有毒。杀虫，疗癣。用于蛔虫病，蛲虫病，虫积腹痛；外治疥癣瘙痒。

用量用法

　　3~6g。外用适量，研末，用猪脂调敷患处。孕妇及肝肾功能不全者慎用。

苘麻子

Qingmazi
ABUTILI SEMEN

本品为锦葵科植物苘麻 *Abutilon theophrasti* Medic. 的干燥成熟种子。

产　　地

主产于四川温江、大邑、宜宾，河南洛阳、南阳，江苏镇江、泰州、扬州，湖北宜昌、孝感。

采收加工

秋季采收成熟果实，晒干，打下种子，除去杂质。

药材性状

本品呈三角状肾形，长 3.5~6mm，宽 2.5~4.5mm，厚 1~2mm。表面灰黑色或暗褐色，有白色稀疏绒毛，凹陷处有类椭圆状种脐，淡棕色，四周有放射状细纹。种皮坚硬，子叶 2，重叠折曲，富油性。气微，味淡。

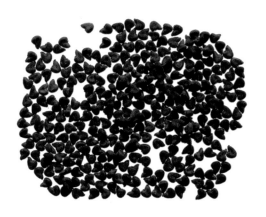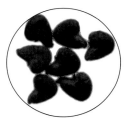

苘麻子

性味功效

苦，平。清热解毒，利湿，退翳。用于赤白痢疾，淋证涩痛，痈肿疮毒，目生翳膜。

用量用法

3~9g。

枇杷叶

Pipaye
ERIOBOTRYAE FOLIUM

本品为蔷薇科植物枇杷 *Eriobotrya japonica* (Thunb.) Lindl. 的干燥叶。

产　　地 ▶▶

主产于江苏吴江、南通，浙江萧山，广东清远，福建莆田。

采收加工 ▶▶

全年均可采收，晒至七八成干时，扎成小把，再晒干。

药材性状 ▶▶

本品呈长圆形或倒卵形，长 12~30cm，宽 4~9cm。先端尖，基部楔形，边缘有疏锯齿，近基部全缘。上表面灰绿色、黄棕色或红棕色，较光滑；下表面密被黄色绒毛，主脉于下表面显著突起，侧脉羽状；叶柄极短，被棕黄色绒毛。革质而脆，易折断。气微，味微苦。

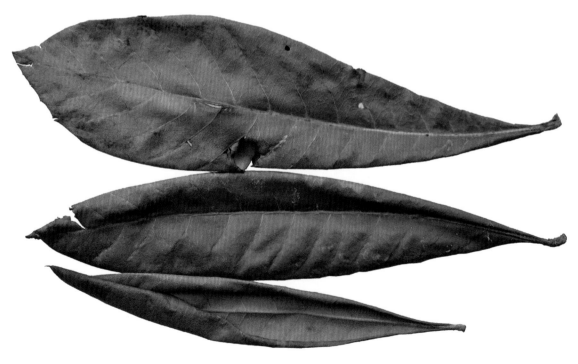

1cm

枇杷叶

炮制规范

枇杷叶　除去绒毛，用水喷润，切丝，干燥。

蜜枇杷叶　先将炼蜜加适量沸水稀释后，加入净枇杷叶丝中拌匀，闷透，置锅内，用文火炒至不粘手时，取出，放凉。每100kg枇杷叶丝，用炼蜜20kg。

饮片性状

枇杷叶　本品呈丝条状。表面灰绿色、黄棕色或红棕色，较光滑。下表面可见绒毛，主脉突出。革质而脆。气微，味微苦。

蜜枇杷叶　本品形如枇杷叶丝，表面黄棕色或红棕色，微显光泽，略带黏性。具蜜香气，味微甜。

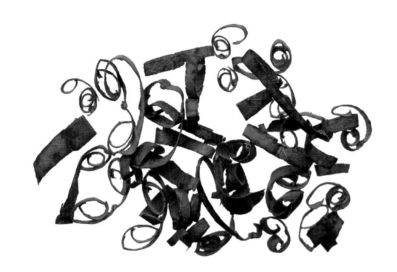

枇杷叶

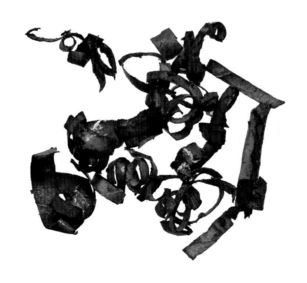

蜜枇杷叶

性味功效 ▷▷

苦，微寒。清肺止咳，降逆止呕。用于肺热咳嗽，气逆喘急，胃热呕逆，烦热口渴。

用量用法 ▷▷

6~10g。

板蓝根

Banlangen
ISATIDIS RADIX

本品为十字花科植物菘蓝 *Isatis indigotica* Fort. 的干燥根。

产　地

主产于安徽临泉、宿州，河北安国，江苏南通。

采收加工

秋季采挖，除去泥沙，晒干。

药材性状

本品呈圆柱形，稍扭曲，长 10~20cm，直径 0.5~1cm。表面淡灰黄色或淡棕黄色，有纵皱纹、横长皮孔样突起及支根痕。根头略膨大，可见暗绿色或暗棕色轮状排列的叶柄残基和密集的疣状突起。体实，质略软，断面皮部黄白色，木部黄色。气微，味微甜后苦涩。

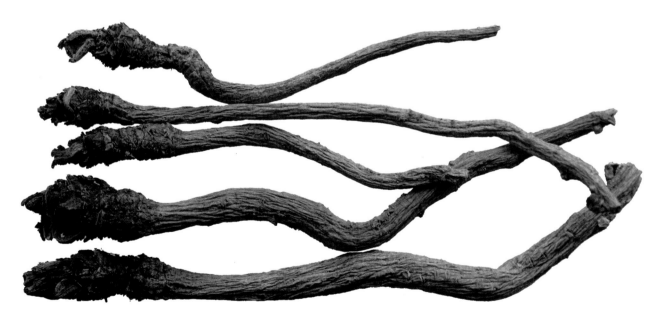

板蓝根

炮制规范

除去杂质，洗净，润透，切厚片，干燥。

饮片性状 ▶▶

　　本品呈圆形的厚片。外表皮淡灰黄色至淡棕黄色，有纵皱纹。切面皮部黄白色，木部黄色。气微，味微甜后苦涩。

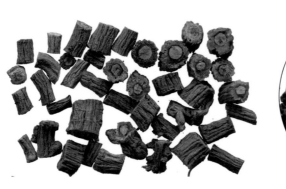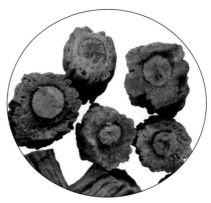

板蓝根

性味功效 ▶▶

　　苦，寒。清热解毒，凉血利咽。用于温疫时毒，发热咽痛，温毒发斑，痄腮，烂喉丹痧，大头瘟疫，丹毒，痈肿。

用量用法 ▶▶

　　9~15g。

对比鉴别

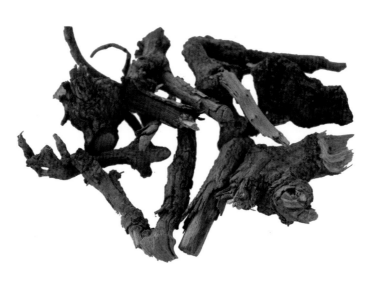

马蓝 Baphicacanthus cusia (Nees) Bremek. 的根（南板蓝根）

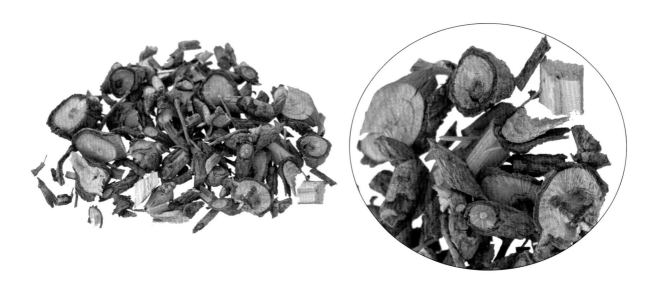

马蓝 *Baphicacanthus cusia* (Nees) Bremek. 的根（南板蓝根，饮片）

松花粉

Songhuafen
PINI POLLEN

本品为松科植物马尾松 *Pinus massoniana* Lamb.、油松 *Pinus tabulieformis* Carr. 或同属数种植物的干燥花粉。

产　地

马尾松　主产于江苏、浙江、安徽。

油松　主产于辽宁、吉林、湖北。

采收加工

春季花刚开时，采摘花穗，晒干，收集花粉，除去杂质。

药材性状

本品为淡黄色的细粉。体轻，易飞扬，手捻有滑润感。气微，味淡。

松花粉（马尾松）

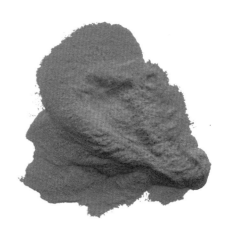

松花粉（油松）

性味功效

甘，温。收敛止血，燥湿敛疮。用于外伤出血，湿疹，黄水疮，皮肤糜烂，脓水淋漓。

用量用法

外用适量，撒敷患处。

对比鉴别

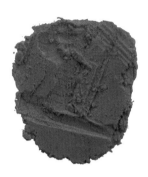

香蒲属 *Typha* L. 植物的花粉（蒲黄）

枫香脂

Fengxiangzhi
LIQUIDAMBARIS RESINA

本品为金缕梅科植物枫香树 *Liquidambar formosana* Hance 的干燥树脂。

产　地　▶▶

主产于浙江丽水。

采收加工　▶▶

7、8 月间割裂树干，使树脂流出，10 月至次年 4 月采收，阴干。

药材性状　▶▶

本品呈不规则块状，淡黄色至黄棕色，半透明或不透明。质脆，断面具光泽。气香，味淡。

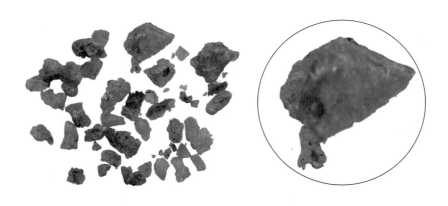

枫香脂

性味功效　▶▶

辛、微苦，平。活血止痛，解毒生肌，凉血止血。用于跌扑损伤，痈疽肿痛，吐血，衄血，外伤出血。

用量用法　▶▶

1~3g，宜入丸散服。外用适量。

刺五加

Ciwujia
ACANTHOPANACIS SENTICOSI RADIX ET RHIZOMA SEU CAULIS

本品为五加科植物刺五加 *Acanthopanax senticosus* (Rupr. et Maxim.) Harms 的干燥根和根茎或茎。

产　　地

主产于黑龙江、吉林、辽宁。

采收加工

春、秋二季采收，洗净，干燥。

药材性状

本品根茎呈结节状不规则圆柱形，直径 1.4~4.2cm。根呈圆柱形，多扭曲，长 3.5~12cm，直径 0.3~1.5cm；表面灰褐色或黑褐色，粗糙，有细纵沟及皱纹，皮较薄，有的剥落，剥落处呈灰黄色。质硬，断面黄白色，纤维性。有特异香气，味微辛、稍苦、涩。

本品茎呈长圆柱形，多分枝，长短不一，直径 0.5~2cm。表面浅灰色，老枝灰褐色，具纵裂沟，无刺；幼枝黄褐色，密生细刺。质坚硬，不易折断，断面皮部薄，黄白色，木部宽广，淡黄色，中心有髓。气微，味微辛。

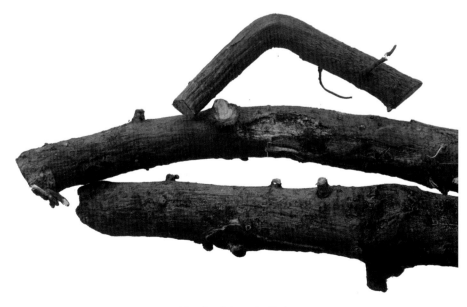

刺五加（根和根茎）

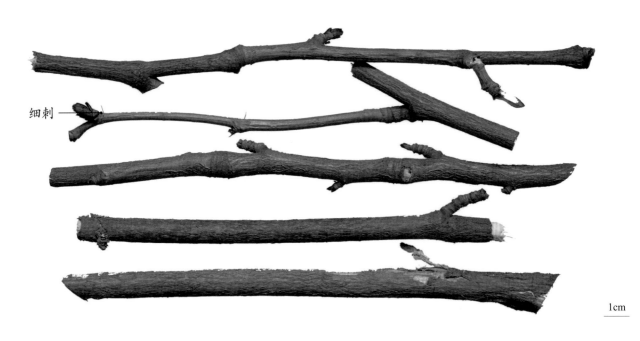

细刺 ——

刺五加（茎）

炮制规范　▷▷

除去杂质，洗净，稍泡，润透，切厚片，干燥。

饮片性状　▷▷

本品呈类圆形或不规则形的厚片。根和根茎外表皮灰褐色或黑褐色，粗糙，有细纵沟和皱纹，皮较薄，有的剥落，剥落处呈灰黄色；茎外表皮浅灰色或灰褐色，无刺，幼枝黄褐色，密生细刺。切面黄白色，纤维性，茎的皮部薄，木部宽广，中心有髓。根和根茎有特异香气，味微辛、稍苦、涩；茎气微，味微辛。

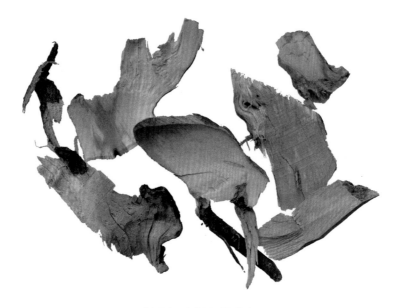

1cm

刺五加（根和根茎）

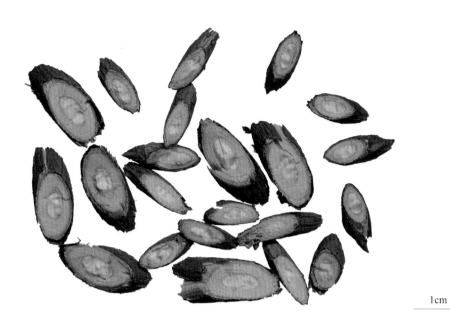

刺五加（茎）

性味功效

辛、微苦，温。益气健脾，补肾安神。用于脾肺气虚，体虚乏力，食欲不振，肺肾两虚，久咳虚喘，肾虚腰膝酸痛，心脾不足，失眠多梦。

用量用法

9~27g。

郁李仁

Yuliren
PRUNI SEMEN

本品为蔷薇科植物欧李 *Prunus humilis* Bge.、郁李 *Prunus japonica* Thunb. 或长柄扁桃 *Prunus pedunculata* Maxim. 的干燥成熟种子。前二种习称"小李仁"，后一种习称"大李仁"。

产　　地

欧李（小李仁）　主产于内蒙古乌兰浩特，辽宁海城、盖州、岫岩、凤城、辽阳。

郁李（小李仁）　主产于辽宁海城、盖州、岫岩、凤城、辽阳。

长柄扁桃（大李仁）　主产于内蒙古乌兰察布。

采收加工

夏、秋二季采收成熟果实，除去果肉和核壳，取出种子，干燥。

药材性状

小李仁　本品呈卵形，长 5~8mm，直径 3~5mm。表面黄白色或浅棕色，一端尖，另端钝圆。尖端一侧有线形种脐，圆端中央有深色合点，自合点处向上具多条纵向维管束脉纹。种皮薄，子叶 2，乳白色，富油性。气微，味微苦。

大李仁　本品长 6~10mm，直径 5~7mm。表面黄棕色。

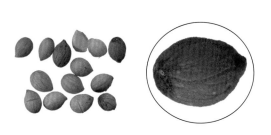

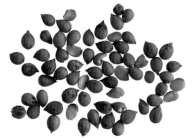

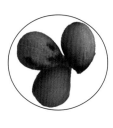

小李仁（欧李）　　　　　　　　　　　　　小李仁（郁李）

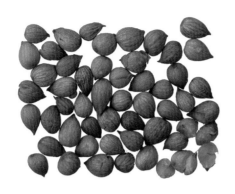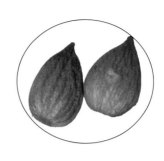

大李仁（长梗扁桃）

炮制规范

除去杂质。用时捣碎。

饮片性状

同药材。

性味功效

辛、苦、甘，平。润肠通便，下气利水。用于津枯肠燥，食积气滞，腹胀便秘，水肿，脚气，小便不利。

用量用法

6~10g。孕妇慎用。

对比鉴别

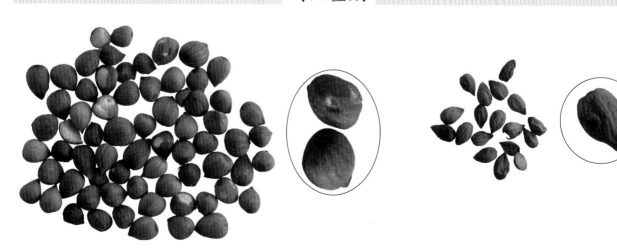

榆叶梅 *Prunus triloba* (Lindl.) Ricker 的种子   毛叶欧李 *Prunus dictyoneura* (Diels) Yü 的种子

郁 金

Yujin
CURCUMAE RADIX

本品为姜科植物温郁金 *Curcuma wenyujin* Y. H. Chen et C. Ling、姜黄 *Curcuma longa* L.、广西莪术 *Curcuma kwangsiensis* S. G. Lee et C. F. Liang 或蓬莪术 *Curcuma phaeocaulis* Val. 的干燥块根。前两者分别习称"温郁金"和"黄丝郁金",其余按性状不同习称"桂郁金"或"绿丝郁金"。

产　地

温郁金　主产于浙江。以浙江瑞安为道地产区。

姜黄（黄丝郁金）　主产于四川犍为、双流、崇州。

广西莪术　主产于广西横州、贵港。

蓬莪术　主产于四川温江、新津等地。

采收加工

冬季茎叶枯萎后采挖,除去泥沙和细根,蒸或煮至透心,干燥。

药材性状

温郁金　本品呈长圆形或卵圆形,稍扁,有的微弯曲,两端渐尖,长 3.5~7cm,直径 1.2~2.5cm。表面灰褐色或灰棕色,具不规则的纵皱纹,纵纹隆起处色较浅。质坚实,断面灰棕色,角质样;内皮层环明显。气微香,味微苦。

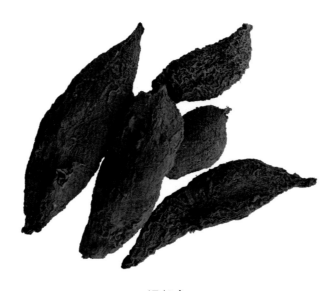

温郁金

黄丝郁金 本品呈纺锤形，有的一端细长，长 2.5~4.5cm，直径 1~1.5cm。表面棕灰色或灰黄色，具细皱纹。断面橙黄色，外周棕黄色至棕红色。气芳香，味辛辣。

桂郁金 本品呈长圆锥形或长圆形，长 2~6.5cm，直径 1~1.8cm。表面具疏浅纵纹或较粗糙网状皱纹。气微，味微辛苦。

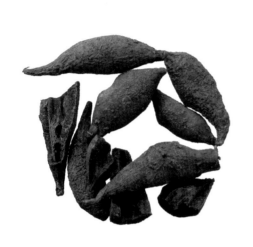

黄丝郁金

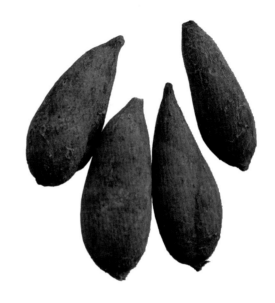

桂郁金

绿丝郁金 本品呈长椭圆形，较粗壮，长 1.5~3.5cm，直径 1~1.2cm。气微，味淡。

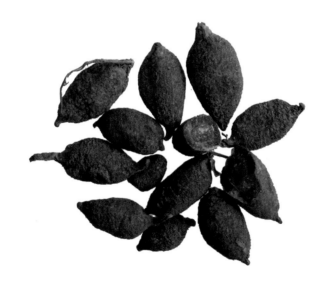

绿丝郁金

炮制规范

洗净，润透，切薄片，干燥。

饮片性状

本品呈椭圆形或长条形薄片。外表皮灰黄色、灰褐色至灰棕色，具不规则的纵皱纹。切面灰棕色、橙黄色至灰黑色。角质样，内皮层环明显。

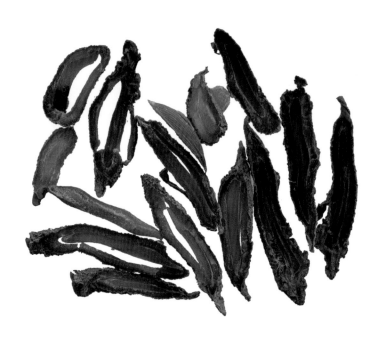

郁金（温郁金）

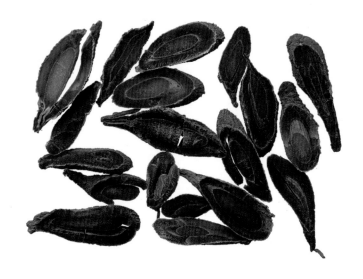

郁金（姜黄）

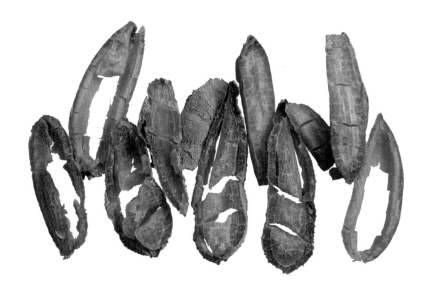

郁金（广西莪术）

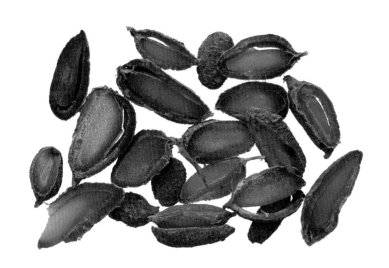

郁金（蓬莪术）

性味功效

辛、苦，寒。活血止痛，行气解郁，清心凉血，利胆退黄。用于胸胁刺痛，胸痹心痛，经闭痛经，乳房胀痛，热病神昏，癫痫发狂，血热吐衄，黄疸尿赤。

用量用法

3~10g。不宜与丁香、母丁香同用。

虎　杖

Huzhang
POLYGONI CUSPIDATI RHIZOMA ET RADIX

本品为蓼科植物虎杖 *Polygonum cuspidatum* Sieb. et Zucc. 的干燥根茎和根。

产　　地　▶▶

主产于江苏、浙江、安徽、广东、广西、四川、云南。

采收加工　▶▶

春、秋二季采挖，除去须根，洗净，趁鲜切短段或厚片，晒干。

药材性状　▶▶

本品多为圆柱形短段或不规则厚片，长 1~7cm，直径 0.5~2.5cm。外皮棕褐色，有纵皱纹和须根痕，切面皮部较薄，木部宽广，棕黄色，射线放射状，皮部与木部较易分离。根茎髓中有隔或呈空洞状。质坚硬。气微，味微苦、涩。

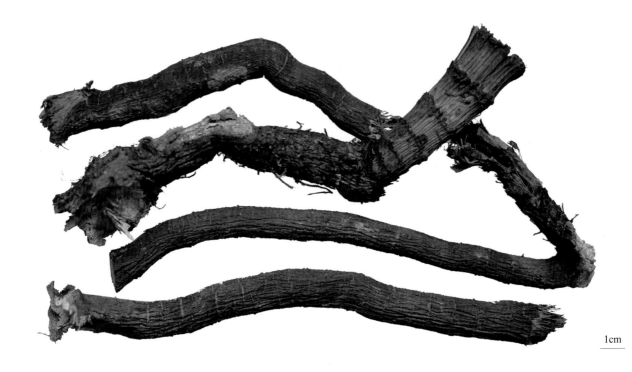

1cm

虎杖

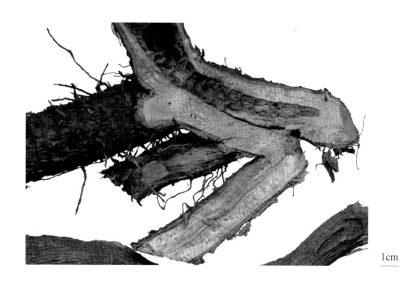

虎杖（续）

炮制规范

除去杂质，洗净，润透，切厚片，干燥。

饮片性状

本品为不规则厚片。外表皮棕褐色，有时可见纵皱纹及须根痕；切面皮部较薄，木部宽广，棕黄色，射线放射状，皮部与木部较易分离；根茎髓中有隔或呈空洞状。质坚硬。气微，味微苦、涩。

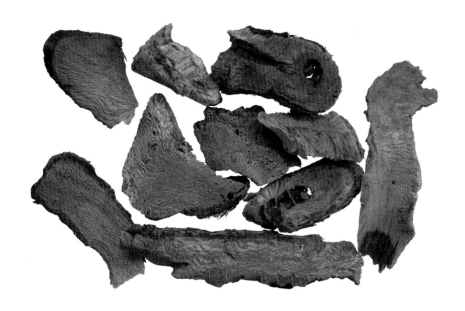

虎杖（斜切）

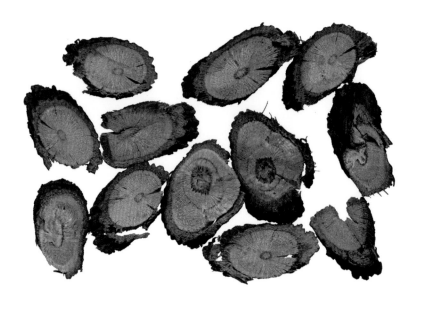

虎杖（横切）

性味功效

　　微苦，微寒。利湿退黄，清热解毒，散瘀止痛，止咳化痰。用于湿热黄疸，淋浊，带下，风湿痹痛，痈肿疮毒，水火烫伤，经闭，癥瘕，跌打损伤，肺热咳嗽。

用量用法

　　9~15g。外用适量，制成煎液或油膏涂敷。孕妇慎用。

昆 布

Kunbu
LAMINARIAE THALLUS
ECKLONIAE THALLUS

本品为海带科植物海带 *Laminaria japonica* Aresch. 或翅藻科植物昆布 *Ecklonia kurome* Okam. 的干燥叶状体。

产 地

海带　主产于福建东山、莆田、连江、漳浦，浙江玉环，山东青岛、烟台，辽宁大连等地。
昆布　主产于福建莆田、平潭，浙江渔山岛。

采收加工

夏、秋二季采捞，晒干。

药材性状

海带　本品卷曲折叠成团状，或缠结成把。全体呈黑褐色或绿褐色，表面附有白霜。用水浸软则膨胀成扁平长带状，长 50~150cm，宽 10~40cm，中部较厚，边缘较薄而呈波状。类革质，残存柄部扁圆柱状。气腥，味咸。

昆布　本品卷曲皱缩成不规则团状。全体呈黑色，较薄。用水浸软则膨胀呈扁平的叶状，长宽为 16~26cm，厚约 1.6mm；两侧呈羽状深裂，裂片呈长舌状，边缘有小齿或全缘。质柔滑。

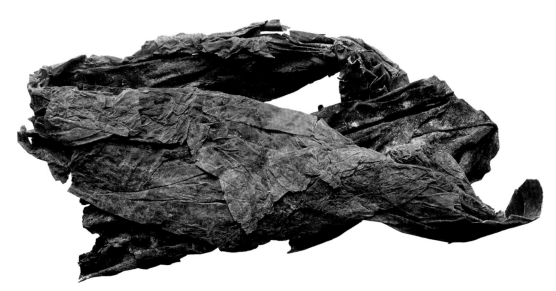

1cm

昆布（海带）

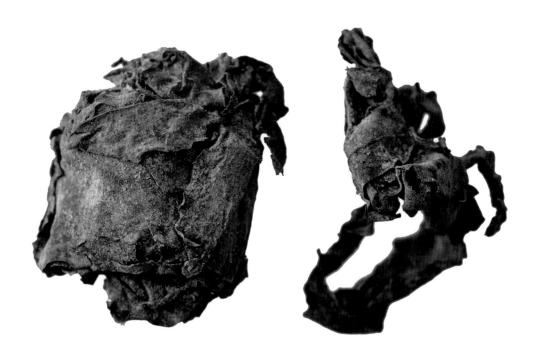

昆布（昆布）

炮制规范

除去杂质，漂净，稍晾，切宽丝，晒干。

饮片性状

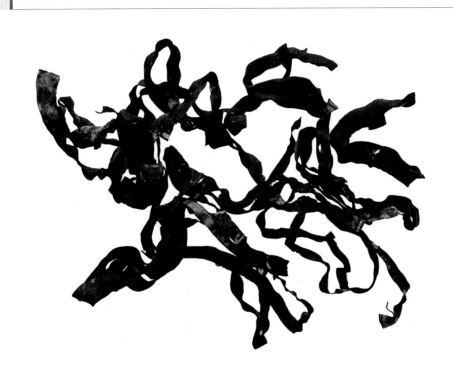

昆布（海带）

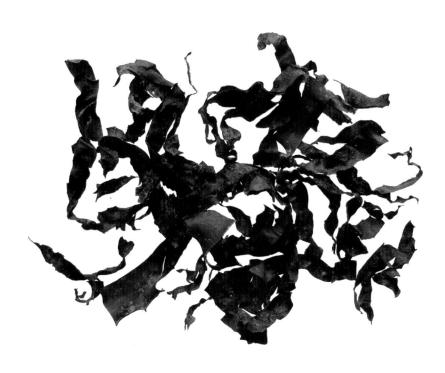

昆布（昆布）

性味功效

咸，寒。消痰软坚散结，利水消肿。用于瘿瘤，瘰疬，睾丸肿痛，痰饮水肿。

用量用法

6~12g。

对比鉴别

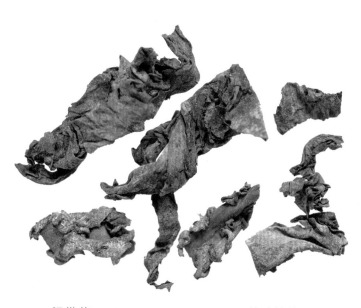

裙带菜 *Undaria pinnatifida* Suringar 的叶状体

明党参

Mingdangshen
CHANGII RADIX

本品为伞形科植物明党参 *Changium smyrnioides* Wolff 的干燥根。

产　　地 ▶▶

主产于安徽芜湖、安庆、滁州，江苏浦口、南京。以江苏浦口、南京为道地产区。

采收加工 ▶▶

4~5 月采挖，除去须根，洗净，置沸水中煮至无白心，取出，刮去外皮，漂洗，干燥。

药材性状 ▶▶

本品呈细长圆柱形、长纺锤形或不规则条块，长 6~20cm，直径 0.5~2cm。表面黄白色或淡棕色，光滑或有纵沟纹和须根痕，有的具红棕色斑点。质硬而脆，断面角质样，皮部较薄，黄白色，有的易与木部剥离，木部类白色。气微，味淡。

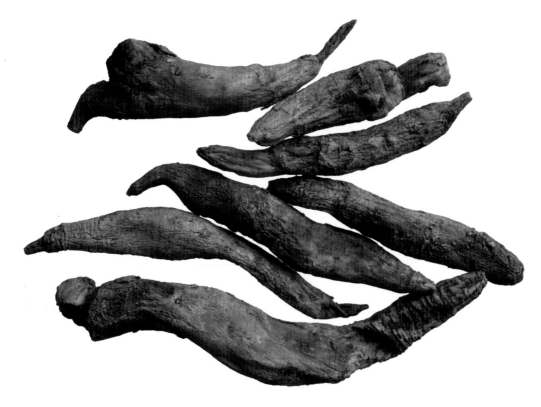

1cm

明党参

炮制规范

洗净，润透，切厚片，干燥。

饮片性状

本品呈圆形或类圆形厚片。外表皮黄白色，光滑或有纵沟纹。切面黄白色或淡棕色，半透明，角质样，木部类白色，有的与皮部分离。气微，味淡。

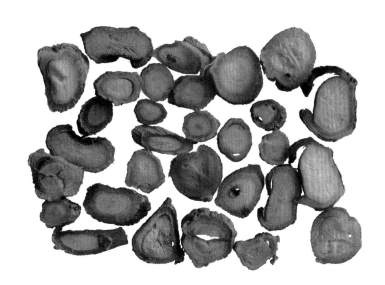

明党参

性味功效

甘、微苦，微寒。润肺化痰，养阴和胃，平肝，解毒。用于肺热咳嗽，呕吐反胃，食少口干，目赤眩晕，疔毒疮疡。

用量用法

6~12g。

对比鉴别

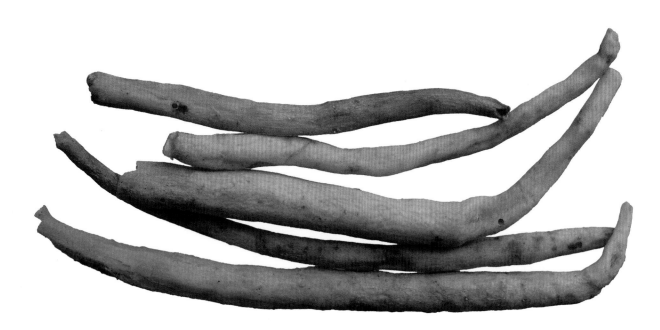

川明党 *Chuanminshen violaceum* Sheh et Shan 的根

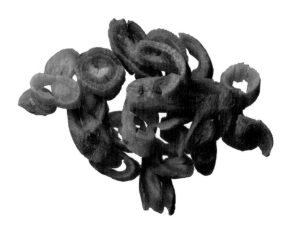

川明党 *Chuanminshen violaceum* Sheh et Shan 的根（断片）

对比鉴别

岩白菜

Yanbaicai
BERGENIAE RHIZOMA

本品为虎耳草科植物岩白菜 *Bergenia purpurascens* (Hook. f. et Thoms.) Engl. 的干燥根茎。

产　地

产于云南、四川、西藏。

采收加工

秋、冬二季采挖，除去叶鞘和杂质，晒干。

药材性状

本品根茎呈圆柱形，略弯曲，直径 0.6~2cm，长 3~10cm；表面灰棕色至黑褐色，具密集或疏而隆起的环节，节上有棕黑色叶基残存，有皱缩条纹和须状根痕。质坚实而脆，易折断。断面类白色或粉红色，略显粉质，部分断面有网状裂隙，近边缘处有点状维管束环列。气微，味苦、涩。

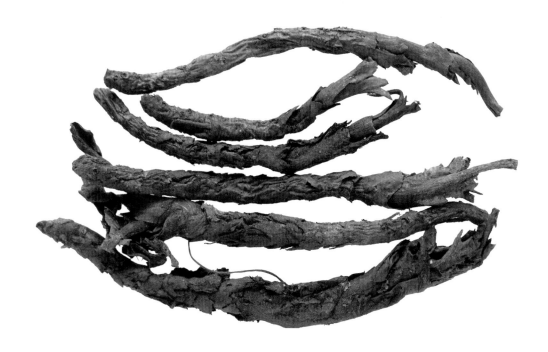

岩白菜

炮制规范

除去叶鞘和杂质，晒干。

性味功效

苦、涩，平。收敛止泻，止血止咳，舒筋活络。用于腹泻，痢疾，食欲不振，内外伤出血，肺结核咳嗽，气管炎咳嗽，风湿疼痛，跌打损伤。

用量用法

6~12g。外用适量。

罗布麻叶

Luobumaye
APOCYNI VENETI FOLIUM

本品为夹竹桃科植物罗布麻 *Apocynum venetum* L. 的干燥叶。

产　地

主产于辽宁、吉林、内蒙古、甘肃、新疆、陕西、山西、山东、河南、河北。

采收加工

夏季采收，除去杂质，干燥。

药材性状

本品多皱缩卷曲，有的破碎，完整叶片展平后呈椭圆状披针形或卵圆状披针形，长2~5cm，宽0.5~2cm。淡绿色或灰绿色，先端钝，有小芒尖，基部钝圆或楔形，边缘具细齿，常反卷，两面无毛，叶脉于下表面突起；叶柄细，长约4mm。质脆。气微，味淡。

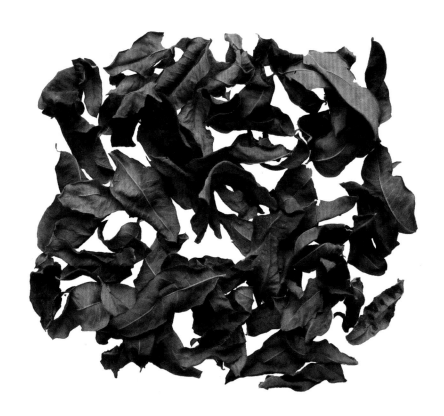

罗布麻叶

性味功效

甘、苦，凉。平肝安神，清热利水。用于肝阳眩晕，心悸失眠，浮肿尿少。

用量用法

6~12g。

罗汉果

Luohanguo

SIRAITIAE FRUCTUS

本品为葫芦科植物罗汉果 *Siraitia grosvenorii* (Swingle) C. Jeffrey ex A. M. Lu et Z. Y. Zhang 的干燥果实。

产　地

主产于广西。以广西永福、临桂为道地产区。

采收加工

秋季果实由嫩绿变深绿色时采收，晾数天后，低温干燥。

药材性状

本品呈卵形、椭圆形或球形，长 4.5~8.5cm，直径 3.5~6cm。表面褐色、黄褐色或绿褐色，有深色斑块及黄色柔毛，有的具 6~11 条纵纹。顶端有花柱残痕，基部有果梗痕。体轻，质脆，果皮薄，易破。果瓤 (中、内果皮) 海绵状，浅棕色。种子扁圆形，多数，长约 1.5cm，宽约 1.2cm；浅红色至棕红色，两面中间微凹陷，四周有放射状沟纹，边缘有槽。气微，味甜。

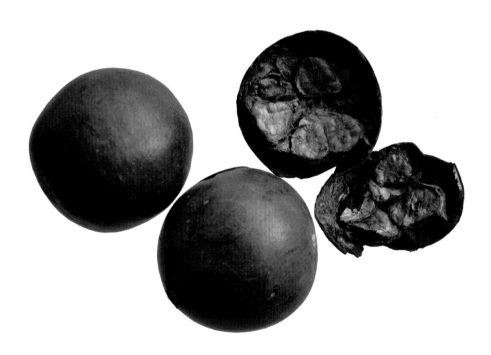

1cm

罗汉果

性味功效

甘，凉。清热润肺，利咽开音，滑肠通便。用于肺热燥咳，咽痛失音，肠燥便秘。

用量用法

9~15g。

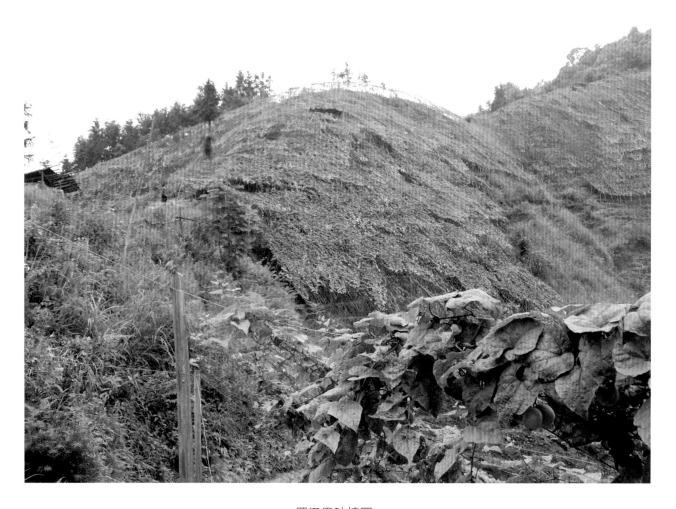

罗汉果种植园

知 母

Zhimu
ANEMARRHENAE RHIZOMA

本品为百合科植物知母 *Anemarrhena asphodeloides* Bge. 的干燥根茎。

产　地

主产于河北、山西、内蒙古和北京郊区。以河北易县为道地产区。

采收加工

春、秋二季采挖，除去须根和泥沙，晒干，习称"毛知母"；或除去外皮，晒干，习称"知母肉"。

药材性状

本品呈长条状，微弯曲，略扁，偶有分枝，长 3~15cm，直径 0.8~1.5cm，一端有浅黄色的茎叶残痕。表面黄棕色至棕色，上面有一凹沟，具紧密排列的环状节，节上密生黄棕色的残存叶基，由两侧向根茎上方生长；下面隆起而略皱缩，并有凹陷或突起的点状根痕。质硬，易折断，断面黄白色。气微，味微甜、略苦，嚼之带黏性。

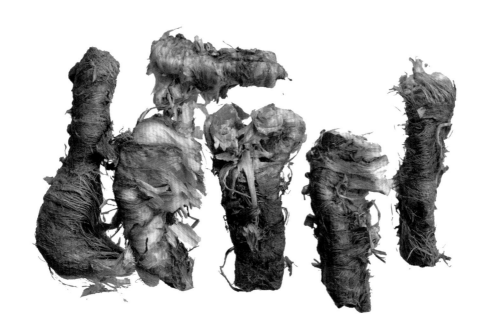

毛知母

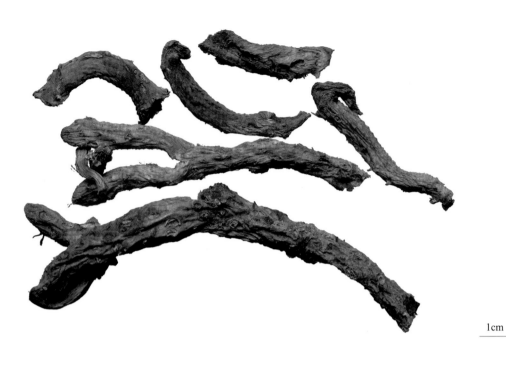

1cm

知母肉

炮制规范

知母　除去杂质，洗净，润透，切厚片，干燥，去毛屑。

盐知母　取净知母片，加盐水拌匀，闷透，置锅内，以文火加热炒干，取出，放凉。每100kg 知母，用食盐 2kg。

饮片性状

知母　本品呈不规则类圆形的厚片。外表皮黄棕色或棕色，可见少量残存的黄棕色叶基纤维和凹陷或突起的点状根痕。切面黄白色至黄色。气微，味微甜、略苦，嚼之带黏性。

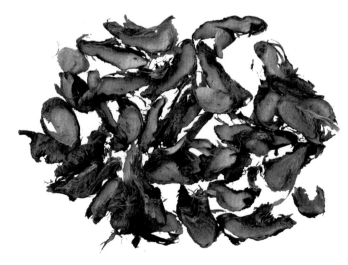

毛知母

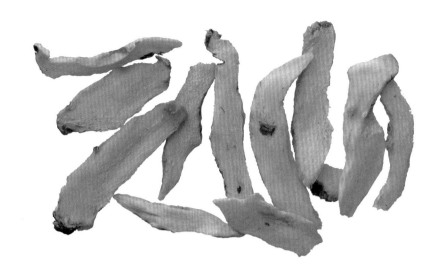

知母肉

盐知母 本品形如知母片，色黄或微带焦斑。味微咸。

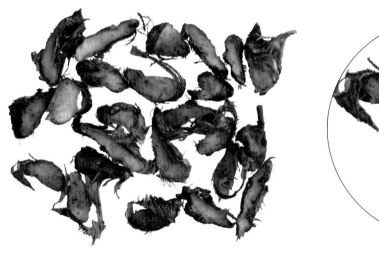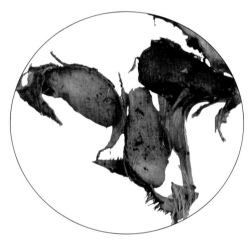

盐知母

性味功效

苦、甘，寒。清热泻火，滋阴润燥。用于外感热病，高热烦渴，肺热燥咳，骨蒸潮热，内热消渴，肠燥便秘。

用量用法

6~12g。

垂盆草

Chuipencao
SEDI HERBA

本品为景天科植物垂盆草 *Sedum sarmentosum* Bunge 的干燥全草。

产　地

主产于陕西、江苏、浙江、安徽。

采收加工

夏、秋二季采收，除去杂质，干燥。

药材性状

本品茎纤细，长可达20cm以上，部分节上可见纤细的不定根。3叶轮生，叶片倒披针形至矩圆形，绿色，肉质，长1.5~2.8cm，宽0.3~0.7cm，先端近急尖，基部急狭，有距。气微，味微苦。

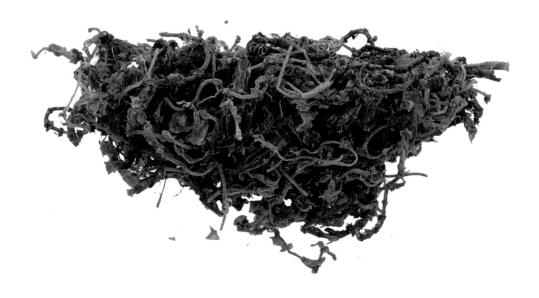

垂盆草

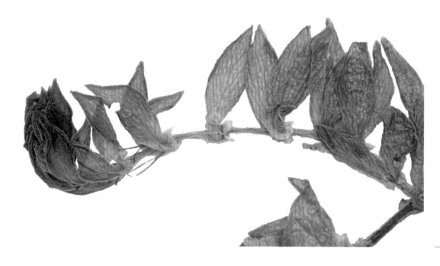

垂盆草（浸泡后展开）

炮制规范

除去杂质，切段。

饮片性状

本品为不规则的段。部分节上可见纤细的不定根。3叶轮生，叶片倒披针形至矩圆形，绿色。气微，味微苦。

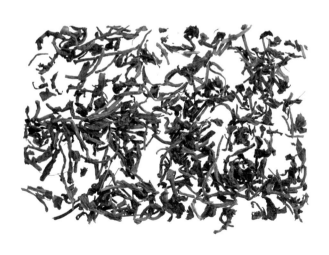 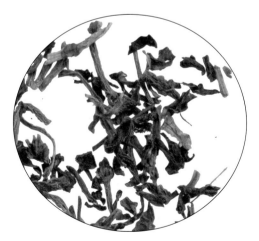

垂盆草

性味功效

甘、淡，凉。利湿退黄，清热解毒。用于湿热黄疸，小便不利，痈肿疮疡。

用量用法

15~30g。

委陵菜

Weilingcai

POTENTILLAE CHINENSIS HERBA

本品为蔷薇科植物委陵菜 *Potentilla chinensis* Ser. 的干燥全草。

产　地 ▶▶

主产于山东、辽宁、安徽。

采收加工 ▶▶

春季未抽茎时采挖，除去泥沙，晒干。

药材性状 ▶▶

本品根呈圆柱形或类圆锥形，略扭曲，有的有分枝，长 5~17cm，直径 0.5~1cm；表面暗棕色或暗紫红色，有纵纹，粗皮易成片状剥落；根茎部稍膨大；质硬，易折断，断面皮部薄，暗棕色，常与木部分离，射线呈放射状排列。叶基生，单数羽状复叶，有柄；小叶 12~31 对，狭长椭圆形，边缘羽状深裂，下表面和叶柄均灰白色，密被灰白色绒毛。气微，味涩、微苦。

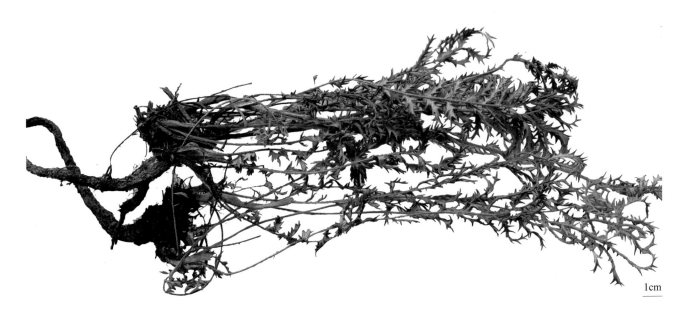

1cm

委陵菜

炮制规范

除去杂质，洗净，润透，切段，干燥。

饮片性状

本品为不规则的段。根表面暗棕色或暗紫红色，栓皮易成片状剥落。切面皮部薄，暗棕色，常与木质部分离，射线呈放射状排列。叶边缘羽状深裂，下表面和叶柄均密被灰白色绒毛。气微，味涩、微苦。

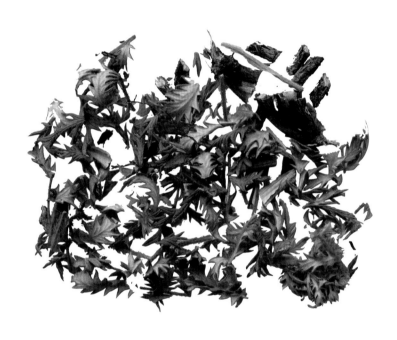

委陵菜

性味功效

苦，寒。清热解毒，凉血止痢。用于赤痢腹痛，久痢不止，痔疮出血，痈肿疮毒。

用量用法

9~15g。外用适量。

使君子

Shijunzi
QUISQUALIS FRUCTUS

本品为使君子科植物使君子 *Quisqualis indica* L. 的干燥成熟果实。

产　地

主产于重庆合川、铜梁，四川井研，福建邵武、莆田。

采收加工

秋季果皮变紫黑色时采收，除去杂质，干燥。

药材性状

本品呈椭圆形或卵圆形，具5条纵棱，偶有4~9棱，长2.5~4cm，直径约2cm。表面黑褐色至紫黑色，平滑，微具光泽。顶端狭尖，基部钝圆，有明显圆形的果梗痕。质坚硬，横切面多呈五角星形，棱角处壳较厚，中间呈类圆形空腔。种子长椭圆形或纺锤形，长约2cm，直径约1cm；表面棕褐色或黑褐色，有多数纵皱纹；种皮薄，易剥离；子叶2，黄白色，有油性，断面有裂隙。气微香，味微甜。

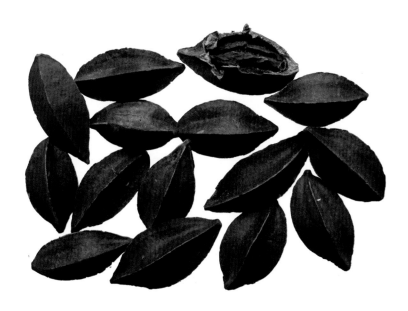

使君子

炮制规范

使君子　除去杂质。用时捣碎。

使君子仁　取净使君子，除去外壳。

炒使君子仁　取净使君子仁置热锅中，用文火炒至有香气时，取出，放凉。

饮片性状

使君子　同药材。

使君子仁　本品呈长椭圆形或纺锤形，长约 2cm，直径约 1cm。表面棕褐色或黑褐色，种皮脱落处为黄白色，有多数纵皱纹。种皮薄，易剥离，子叶 2，黄白色，有油性，断面有裂隙。气微香，味微甜。

炒使君子仁　本品形如使君子仁，表面黄白色，有多数纵皱纹；有时可见残留有棕褐色种皮。气香，味微甜。

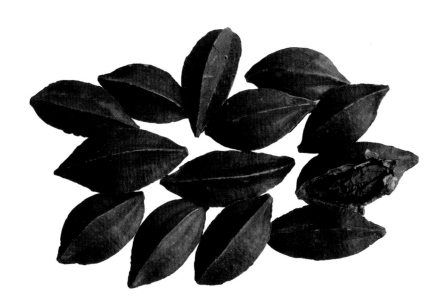

使君子

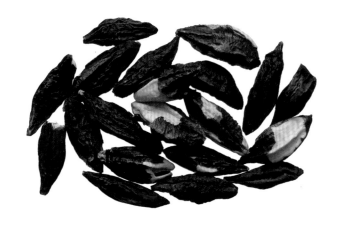

使君子仁

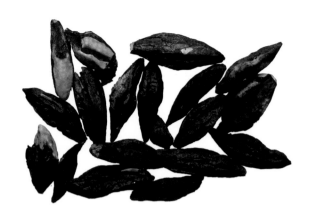

炒使君子仁

性味功效

甘，温。杀虫消积。用于蛔虫病，蛲虫病，虫积腹痛，小儿疳积。

用量用法

使君子 9~12g，捣碎入煎剂；使君子仁 6~9g，多入丸散或单用，作 1~2 次分服。小儿每岁 1~1.5 粒，炒香嚼服，1 日总量不超过 20 粒。服药时忌饮浓茶。

侧柏叶

Cebaiye
PLATYCLADI CACUMEN

本品为柏科植物侧柏 *Platycladus orientalis* (L.) Franco 的干燥枝梢和叶。

产　地

产于全国大部分地区，多自产自销，以江苏、广东、河北、山东等地产量大。

采收加工

多在夏、秋二季采收，阴干。

药材性状

本品多分枝，小枝扁平。叶细小鳞片状，交互对生，贴伏于枝上，深绿色或黄绿色。质脆，易折断。气清香，味苦涩、微辛。

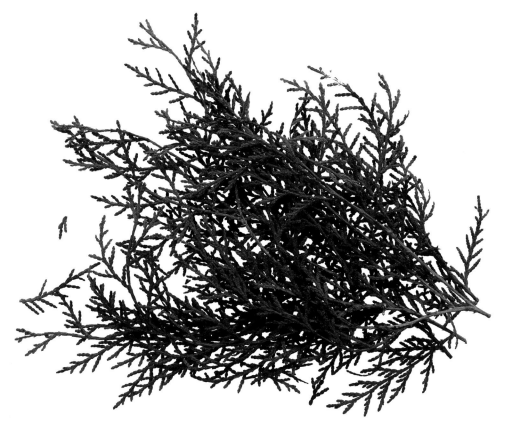

1cm

侧柏叶

炮制规范

侧柏叶　除去硬梗及杂质。

侧柏炭　取净侧柏叶，置热锅内，用武火炒至表面焦褐色，内部焦黄色时，喷淋清水少许，熄灭火星，取出，晾干。

饮片性状

侧柏叶　同药材。

侧柏炭　本品形如侧柏叶，表面黑褐色。质脆，易折断，断面焦黄色。气香，味微苦涩。

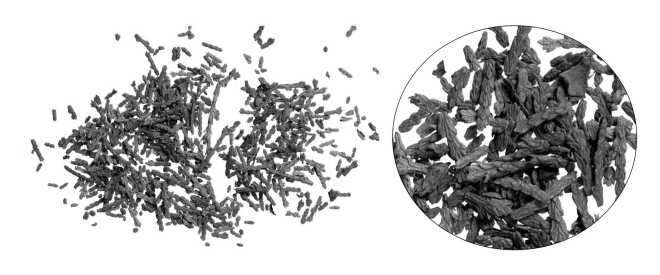

侧柏叶

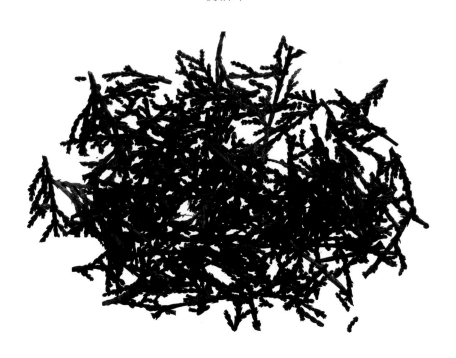

侧柏炭

性味功效

苦、涩，寒。凉血止血，化痰止咳，生发乌发。用于吐血，衄血，咯血，便血，崩漏下血，肺热咳嗽，血热脱发，须发早白。

用量用法

6~12g。外用适量。

佩 兰

Peilan

EUPATORII HERBA

本品为菊科植物佩兰 *Eupatorium fortunei* Turcz. 的干燥地上部分。

产　　地　▶▶

主产于河北、江苏、安徽、山东等地。以江苏产量较大。

采收加工　▶▶

夏、秋二季分两次采割，除去杂质，晒干。

药材性状　▶▶

本品茎呈圆柱形，长 30~100cm，直径 0.2~0.5cm；表面黄棕色或黄绿色，有的带紫色，有明显的节和纵棱线；质脆，断面髓部白色或中空。叶对生，有柄，叶片多皱缩、破碎，绿褐色；完整叶片 3 裂或不分裂，分裂者中间裂片较大，展平后呈披针形或长圆状披针形，基部狭窄，边缘有锯齿；不分裂者展平后呈卵圆形、卵状披针形或椭圆形。气芳香，味微苦。

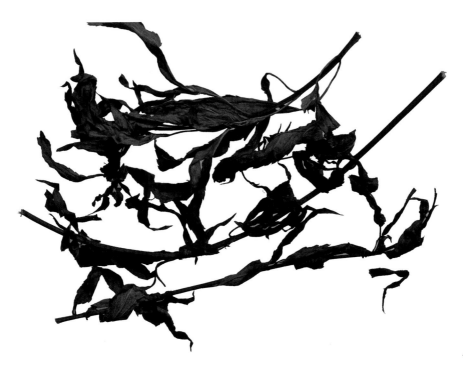

1cm

佩兰

炮制规范

除去杂质，洗净，稍润，切段，干燥。

饮片性状

本品呈不规则的段。茎圆柱形，表面黄棕色或黄绿色，有的带紫色，有明显的节和纵棱线。切面髓部白色或中空。叶对生，叶片多皱缩、破碎，绿褐色。气芳香，味微苦。

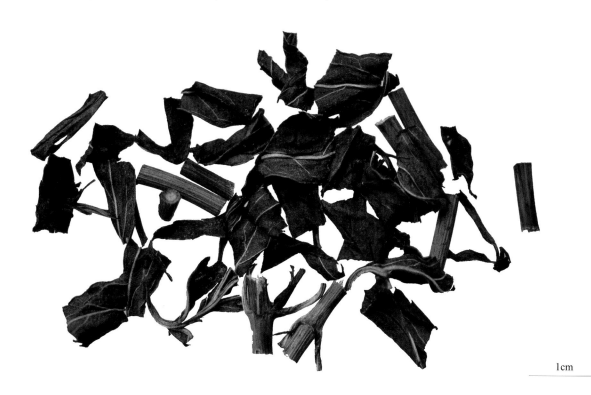

1cm

佩兰

性味功效

辛，平。芳香化湿，醒脾开胃，发表解暑。用于湿浊中阻，脘痞呕恶，口中甜腻，口臭，多涎，暑湿表证，湿温初起，发热倦怠，胸闷不舒。

用量用法

3~10g。

对比鉴别

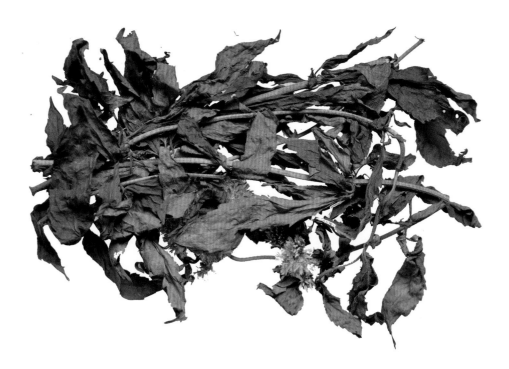

1cm

轮叶佩兰（林泽兰）*Eupatorium lindleyanum* DC. 的地上部分

金龙胆草

Jinlongdancao
CONYZAE HERBA

本品为菊科植物苦蒿 *Conyza blinii* Lévl. 的干燥地上部分。

产　地

产于云南、四川、贵州。

采收加工

夏、秋二季采割，除去杂质，晒干。

药材性状

本品茎呈圆柱形，少分枝，长 30~100cm，直径 0.2~0.6cm；表面黄绿色或浅棕黄色，有纵棱和多数白色长绒毛；质硬而脆，易折断。单叶互生，叶片多卷缩、破碎，完整者展平后呈羽状深裂至全裂，裂片披针形，黄绿色，两面密被白色绒毛；下部叶具柄，上部叶几无柄。头状花序直径约 1cm，花黄白色。瘦果浅黄色，扁平，冠毛长 5~6mm。气微，味极苦。

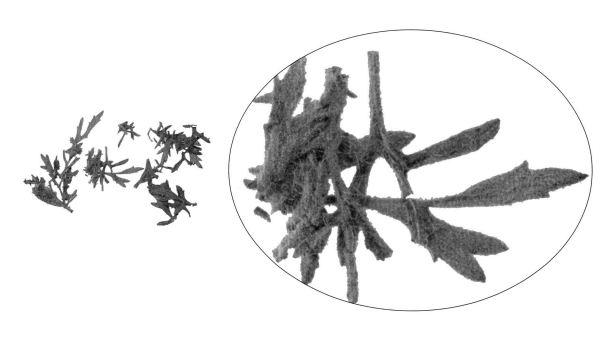

金龙胆草

炮制规范

除去杂质，喷淋清水，稍润，切段，干燥。

性味功效

苦，寒。清热化痰，止咳平喘，解毒利湿，凉血止血。用于肺热咳嗽，痰多气喘，咽痛，口疮，湿热黄疸，衄血，便血，崩漏，外伤出血。

用量用法

6~9g。

金果榄

Jinguolan
TINOSPORAE RADIX

本品为防己科植物青牛胆 *Tinospora sagittata* (Oliv.) Gagnep. 或金果榄 *Tinospora capillipes* Gagnep. 的干燥块根。

产　地

主产于贵州铜仁、湖南湘西、湖北宜昌、四川乐山、重庆万州。

采收加工

秋、冬二季采挖，除去须根，洗净，晒干。

药材性状

本品呈不规则圆块状，长5~10cm，直径3~6cm。表面棕黄色或淡褐色，粗糙不平，有深皱纹。质坚硬，不易击碎、破开，横断面淡黄白色，导管束略呈放射状排列，色较深。气微，味苦。

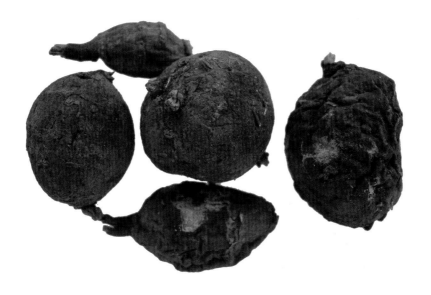

金果榄

炮制规范

除去杂质，浸泡，润透，切厚片，干燥。

饮片性状

本品呈类圆形或不规则的厚片。外表皮棕黄色至暗褐色，皱缩，凹凸不平。切面淡黄白色，有时可见灰褐色排列稀疏的放射状纹理，有的具裂隙。气微，味苦。

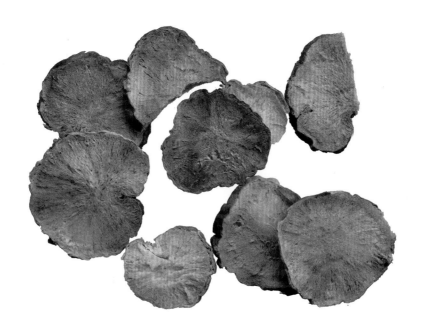

金果榄

性味功效

苦，寒。清热解毒，利咽，止痛。用于咽喉肿痛，痈疽疔毒，泄泻，痢疾，脘腹疼痛。

用量用法

3~9g。外用适量，研末吹喉或醋磨涂敷患处。

附 注

Flora of China、《中国植物志》记载金果榄 *Tinospora capillipes* Gagnep. 为青牛胆 *Tinospora sagittata* (Oliv.) Gagnep. 的异名。

金沸草

Jinfeicao
INULAE HERBA

本品为菊科植物条叶旋覆花 *Inula linariifolia* Turcz. 或旋覆花 *Inula japonica* Thunb. 的干燥地上部分。

产　　地

条叶旋覆花　主产于河南、江苏、河北、浙江、安徽等地。

旋覆花　主产于河南信阳、洛阳、南阳、禹州，江苏南通，河北保定，浙江杭州、宁波、温州，安徽滁州、芜湖。

采收加工

夏、秋二季采割，晒干。

药材性状

条叶旋覆花　本品茎呈圆柱形，上部分枝，长 30~70cm，直径 0.2~0.5cm；表面绿褐色或棕褐色，疏被短柔毛，有多数细纵纹；质脆，断面黄白色，髓部中空。叶互生，叶片条形或条状披针形，长 5~10cm，宽 0.5~1cm；先端尖，基部抱茎，全缘，边缘反卷，上表面近无毛，下表面被短柔毛。头状花序顶生，直径 0.5~1cm，冠毛白色，长约 0.2cm。气微，味微苦。

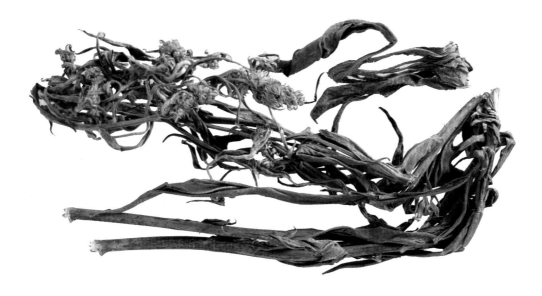

1cm

金沸草（条叶旋覆花）

旋覆花　本品叶片椭圆状披针形，宽 1~2.5cm，边缘不反卷。头状花序较大，直径 1~2cm，冠毛长约 0.5cm。

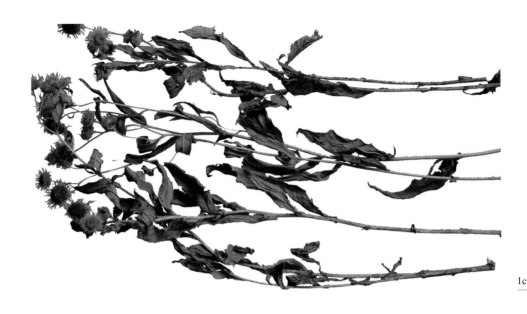

1cm

金沸草（旋覆花）

炮制规范 ▶▶

除去杂质，略洗，切段，干燥。

饮片性状 ▶▶

条叶旋覆花　本品呈不规则的段。茎圆柱形，表面绿褐色或棕褐色，疏被短柔毛，有多数细纵纹。切面黄白色，髓部中空。叶多破碎，完整者先端尖，基部抱茎，全缘。头状花序，冠毛白色。气微，味苦。

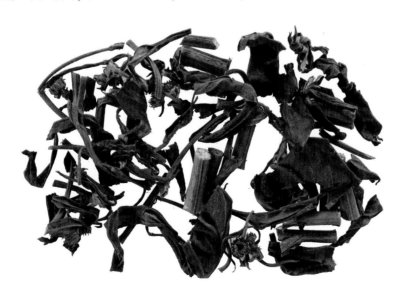

金沸草（条叶旋覆花）

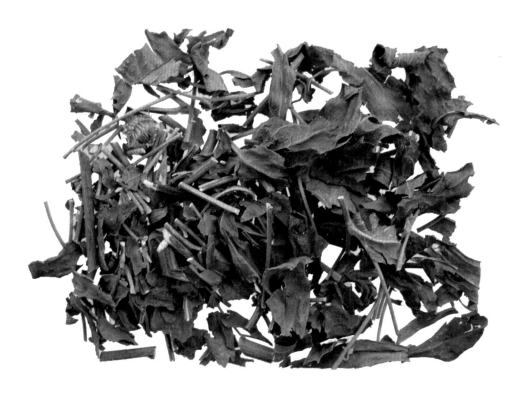

金沸草（旋覆花）

苦、辛、咸，温。降气，消痰，行水。用于外感风寒，痰饮蓄结，喘咳痰多，胸膈痞满。

5~10g。

金荞麦

Jinqiaomai

FAGOPYRI DIBOTRYIS RHIZOMA

本品为蓼科植物金荞麦 *Fagopyrum dibotrys* (D. Don) Hara 的干燥根茎。

产　　地 ▶▶

主产于江苏、浙江、安徽。

采收加工 ▶▶

冬季采挖，除去茎和须根，洗净，晒干。

药材性状 ▶▶

本品呈不规则团块或圆柱状，常有瘤状分枝，顶端有的有茎残基，长 3~15cm，直径 1~4cm。表面棕褐色，有横向环节和纵皱纹，密布点状皮孔，并有凹陷的圆形根痕和残存须根。质坚硬，不易折断，断面淡黄白色或淡棕红色，有放射状纹理，中央髓部色较深。气微，味微涩。

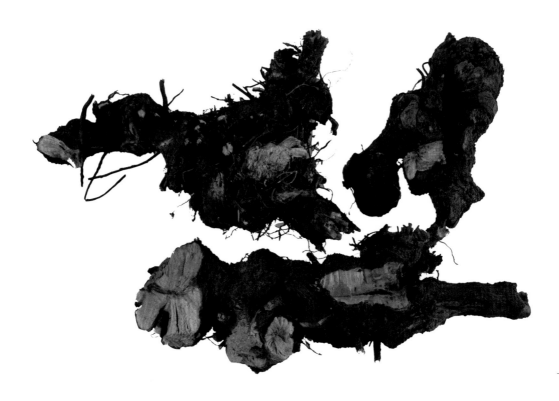

1cm

金荞麦

炮制规范

除去杂质，洗净，润透，切厚片，干燥。

饮片性状

本品呈不规则的厚片。外表皮棕褐色，或有时脱落。切面淡黄白色或淡棕红色，有放射状纹理，有的可见髓部，颜色较深。气微，味微涩。

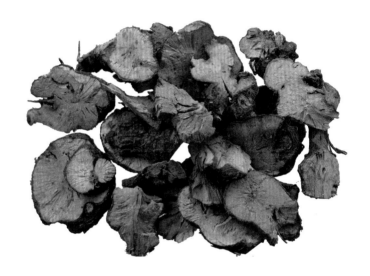

金荞麦

性味功效

微辛、涩，凉。清热解毒，排脓祛瘀。用于肺痈吐脓，肺热喘咳，乳蛾肿痛。

用量用法

15~45g，用水或黄酒隔水密闭炖服。

金钱草

Jinqiancao
LYSIMACHIAE HERBA

本品为报春花科植物过路黄 *Lysimachia christinae* Hance 的干燥全草。

产　地

产于河南、山西、江苏、安徽、浙江、江西、福建、台湾、湖北、湖南、广东、广西、陕西、云南、贵州、四川等地。主产于四川。

采收加工

夏、秋二季采收，除去杂质，晒干。

药材性状

本品常缠结成团，无毛或被疏柔毛。茎扭曲，表面棕色或暗棕红色，有纵纹，下部茎节上有时具须根，断面实心。叶对生，多皱缩，展平后呈宽卵形或心形，长 1~4cm，宽 1~5cm，基部微凹，全缘；上表面灰绿色或棕褐色，下表面色较浅，主脉明显突起，用水浸后，对光透视可见黑色或褐色条纹；叶柄长 1~4cm。有的带花，花黄色，单生叶腋，具长梗。蒴果球形。气微，味淡。

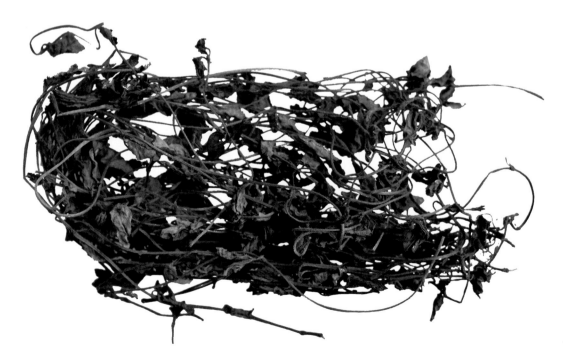

1cm

金钱草

炮制规范

除去杂质，抢水洗，切段，干燥。

饮片性状

本品为不规则的段。茎棕色或暗棕红色，有纵纹，实心。叶对生，展平后呈宽卵形或心形，上表面灰绿色或棕褐色，下表面色较浅，主脉明显突起，用水浸后，对光透视可见黑色或褐色的条纹。偶见黄色花，单生叶腋。气微，味淡。

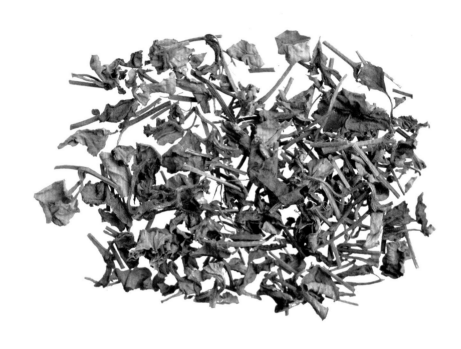

金钱草

性味功效

甘、咸，微寒。利湿退黄，利尿通淋，解毒消肿。用于湿热黄疸，胆胀胁痛，石淋，热淋，小便涩痛，痈肿疔疮，蛇虫咬伤。

用量用法

15~60g。

对比鉴别

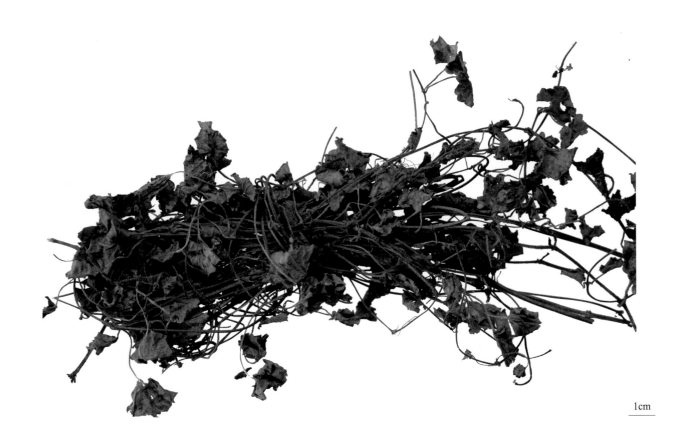

1cm

活血丹 *Glechoma longituba* (Nakai) Kupr. 的全草（连钱草）

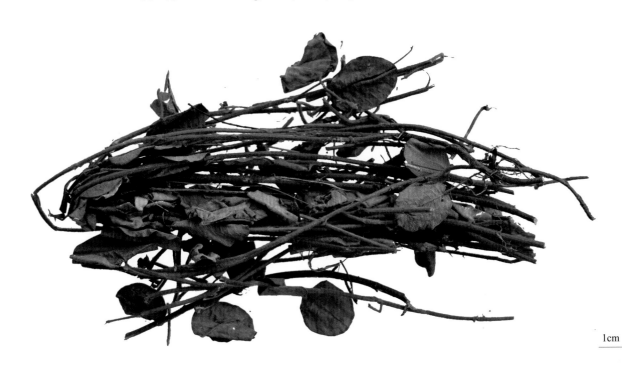

1cm

广金钱草 *Desmodium styracifolium* (Osb.) Merr. 的全草（广金钱草）

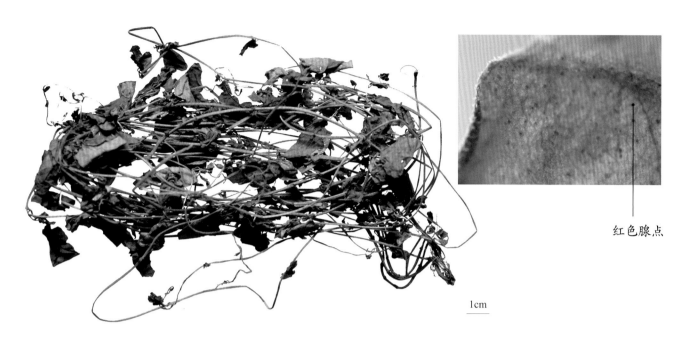

红色腺点

1cm

点腺过路黄 *Lysimachia hemsleyana* Maxim. 的全草

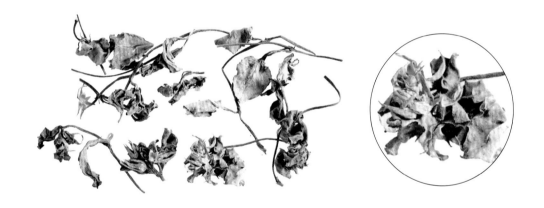

聚花过路黄（临时救）*Lysimachia congestiflora* Hemsl. 的全草

金铁锁

Jintiesuo
PSAMMOSILENES RADIX

本品为石竹科植物金铁锁 *Psammosilene tunicoides* W. C. Wu et C. Y. Wu 的干燥根。

产　　地 ▶▶

主产于云南。

采收加工 ▶▶

秋季采挖，除去外皮和杂质，晒干。

药材性状 ▶▶

本品呈长圆锥形，有的略扭曲，长 8~25cm，直径 0.6~2cm。表面黄白色，有多数纵皱纹和褐色横孔纹。质坚硬，易折断，断面不平坦，粉性，皮部白色，木部黄色，有放射状纹理。气微，味辛、麻，有刺喉感。

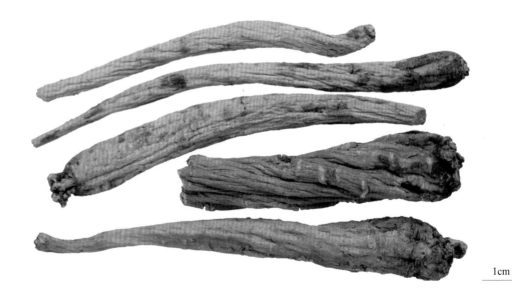

1cm

金铁锁

性味功效

苦、辛，温；有小毒。祛风除湿，散瘀止痛，解毒消肿。用于风湿痹痛，胃脘冷痛，跌打损伤，外伤出血；外治疮疖，蛇虫咬伤。

用量用法

0.1~0.3g，多入丸散服。外用适量。孕妇慎用。

金银花

Jinyinhua
LONICERAE JAPONICAE FLOS

本品为忍冬科植物忍冬 *Lonicera japonica* Thunb. 的干燥花蕾或带初开的花。

产　地 ▶▶

主产于山东平邑、费县、兰陵、日照，河南新密、原阳、封丘。以山东平邑、河南新密为道地产区。

采收加工 ▶▶

夏初花开放前采收，干燥。

药材性状 ▶▶

本品呈棒状，上粗下细，略弯曲，长 2~3cm，上部直径约 3mm，下部直径约 1.5mm。表面黄白色或绿白色（贮久色渐深），密被短柔毛。偶见叶状苞片。花萼绿色，先端 5 裂，裂片有毛，长约 2mm。开放者花冠筒状，先端二唇形；雄蕊 5，附于筒壁，黄色；雌蕊 1，子房无毛。气清香，味淡、微苦。

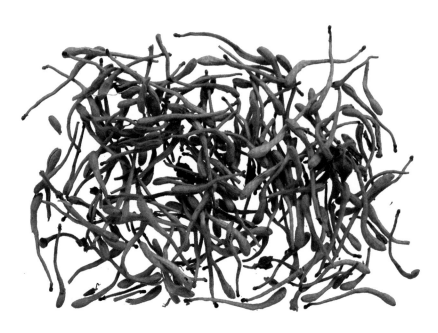

金银花

性味功效 ▶▶

甘，寒。清热解毒，疏散风热。用于痈肿疔疮，喉痹，丹毒，热毒血痢，风热感冒，温病发热。

用量用法

6~15g。

对比鉴别

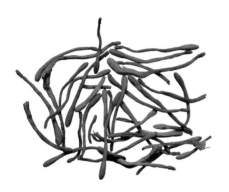

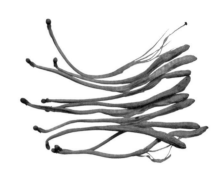

红腺忍冬 *Lonicera hypoglauca* Miq. 的花蕾或带初开的花 　　华南忍冬 *Lonicera confusa* DC. 的花蕾或带初开的花

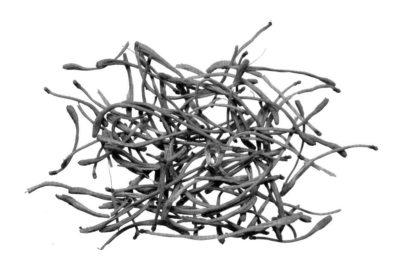

灰毡毛忍冬 *Lonicera macranthoides* Hand.-Mazz. 的花蕾或带初开的花

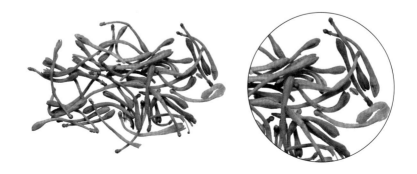

黄褐毛忍冬 *Lonicera fulvotomentosa* Hsu et S. C. Cheng 的花蕾或带初开的花

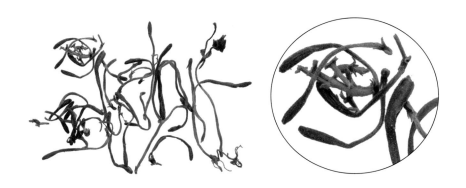

细毡毛忍冬 *Lonicera similis* Hemsl. 的花蕾或带初开的花

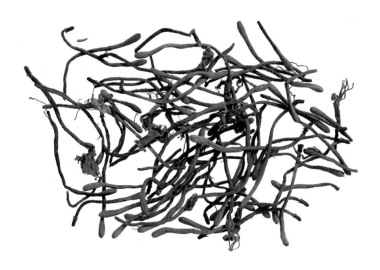

皱叶忍冬 *Lonicera reticulata* Champion ex Bentham 的花蕾或带初开的花

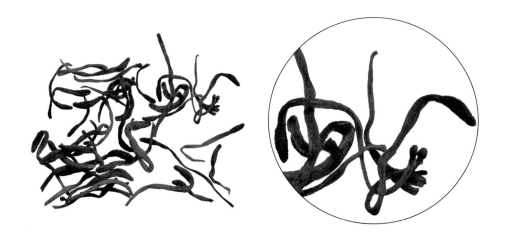

大花忍冬 *Lonicera macrantha* (D. Don) Spreng. 的花蕾或带初开的花

金樱子

Jinyingzi
ROSAE LAEVIGATAE FRUCTUS

本品为蔷薇科植物金樱子 *Rosa laevigata* Michx. 的干燥成熟果实。

产　地

主产于江苏、安徽、浙江、江西、福建、湖南、广东、广西等地。

采收加工

10~11 月果实成熟变红时采收，干燥，除去毛刺。

药材性状

本品为花托发育而成的假果，呈倒卵形，长 2~3.5cm，直径 1~2cm。表面红黄色或红棕色，有突起的棕色小点，系毛刺脱落后的残基。顶端有盘状花萼残基，中央有黄色柱基，下部渐尖。质硬。切开后，花托壁厚 1~2mm，内有多数坚硬的小瘦果，内壁及瘦果均有淡黄色绒毛。气微，味甘、微涩。

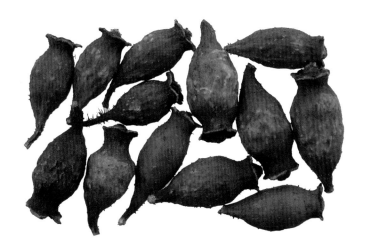

金樱子

炮制规范

金樱子肉　取净金樱子，略浸，润透，纵切两瓣，除去毛、核，干燥。

饮片性状

　　本品呈倒卵形纵剖瓣。表面红黄色或红棕色，有突起的棕色小点。顶端有花萼残基，下部渐尖。花托壁厚 1~2mm，内面淡黄色，残存淡黄色绒毛。气微，味甘、微涩。

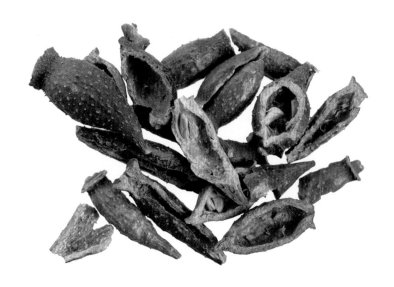

金樱子

性味功效

　　酸、甘、涩，平。固精缩尿，固崩止带，涩肠止泻。用于遗精滑精，遗尿尿频，崩漏带下，久泻久痢。

用量用法

　　6~12g。

乳 香

Ruxiang
OLIBANUM

本品为橄榄科植物乳香树 *Boswellia carterii* Birdw. 及同属植物 *Boswellia bhaw-dajiana* Birdw. 树皮渗出的树脂。分为索马里乳香和埃塞俄比亚乳香，每种乳香又分为乳香珠和原乳香。

产　地

乳香树　产于红海沿岸至利比亚、苏丹、土耳其等地。

同属植物 *Boswellia bhaw-dajiana* Birdw.　产于索马里、埃塞俄比亚及阿拉伯半岛南部，以及土耳其、利比亚及苏丹等地。

药材性状

本品呈长卵形滴乳状、类圆形颗粒或粘合成大小不等的不规则块状物。大者长达 2cm（乳香珠）或 5cm（原乳香）。表面黄白色，半透明，被有黄白色粉末，久存则颜色加深。质脆，遇热软化。破碎面有玻璃样或蜡样光泽。具特异香气，味微苦。

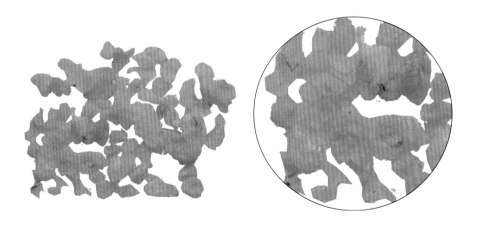

乳香

炮制规范

醋乳香　取净乳香，加米醋拌匀，闷透，置炒制容器内，炒至表面光亮，取出，放凉。每 100kg 乳香，用醋 5kg。

性味功效

　　辛、苦，温。活血定痛，消肿生肌。用于胸痹心痛，胃脘疼痛，痛经经闭，产后瘀阻，癥瘕腹痛，风湿痹痛，筋脉拘挛，跌打损伤，痈肿疮疡。

用量用法

　　煎汤或入丸散，3~5g；外用适量，研末调敷。孕妇及胃弱者慎用。

肿节风

Zhongjiefeng

SARCANDRAE HERBA

本品为金粟兰科植物草珊瑚 *Sarcandra glabra* (Thunb.) Nakai 的干燥全草。

产　地

主产于江西贵溪、余江、赣州，浙江永嘉、平阳、泰顺、云和、龙泉，广西桂林、南宁，福建寿宁。

采收加工

夏、秋二季采收，除去杂质，晒干。

药材性状

本品长 50~120cm。根茎较粗大，密生细根。茎圆柱形，多分枝，直径 0.3~1.3cm；表面暗绿色至暗褐色，有明显细纵纹，散有纵向皮孔，节膨大；质脆，易折断，断面有髓或中空。叶对生，叶片卵状披针形至卵状椭圆形，长 5~15cm，宽 3~6cm；表面绿色、绿褐色至棕褐色或棕红色，光滑；边缘有粗锯齿，齿尖腺体黑褐色；叶柄长约 1cm；近革质。穗状花序顶生，常分枝。气微香，味微辛。

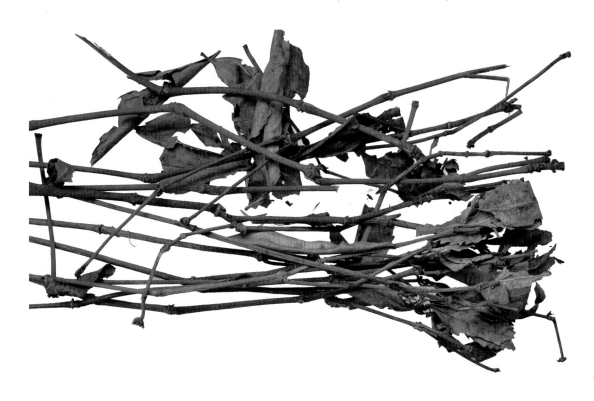

1cm

肿节风

炮制规范

　　除去杂质，洗净，润透，切段，干燥。

饮片性状

　　本品呈不规则的段。根茎密生细根。茎圆柱形，表面暗绿色至暗褐色，有明显细纵纹，散有纵向皮孔，节膨大。切面有髓或中空。叶多破碎，表面绿色、绿褐色至棕褐色或棕红色，光滑；边缘有粗锯齿，齿尖腺体黑褐色，近革质。气微香，味微辛。

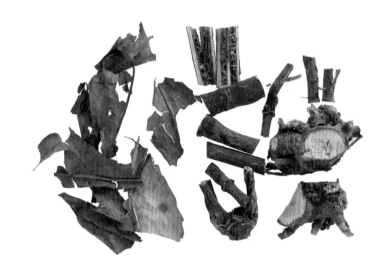

肿节风

性味功效

　　苦、辛，平。清热凉血，活血消斑，祛风通络。用于血热发斑发疹，风湿痹痛，跌打损伤。

用量用法

　　9~30g。

鱼腥草

Yuxingcao
HOUTTUYNIAE HERBA

本品为三白草科植物蕺菜 *Houttuynia cordata* Thunb. 的新鲜全草或干燥地上部分。

产　　地

主产于江苏、浙江、江西、安徽、四川、云南、贵州、广东、广西等地。

采收加工

鲜品全年均可采割；干品夏季茎叶茂盛花穗多时采割，除去杂质，晒干。

药材性状

鲜鱼腥草　本品茎呈圆柱形，长 20~45cm，直径 0.25~0.45cm；上部绿色或紫红色，下部白色，节明显，下部节上生有须根，无毛或被疏毛。叶互生，叶片心形，长 3~10cm，宽 3~11cm；先端渐尖，全缘；上表面绿色，密生腺点，下表面常紫红色；叶柄细长，基部与托叶合生成鞘状。穗状花序顶生。具鱼腥气，味涩。

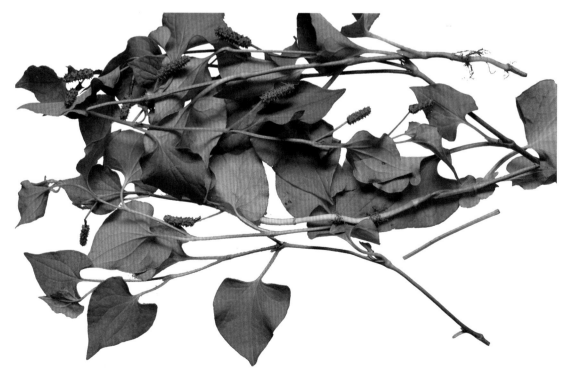

1cm

鲜鱼腥草

　　干鱼腥草　本品茎呈扁圆柱形，扭曲，表面棕黄色，具纵棱数条；质脆，易折断。叶片卷折皱缩，展平后呈心形，上表面暗黄绿色至暗棕色，下表面灰绿色或灰棕色。穗状花序黄棕色。

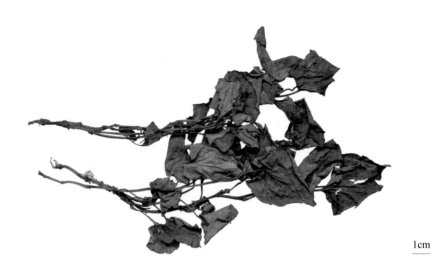

1cm

干鱼腥草

炮制规范 ▷▷

　　鲜鱼腥草　除去杂质。
　　干鱼腥草　除去杂质，迅速洗净，切段，晒干。

饮片性状 ▷▷

　　干鱼腥草　本品为不规则的段。茎呈扁圆柱形，表面淡红棕色至黄棕色，有纵棱。叶片多破碎，黄棕色至暗棕色。穗状花序黄棕色。搓碎具鱼腥气，味涩。

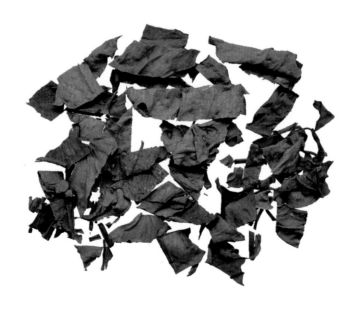

干鱼腥草

性味功效

辛，微寒。清热解毒，消痈排脓，利尿通淋。用于肺痈吐脓，痰热喘咳，热痢，热淋，痈肿疮毒。

用量用法

15~25g，不宜久煎；鲜品用量加倍，水煎或捣汁服。外用适量，捣敷或煎汤熏洗患处。

狗 脊

Gouji
CIBOTII RHIZOMA

本品为蚌壳蕨科植物金毛狗脊 *Cibotium barometz* (L.) J. Sm. 的干燥根茎。

产　　地 ▶▶

主产于四川宜宾、乐山、泸州，重庆江津等，广东番禺、花都，贵州镇宁、榕江，浙江平阳、泰顺，福建宁德等地。

采收加工 ▶▶

秋、冬二季采挖，除去泥沙，干燥；或去硬根、叶柄及金黄色绒毛，切厚片，干燥，为"生狗脊片"；蒸后晒至六七成干，切厚片，干燥，为"熟狗脊片"。

药材性状 ▶▶

本品呈不规则的长块状，长 10~30cm，直径 2~10cm。表面深棕色，残留金黄色绒毛；上面有数个红棕色的木质叶柄，下面残存黑色细根。质坚硬，不易折断。无臭，味淡、微涩。生狗脊片呈不规则长条形或圆形，长 5~20cm，直径 2~10cm，厚 1.5~5mm；切面浅棕色，较平滑，近边缘 1~4mm 处有 1 条棕黄色隆起的木质部环纹或条纹，边缘不整齐，偶有金黄色绒毛残留；质脆，易折断，有粉性。熟狗脊片呈黑棕色，质坚硬。

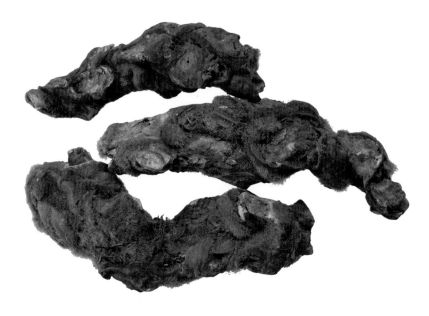

1cm

狗脊

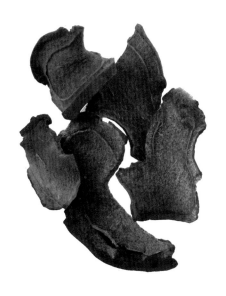

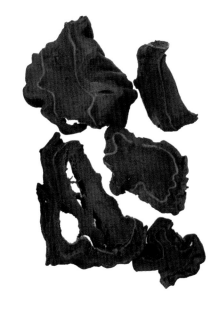

生狗脊片　　　　　　　　　　　　　　　　熟狗脊片

炮制规范

狗脊　除去杂质；未切片者，洗净，润透，切厚片，干燥。

烫狗脊　取河砂置锅内，一般用武火炒热后，加入净生狗脊片，不断翻动，烫至鼓起，放凉后除去残存绒毛。

饮片性状

狗脊　同药材。

烫狗脊　本品形如狗脊片，表面略鼓起。棕褐色。气微，味淡、微涩。

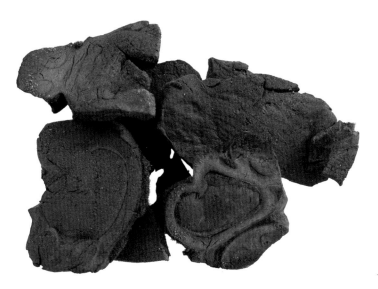

1cm

烫狗脊

性味功效 ▶▶

苦、甘，温。祛风湿，补肝肾，强腰膝。用于风湿痹痛，腰膝酸软，下肢无力。

用量用法 ▶▶

6~12g。

对比鉴别

参见"贯众"项。

京大戟

Jingdaji

EUPHORBIAE PEKINENSIS RADIX

本品为大戟科植物大戟 *Euphorbia pekinensis* Rupr. 的干燥根。

产　地

主产于江苏南京、扬州、邳州等地。

采收加工

秋、冬二季采挖，洗净，晒干。

药材性状

本品呈不整齐的长圆锥形，略弯曲，常有分枝，长 10~20cm，直径 1.5~4cm。表面灰棕色或棕褐色，粗糙，有纵皱纹、横向皮孔样突起及支根痕。顶端略膨大，有多数茎基及芽痕。质坚硬，不易折断，断面类白色或淡黄色，纤维性。气微，味微苦涩。

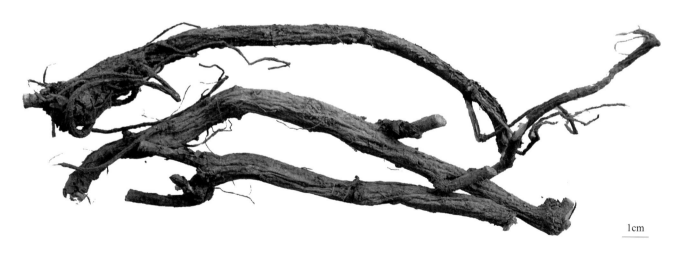

1cm

京大戟

炮制规范

京大戟　除去杂质，洗净，润透，切厚片，干燥。

醋京大戟　取净京大戟，加醋拌匀，闷透，置锅内，煮至液体完全被吸尽时，取出，干燥。每 100kg 京大戟，用醋 30kg。

　　京大戟　本品为不规则长圆形或圆形厚片。外表皮灰棕色或棕褐色，粗糙，有皱纹。切面类白色或棕黄色，纤维性。质坚硬。气微，味微苦涩。

　　醋京大戟　本品为不规则长圆形或圆形厚片。外表皮棕褐色，粗糙，有皱纹。切面棕黄色或棕褐色，纤维性。质坚硬。微有醋气，味微苦涩。

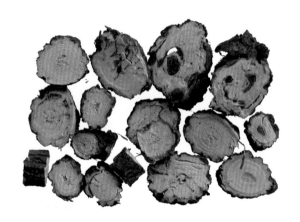
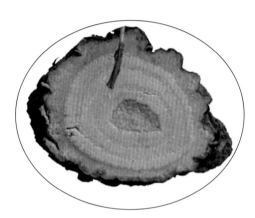

京大戟

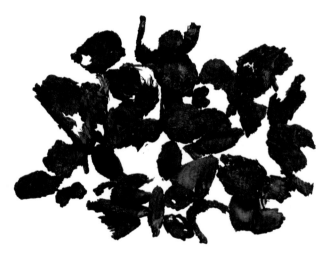
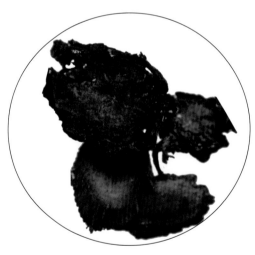

醋京大戟

　　苦，寒；有毒。泻水逐饮，消肿散结。用于水肿胀满，胸腹积水，痰饮积聚，气逆喘咳，二便不利，痈肿疮毒，瘰疬痰核。

　　1.5~3g。入丸散服，每次1g；内服醋制用。外用适量，生用。孕妇禁用；不宜与甘草同用。

闹羊花

Naoyanghua
RHODODENDRI MOLLIS FLOS

本品为杜鹃花科植物羊踯躅 *Rhododendron molle* G. Don 的干燥花。

产　　地

主产于江苏、湖北、安徽。

采收加工

4~5 月花初开时采收，阴干或晒干。

药材性状

本品数朵花簇生于一总柄上，多脱落为单朵；灰黄色至黄褐色，皱缩。花萼 5 裂，裂片半圆形至三角形，边缘有较长的细毛；花冠钟状，筒部较长，约至 2.5cm，顶端卷折，5 裂，花瓣宽卵形，先端钝或微凹；雄蕊 5，花丝卷曲，等长或略长于花冠，中部以下有茸毛，花药红棕色，顶孔裂；雌蕊 1，柱头头状；花梗长 1~2.8cm，棕褐色，有短茸毛。气微，味微麻。

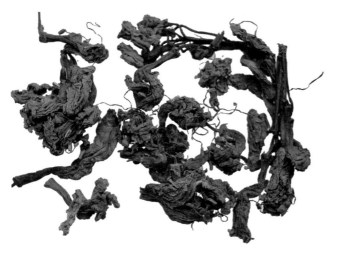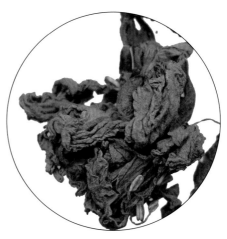

闹羊花

性味功效

辛，温；有大毒。祛风除湿，散瘀定痛。用于风湿痹痛，偏正头痛，跌扑肿痛，顽癣。

用量用法

0.6~1.5g，浸酒或入丸散。外用适量，煎水洗。不宜多服、久服；体虚者及孕妇禁用。

卷 柏

Juanbai
SELAGINELLAE HERBA

本品为卷柏科植物卷柏 *Selaginella tamariscina* (Beauv.) Spring 或垫状卷柏 *Selaginella pulvinata* (Hook. et Grev.) Maxim. 的干燥全草。

产　　地

卷柏　　主产于广西、福建、四川、陕西、湖南、江西、浙江。

垫状卷柏　　主产于云南、贵州、四川、广西。

采收加工

全年均可采收，除去须根和泥沙，晒干。

药材性状

卷柏　　本品卷缩似拳状，长 3~10cm。枝丛生，扁而有分枝，绿色或棕黄色，向内卷曲，枝上密生鳞片状小叶，叶先端具长芒。中叶（腹叶）两行，卵状矩圆形，斜向上排列，叶缘膜质，有不整齐的细锯齿；背叶（侧叶）背面的膜质边缘常呈棕黑色。基部残留棕色至棕褐色须根，散生或聚生成短干状。质脆，易折断。气微，味淡。

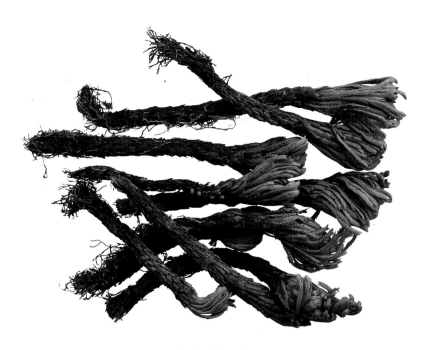

1cm

卷柏（卷柏）

垫状卷柏　本品须根多散生。中叶（腹叶）两行，卵状披针形，直向上排列。叶片左右两侧不等，内缘较平直，外缘常因内折而加厚，呈全缘状。

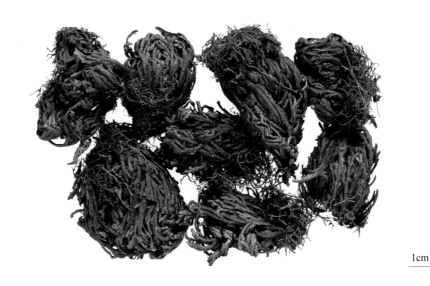

1cm

卷柏（垫状卷柏）

炮制规范　▷▷

　　卷柏　除去残留须根及杂质，洗净，切段，干燥。

　　卷柏炭　取净卷柏，置热锅内，用武火炒至表面显焦黑色时，喷淋清水少许，熄灭火星，取出，晾干。

饮片性状　▷▷

　　卷柏　本品呈卷缩的段状，枝扁而有分枝，绿色或棕黄色，向内卷曲，枝上密生鳞片状小叶。叶先端具长芒。中叶（腹叶）两行，卵状矩圆形或卵状披针形，斜向或直向上排列，叶缘膜质，有不整齐的细锯齿或全缘；背叶（侧叶）背面的膜质边缘常呈棕黑色。气微，味淡。

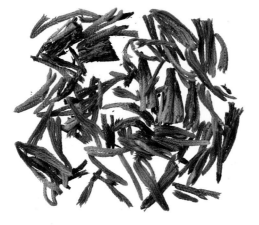 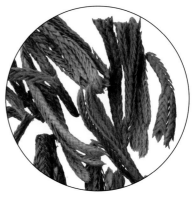

卷柏（卷柏）

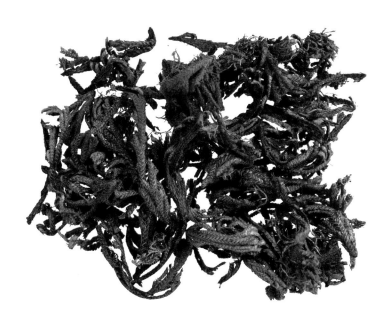

卷柏（垫状卷柏）

卷柏炭 本品形如卷柏，呈卷缩段状。表面焦黑色，微具光泽。质脆。具焦香气，味微苦。

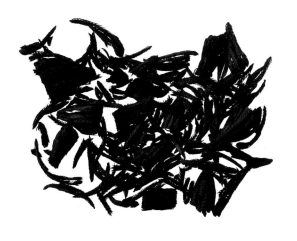

卷柏炭（卷柏）

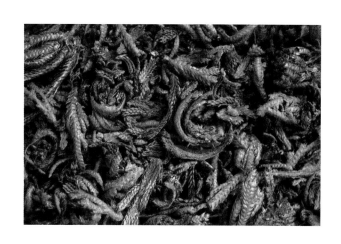

卷柏炭（垫状卷柏）

性味功效

卷柏 辛，平。活血通经。用于经闭痛经，癥瘕痞块，跌扑损伤。

卷柏炭 化瘀止血。用于吐血，崩漏，便血，脱肛。

用量用法

5~10g。孕妇慎用。

油松节

Yousongjie
PINI LIGNUM NODI

本品为松科植物油松 *Pinus tabulieformis* Carr. 或马尾松 *Pinus massoniana* Lamb. 的干燥瘤状节或分枝节。

产　　地

油松　产于吉林、辽宁、内蒙古、河北、山东、陕西、青海、山西、四川、云南等地。
马尾松　产于淮河流域和长江流域各省以及福建、广东、广西、云南等地。

采收加工

全年均可采收，锯取后阴干。

药材性状

本品呈扁圆节段状或不规则的块状，长短粗细不一。外表面黄棕色、灰棕色或红棕色，有时带有棕色至黑棕色油斑，或有残存的栓皮。质坚硬。横截面木部淡棕色，心材色稍深，可见明显的年轮环纹，显油性；髓部小，淡黄棕色。纵断面具纵直或扭曲纹理。有松节油香气，味微苦辛。

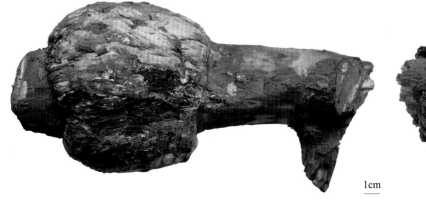

油松节（油松）

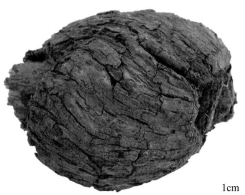

油松节（马尾松）

炮制规范

除去杂质，劈成薄片或小块。

饮片性状

本品呈不规则的薄片或块，大小不一。外表面黄棕色、灰棕色或红棕色。体较重，质坚硬。有松节油香气，味微苦辛。

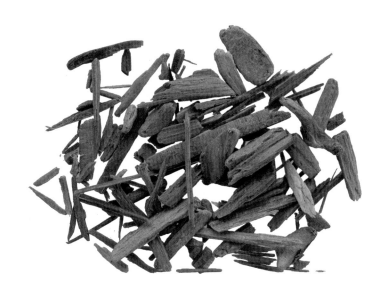

油松节（油松）

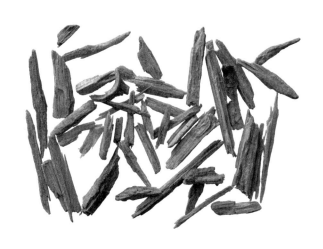

油松节（马尾松）

性味功效

苦、辛，温。祛风除湿，通络止痛。用于风寒湿痹，历节风痛，转筋挛急，跌打伤痛。

用量用法

9~15g。阴虚血燥者慎用。

泽 兰

Zelan
LYCOPI HERBA

本品为唇形科植物毛叶地瓜儿苗 *Lycopus lucidus* Turcz. var. *hirtus* Regel 的干燥地上部分。

产　　地　▶▶

产于全国各地，自产自销。

采收加工　▶▶

夏、秋二季茎叶茂盛时采割，晒干。

药材性状　▶▶

本品茎呈方柱形，少分枝，四面均有浅纵沟，长 50~100cm，直径 0.2~0.6cm；表面黄绿色或带紫色，节处紫色明显，有白色茸毛；质脆，断面黄白色，髓部中空。叶对生，有短柄或近无柄；叶片多皱缩，展平后呈披针形或长圆形，长 5~10cm；上表面黑绿色或暗绿色，下表面灰绿色，密具腺点，两面均有短毛；先端尖，基部渐狭，边缘有锯齿。轮伞花序腋生，花冠多脱落，苞片和花萼宿存，小苞片披针形，有缘毛，花萼钟形，5 齿。气微，味淡。

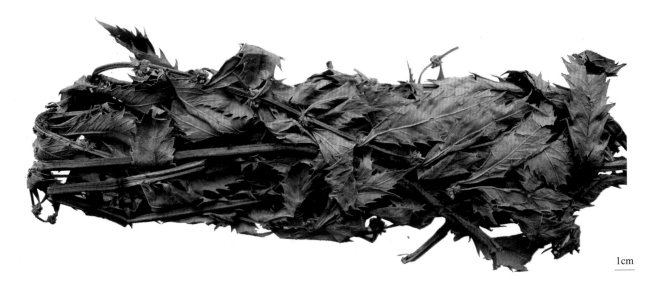

1cm

泽兰

炮制规范

除去杂质，略洗，润透，切段，干燥。

饮片性状

本品呈不规则的段。茎方柱形，四面均有浅纵沟，表面黄绿色或带紫色，节处紫色明显，有白色茸毛。切面黄白色，中空。叶多破碎，展平后呈披针形或长圆形，边缘有锯齿。有时可见轮伞花序。气微，味淡。

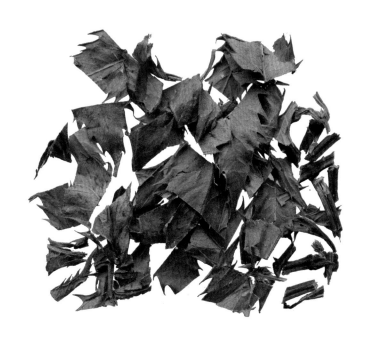

泽兰

性味功效

苦、辛，微温。活血调经，祛瘀消痈，利水消肿。用于月经不调，经闭，痛经，产后瘀血腹痛，疮痈肿毒，水肿腹水。

用量用法

6~12g。

泽 泻

Zexie
ALISMATIS RHIZOMA

本品为泽泻科植物东方泽泻 *Alisma orientale* (Sam.) Juzep. 或泽泻 *Alisma plantago-aquatica* Linn. 的干燥块茎。

产　地　▶▶

主产于四川都江堰、崇州，福建建瓯、建阳、浦城。

采收加工　▶▶

冬季茎叶开始枯萎时采挖，洗净，干燥，除去须根和粗皮。

药材性状　▶▶

本品呈类球形、椭圆形或卵圆形，长 2~7cm，直径 2~6cm。表面淡黄色至淡黄棕色，有不规则的横向环状浅沟纹和多数细小突起的须根痕，底部有的有瘤状芽痕。质坚实，断面黄白色，粉性，有多数细孔。气微，味微苦。

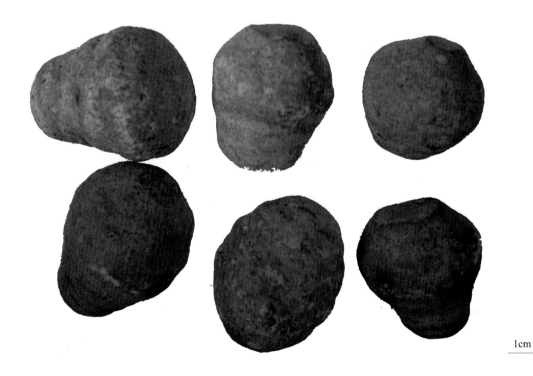

1cm

泽泻（东方泽泻）

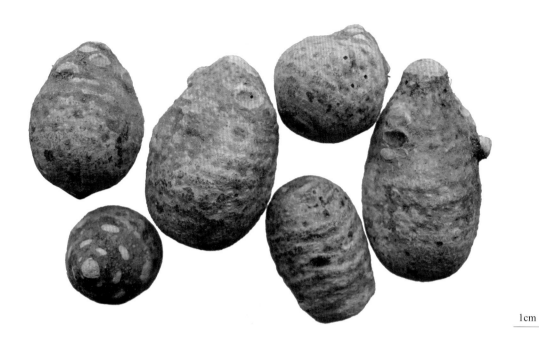

泽泻（泽泻）

炮制规范

泽泻　除去杂质，稍浸，润透，切厚片，干燥。

盐泽泻　取净泽泻片，加盐水拌匀，闷透，置锅内以文火加热炒干，取出，放凉。每100kg泽泻，用食盐2kg。

饮片性状

泽泻　本品呈圆形或椭圆形厚片。外表皮淡黄色至淡黄棕色，可见细小突起的须根痕。切面黄白色至淡黄色，粉性，有多数细孔。气微，味微苦。

盐泽泻　本品形如泽泻片，表面淡黄棕色或黄褐色，偶见焦斑。味微咸。

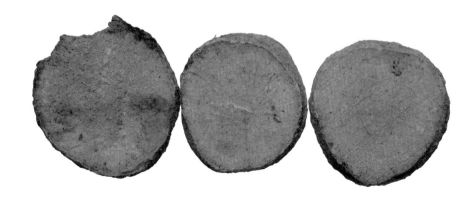

泽泻（东方泽泻）

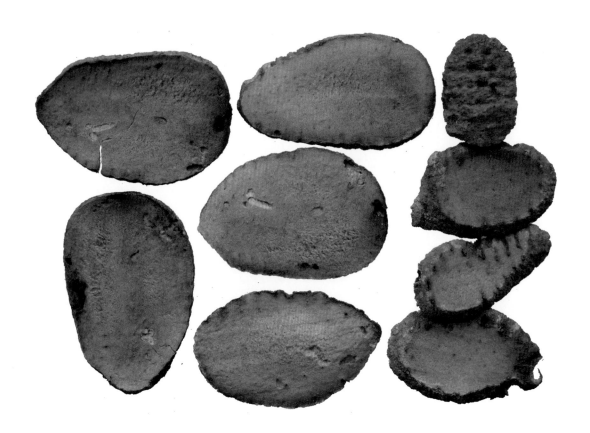

泽泻（泽泻）

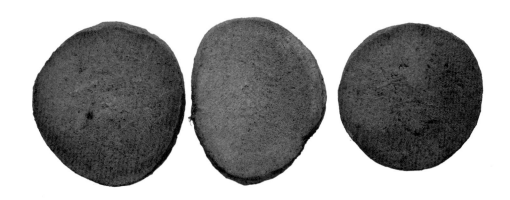

盐泽泻（东方泽泻）

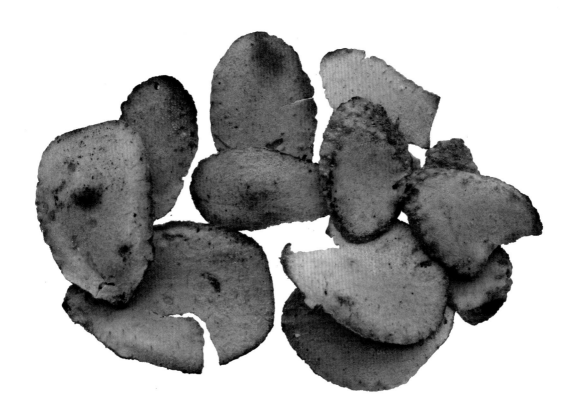

盐泽泻（泽泻）

性味功效

甘、淡，寒。利水渗湿，泄热，化浊降脂。用于小便不利，水肿胀满，泄泻尿少，痰饮眩晕，热淋涩痛，高脂血症。

用量用法

6~10g。

降　香

Jiangxiang
DALBERGIAE ODORIFERAE LIGNUM

本品为豆科植物降香檀 *Dalbergia odorifera* T. Chen 树干和根的干燥心材。

产　地

主产于海南东方、昌江、乐东、白沙、三亚。

采收加工

全年均可采收，除去边材，阴干。

药材性状

本品呈类圆柱形或不规则块状。表面紫红色或红褐色，切面有致密的纹理。质硬，有油性。气微香，味微苦。

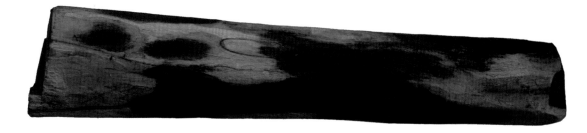

1cm

降香

炮制规范

除去杂质，劈成小块，碾成细粉或镑片。

饮片性状

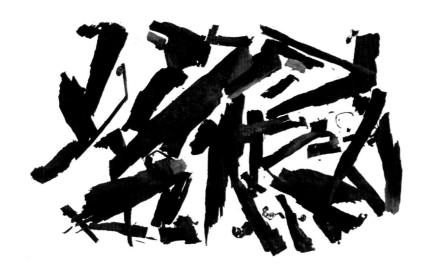

降香

性味功效

辛，温。化瘀止血，理气止痛。用于吐血，衄血，外伤出血，肝郁胁痛，胸痹刺痛，跌扑伤痛，呕吐腹痛。

用量用法

9~15g，后下。外用适量，研细末敷患处。

细 辛

Xixin

ASARI RADIX ET RHIZOMA

本品为马兜铃科植物北细辛 *Asarum heterotropoides* Fr. Schmidt var. *mandshuricum* (Maxim.) Kitag.、汉城细辛 *Asarum sieboldii* Miq. var. *seoulense* Nakai 或华细辛 *Asarum sieboldii* Miq. 的干燥根和根茎。《中国药典》2000 年及之前各版本记载药用部位为全草。

产　　地

北细辛　主产于辽宁、吉林、黑龙江。

汉城细辛　主产于辽宁宽甸、凤城、桓仁，吉林临江。

华细辛　主产于陕西、河南、四川、湖北、湖南、安徽等地。

采收加工

夏季果熟期或初秋采挖，除净地上部分和泥沙，阴干。

药材性状

北细辛　本品常卷曲成团。根茎横生呈不规则圆柱状，具短分枝，长 1~10cm，直径 0.2~0.4cm；表面灰棕色，粗糙，有环形的节，节间长 0.2~0.3cm，分枝顶端有碗状的茎痕。根细长，密生节上，长 10~20cm，直径 0.1cm；表面灰黄色，平滑或具纵皱纹；有须根和须根痕；质脆，易折断，断面平坦，黄白色或白色。气辛香，味辛辣、麻舌。

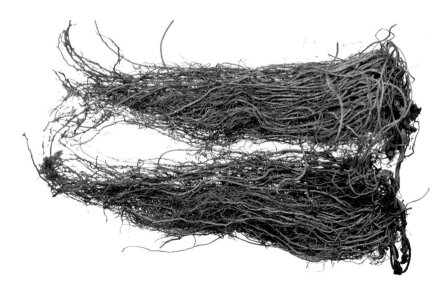

1cm

细辛（北细辛）

汉城细辛 本品根茎直径 0.1~0.5cm，节间长 0.1~1cm。

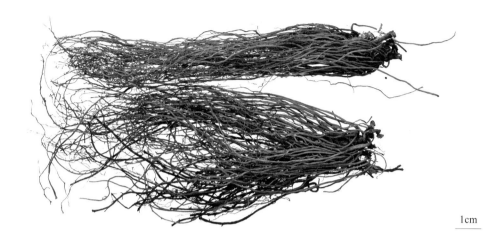

细辛（汉城细辛）

1cm

华细辛 本品根茎长 5~20cm，直径 0.1~0.2cm，节间长 0.2~1cm。气味较弱。

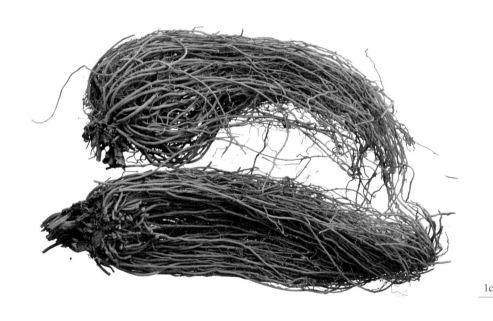

细辛（华细辛）

1cm

炮制规范

除去杂质，喷淋清水，稍润，切段，阴干。

饮片性状

本品呈不规则的段。根茎呈不规则圆状，外表皮灰棕色，有时可见环形的节。根细，表面灰黄色，平滑或具纵皱纹。切面黄白色或白色。气辛香，味辛辣、麻舌。

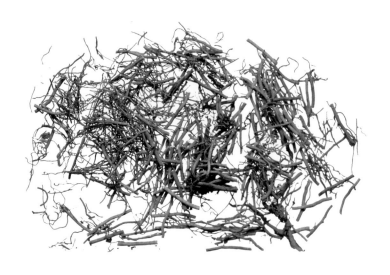

细辛（北细辛）

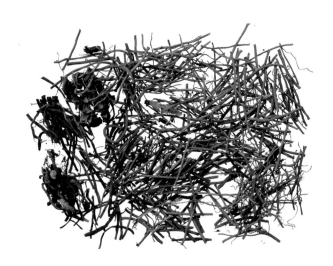

细辛（汉城细辛）

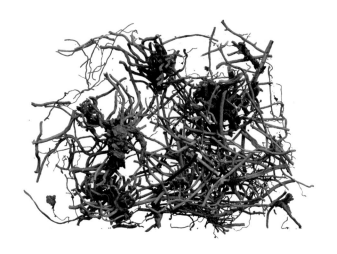

细辛（华细辛）

性味功效

辛，温。解表散寒，祛风止痛，通窍，温肺化饮。用于风寒感冒，头痛，牙痛，鼻塞流涕，鼻衄，鼻渊，风湿痹痛，痰饮喘咳。

用量用法

1~3g。散剂每次服 0.5~1g。外用适量。不宜与藜芦同用。

对比鉴别

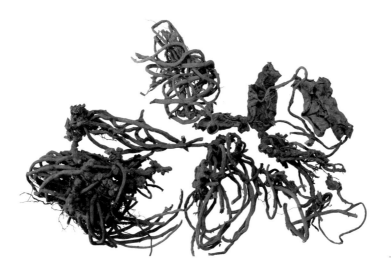

1cm

杜衡 *Asarum forbesii* Maxim. 的根及根茎

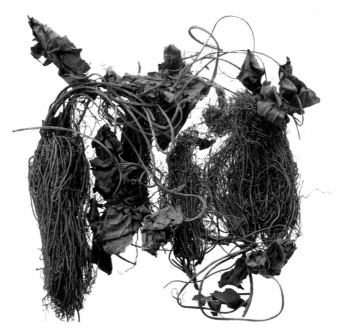

1cm

北细辛 *Asarum heterotropoides* Fr. Schmidt var. *mandshuricum* (Maxim.) Kitag. 的全草

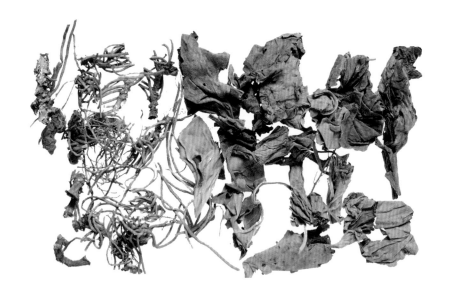

北细辛 *Asarum heterotropoides* Fr. Schmidt var. *mandshuricum* (Maxim.) Kitag. 的全草（断片）

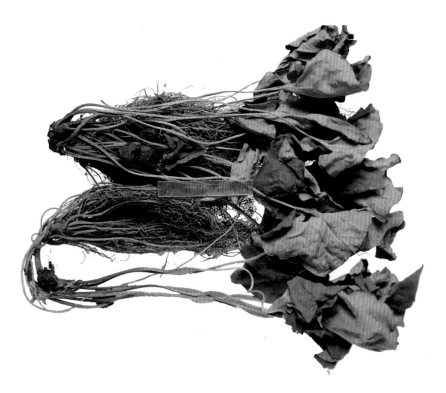

1cm

华细辛 *Asarum sieboldii* Miq. 的全草

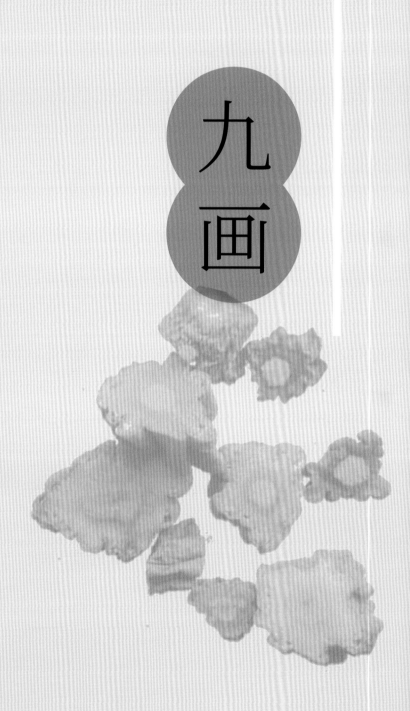

九画

贯叶金丝桃

Guanyejinsitao
HYPERICI PERFORATI HERBA

本品为藤黄科植物贯叶金丝桃 *Hypericum perforatum* L. 的干燥地上部分。

产　　地

产于河北、河南、山东、江苏、江西、湖北、湖南、四川、贵州、陕西、甘肃、新疆等地。

采收加工

夏、秋二季开花时采割，阴干或低温烘干。

药材性状

本品茎呈圆柱形，长 10~100cm，多分枝，茎和分枝两侧各具一条纵棱，小枝细瘦，对生于叶腋。单叶对生，无柄抱茎，叶片披针形或长椭圆形，长 1~2cm，宽 0.3~0.7cm，散布透明或黑色的腺点，黑色腺点大多分布于叶片边缘或近顶端。聚伞花序顶生，花黄色，花萼、花瓣各 5 片，长圆形或披针形，边缘有黑色腺点；雄蕊多数，合生为 3 束，花柱 3。气微，味微苦涩。

1cm

贯叶金丝桃

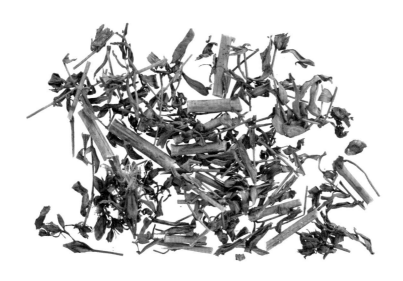

贯叶金丝桃（断片）

性味功效

辛，寒。疏肝解郁，清热利湿，消肿通乳。用于肝气郁结，情志不畅，心胸郁闷，关节肿痛，乳痈，乳少。

用量用法

2~3g。

对比鉴别

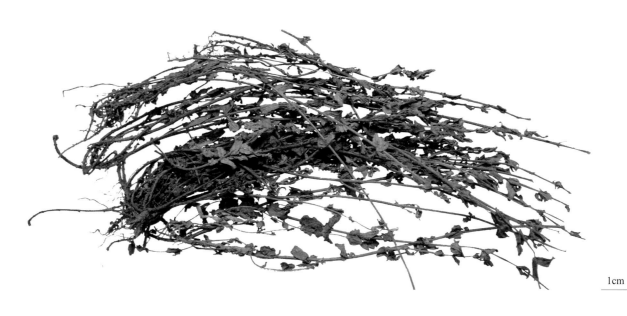

1cm

地耳草 *Hypericum japonicum* Thunb. ex Murray 的地上部分

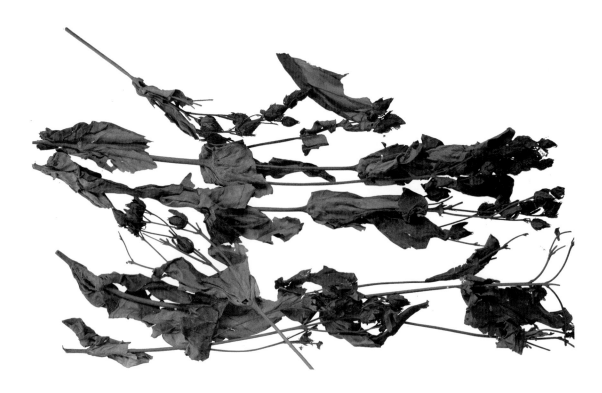

元宝草 *Hypericum sampsonii* Hance 的地上部分

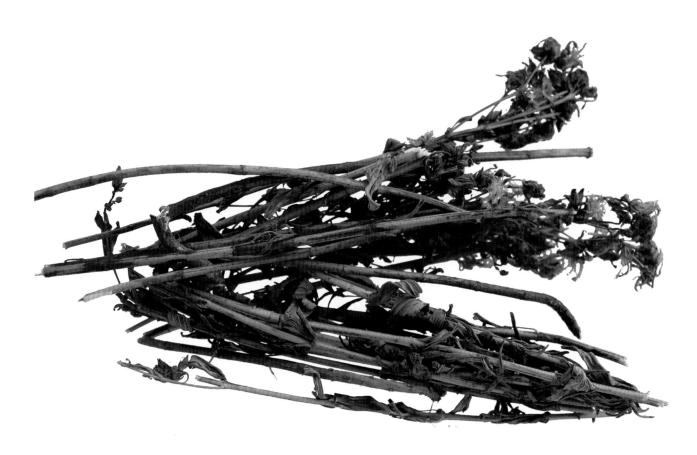

赶山鞭 *Hypericum attenuatum* Choisy 的地上部分

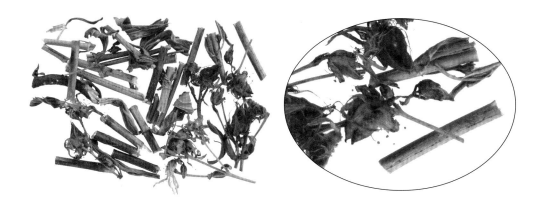

赶山鞭 *Hypericum attenuatum* Choisy 的地上部分（断片）

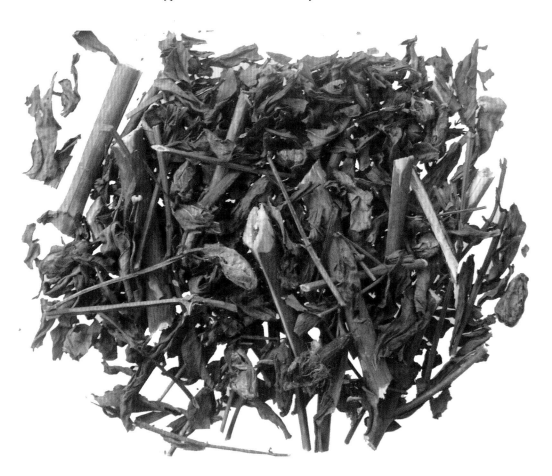

黄海棠（红旱莲）*Hypericum ascyron* L. 的地上部分

荆 芥

Jingjie
SCHIZONEPETAE HERBA

本品为唇形科植物荆芥 *Schizonepeta tenuifolia* Briq. 的干燥地上部分。

产　地

主产于河北安国、易县、唐县、承德，江苏扬州、泰兴，浙江杭州，江西吉安、吉水。

采收加工

夏、秋二季花开到顶、穗绿时采割，除去杂质，晒干。

药材性状

本品茎呈方柱形，上部有分枝，长 50~80cm，直径 0.2~0.4cm；表面淡黄绿色或淡紫红色，被短柔毛；体轻，质脆，断面类白色。叶对生，多已脱落，叶片 3~5 羽状分裂，裂片细长。穗状轮伞花序顶生，长 2~9cm，直径约 0.7cm。花冠多脱落，宿萼钟状，先端 5 齿裂，淡棕色或黄绿色，被短柔毛；小坚果棕黑色。气芳香，味微涩而辛凉。

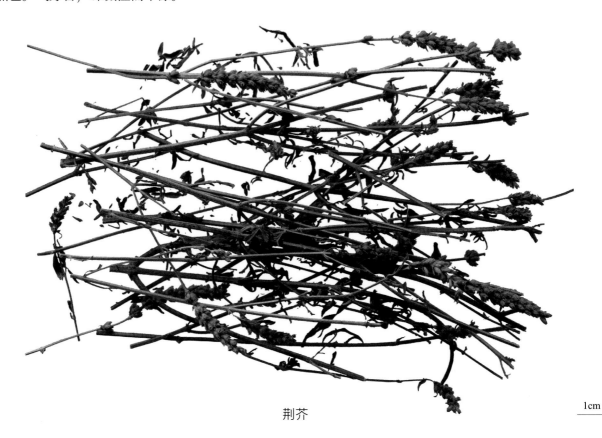

荆芥

1cm

炮制规范

除去杂质，喷淋清水，洗净，润透，于 50℃烘 1 小时，切段，干燥。

饮片性状

本品呈不规则的段。茎呈方柱形，表面淡黄绿色或淡紫红色，被短柔毛。切面类白色。叶多已脱落。穗状轮伞花序。气芳香，味微涩而辛凉。

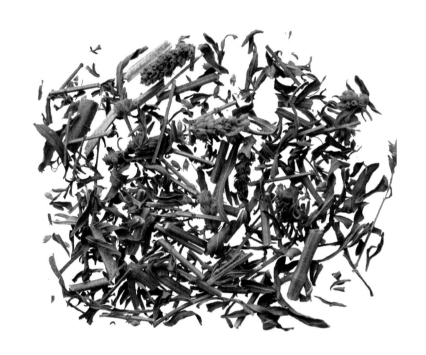

荆芥

性味功效

辛，微温。解表散风，透疹，消疮。用于感冒，头痛，麻疹，风疹，疮疡初起。

用量用法

5~10g。

荆芥炭

Jingjietan
SCHIZONEPETAE HERBA CARBONISATA

本品为荆芥的炮制加工品。

炮制规范

取净荆芥段，置热锅内，用武火炒至表面焦黑色，内部焦黄色时，喷淋清水少许，熄灭火星，取出，晾干。

饮片性状

本品呈不规则的段，长5mm。全体黑褐色。茎方柱形，体轻，质脆，断面焦褐色。叶对生，多已脱落。花冠多脱落，宿萼钟状。略具焦香气，味苦而辛。

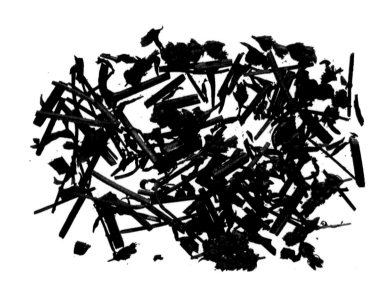

荆芥炭

性味功效

辛、涩，微温。收敛止血。用于便血，崩漏，产后血晕。

用量用法

5~10g。

荆芥穗

Jingjiesui
SCHIZONEPETAE SPICA

本品为唇形科植物荆芥 *Schizonepeta tenuifolia* Briq. 的干燥花穗。

产　地

主产于河北安国、易县、唐县、承德，江苏扬州、泰兴，浙江杭州，江西吉安、吉水。

采收加工

夏、秋二季花开到顶、穗绿时采割，除去杂质，晒干。

药材性状

本品穗状轮伞花序呈圆柱形，长 3~15cm，直径约 7mm。花冠多脱落，宿萼黄绿色，钟形，质脆易碎，内有棕黑色小坚果。气芳香，味微涩而辛凉。

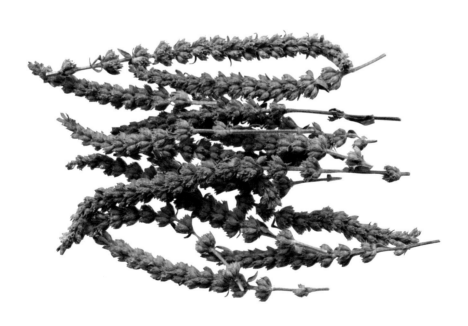

荆芥穗

炮制规范

荆芥穗　除去杂质及残梗。

饮片性状

　　本品为穗状轮伞花序呈圆柱形，长 2~15cm，直径约 7mm。花冠多脱落，宿萼黄绿色或淡棕色，钟形，萼齿 5，质脆易碎，内有棕黑色小坚果。气芳香，味微涩而辛凉。

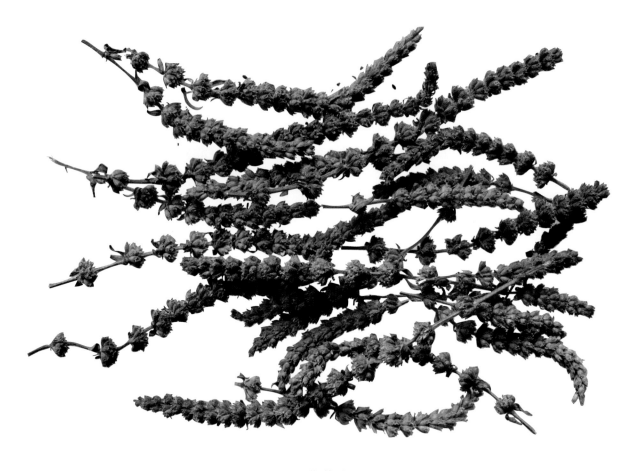

荆芥穗

性味功效

　　辛，微温。解表散风，透疹，消疮。用于感冒，头痛，麻疹，风疹，疮疡初起。

用量用法

　　5~10g。

荆芥穗炭

Jingjiesuitan
SCHIZONEPETAE SPICA CARBONISATA

本品为荆芥穗的炮制加工品。

炮制规范

取净荆芥穗段，置热锅内，用武火炒至表面黑褐色，内部焦黄色时，喷淋清水少许，熄灭火星，取出，晾干。

饮片性状

本品为不规则的段，长约 15mm。表面黑褐色。花冠多脱落，宿萼钟状，先端 5 齿裂，黑褐色。小坚果棕黑色。具焦香气，味苦而辛。

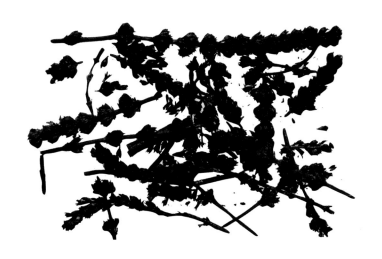

荆芥穗炭

性味功效

辛、涩，微温。收敛止血。用于便血，崩漏，产后血晕。

用量用法

5~10g。

茜 草

Qiancao
RUBIAE RADIX ET RHIZOMA

本品为茜草科植物茜草 *Rubia cordifolia* L. 的干燥根和根茎。

产　地 ▶▶

主产于陕西、山西、河南。

采收加工 ▶▶

春、秋二季采挖，除去泥沙，干燥。

药材性状 ▶▶

本品根茎呈结节状，丛生粗细不等的根。根呈圆柱形，略弯曲，长 10~25cm，直径 0.2~1cm；表面红棕色或暗棕色，具细纵皱纹和少数细根痕；皮部脱落处呈黄红色。质脆，易折断，断面平坦皮部狭，紫红色，木部宽广，浅黄红色，导管孔多数。气微，味微苦，久嚼刺舌。

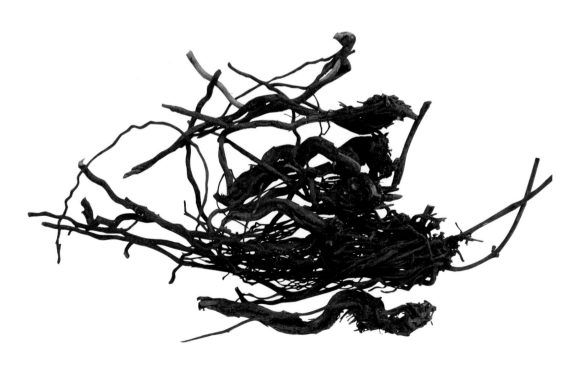

茜草

炮制规范

茜草　除去杂质，洗净，润透，切厚片或段，干燥。

茜草炭　取茜草片或段，置热锅内，用武火炒至表面焦黑色时，喷淋清水少许，熄灭火星，取出，晾干。

饮片性状

茜草　本品呈不规则的厚片或段。根呈圆柱形，外表皮红棕色或暗棕色，具细纵纹；皮部脱落处呈黄红色。切面皮部狭，紫红色，木部宽广，浅黄红色，导管孔多数。气微，味微苦，久嚼刺舌。

茜草炭　本品形如茜草片或段，表面黑褐色，内部棕褐色。气微，味苦、涩。

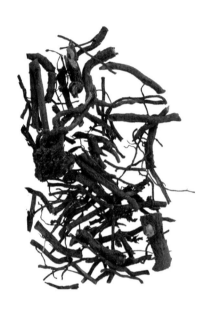

茜草

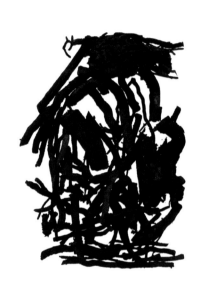

茜草炭

性味功效

苦，寒。凉血，祛瘀，止血，通经。用于吐血，衄血，崩漏，外伤出血，瘀阻经闭，关节痹痛，跌打肿痛。

用量用法

6~10g。

荜茇
Bibo
PIPERIS LONGI FRUCTUS

本品为胡椒科植物荜茇 *Piper longum* L. 的干燥近成熟或成熟果穗。

产　　地　▶▶

药材主要靠进口。我国主产于海南，云南河口等地。

采收加工　▶▶

果穗由绿变黑时采收，除去杂质，晒干。

药材性状　▶▶

本品呈圆柱形，稍弯曲，由多数小浆果集合而成，长 1.5~3.5cm，直径 0.3~0.5cm。表面黑褐色或棕色，有斜向排列整齐的小突起，基部有果穗梗残存或脱落。质硬而脆，易折断，断面不整齐，颗粒状。小浆果球形，直径约 0.1cm。有特异香气，味辛辣。

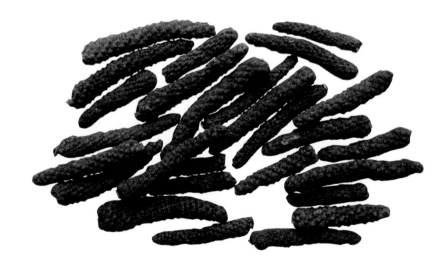

荜茇

炮制规范　▶▶

除去杂质。用时捣碎。

饮片性状

同药材。

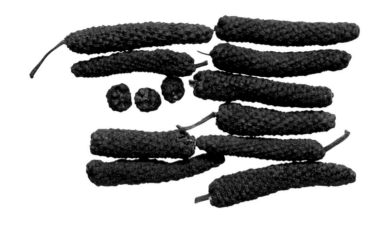

荜茇

性味功效

辛，热。温中散寒，下气止痛。用于脘腹冷痛，呕吐，泄泻，寒凝气滞，胸痹心痛，头痛，牙痛。

用量用法

1~3g。外用适量，研末塞龋齿孔中。

荜澄茄

Bichengqie
LITSEAE FRUCTUS

本品为樟科植物山鸡椒 *Litsea cubeba* (Lour.) Pers. 的干燥成熟果实。

产　地 ▶▶

主产于广西临桂、钟山、富川、象州、上林，浙江温州、金华，四川宜宾、巴中，福建。

采收加工 ▶▶

秋季果实成熟时采收，除去杂质，晒干。

药材性状 ▶▶

本品呈类球形，直径 4~6mm。表面棕褐色至黑褐色，有网状皱纹。基部偶有宿萼和细果梗。除去外皮可见硬脆的果核，种子 1，子叶 2，黄棕色，富油性。气芳香，味稍辣而微苦。

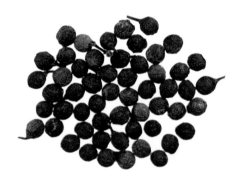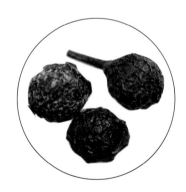

荜澄茄

性味功效 ▶▶

辛，温。温中散寒，行气止痛。用于胃寒呕逆，脘腹冷痛，寒疝腹痛，寒湿郁滞，小便浑浊。

用量用法 ▶▶

1~3g。

草 乌

Caowu
ACONITI KUSNEZOFFII RADIX

本品为毛茛科植物北乌头 *Aconitum kusnezoffii* Reichb. 的干燥块根。

产 地

主产于黑龙江、辽宁、吉林、北京、河南、陕西、内蒙古。

采收加工

秋季茎叶枯萎时采挖，除去须根和泥沙，干燥。

药材性状

本品呈不规则长圆锥形，略弯曲，长 2~7cm，直径 0.6~1.8cm。顶端常有残茎和少数不定根残基，有的顶端一侧有一枯萎的芽，一侧有一圆形或扁圆形不定根残基。表面灰褐色或黑棕褐色，皱缩，有纵皱纹、点状须根痕及数个瘤状侧根。质硬，断面灰白色或暗灰色，有裂隙，形成层环纹多角形或类圆形，髓部较大或中空。气微，味辛辣、麻舌。

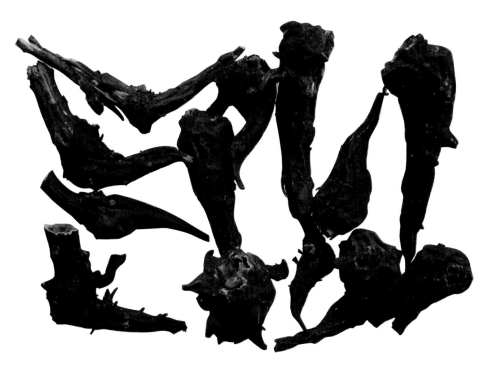

草乌

炮制规范 ▶▶

生草乌　除去杂质，洗净，干燥。

饮片性状 ▶▶

同药材。

性味功效 ▶▶

辛、苦，热；有大毒。祛风除湿，温经止痛。用于风寒湿痹，关节疼痛，心腹冷痛，寒疝作痛及麻醉止痛。

用量用法 ▶▶

一般炮制后用。生品内服宜慎；孕妇禁用；不宜与半夏、瓜蒌、瓜蒌子、瓜蒌皮、天花粉、川贝母、浙贝母、平贝母、伊贝母、湖北贝母、白蔹、白及同用。

对比鉴别

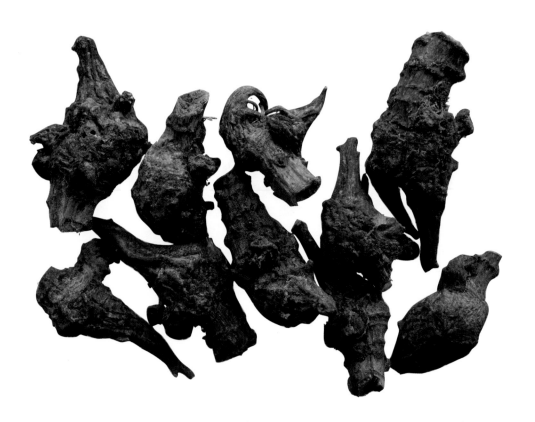

乌头 *Aconitum carmichaelii* Debx. 的块根（川乌）

制草乌

Zhicaowu
ACONITI KUSNEZOFFII RADIX COCTA

本品为草乌的炮制加工品。

炮制规范

取草乌，大小个分开，用水浸泡至内无干心，取出，加水煮至取大个切开内无白心、口尝微有麻舌感时，取出，晾至六成干后切薄片，干燥。

饮片性状

本品呈不规则圆形或近三角形的片。表面黑褐色，有灰白色多角形形成层环和点状维管束，并有空隙，周边皱缩或弯曲。质脆。气微，味微辛辣，稍有麻舌感。

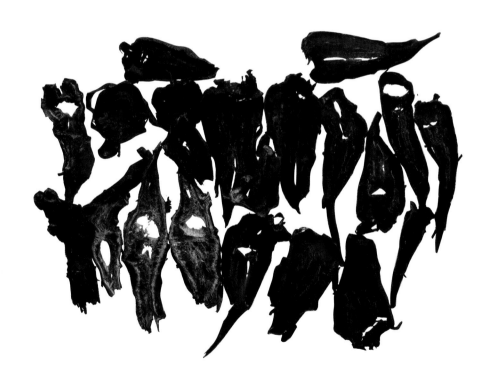

制草乌

性味功效

辛、苦，热；有毒。功能主治同草乌。

用量用法　▶▶

　　1.5~3g，宜先煎、久煎。孕妇慎用；不宜与半夏、瓜蒌、瓜蒌子、瓜蒌皮、天花粉、川贝母、浙贝母、平贝母、伊贝母、湖北贝母、白蔹、白及同用。

对比鉴别

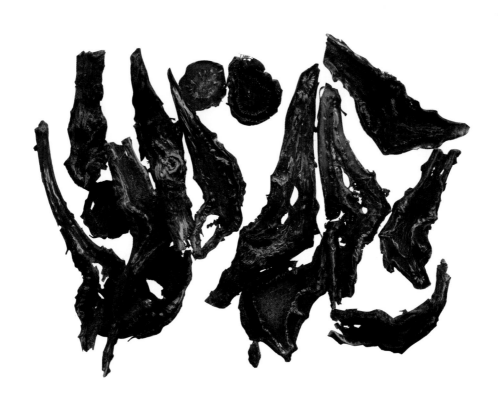

乌头 *Aconitum carmichaelii* Debx. 块根的炮制品（制川乌）

草乌叶

Caowuye
ACONITI KUSNEZOFFII FOLIUM

本品系蒙古族习用药材。为毛茛科植物北乌头 *Aconitum kusnezoffii* Reichb. 的干燥叶。

产　地

主产于黑龙江、辽宁、吉林、北京、河南、陕西、内蒙古。

采收加工

夏季叶茂盛花未开时采收，除去杂质，及时干燥。

药材性状

本品多皱缩卷曲、破碎。完整叶片展平后呈卵圆形，3 全裂，长 5~12cm，宽 10~17cm；灰绿色或黄绿色；中间裂片菱形，渐尖，近羽状深裂；侧裂片 2 深裂；小裂片披针形或卵状披针形。上表面微被柔毛，下表面无毛；叶柄长 2~6cm。质脆。气微，味微咸辛。

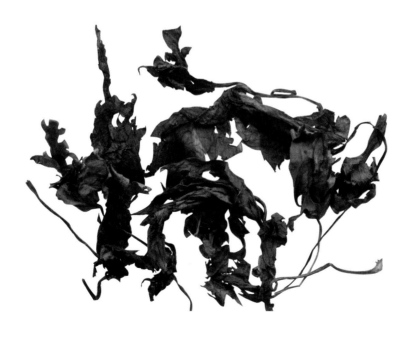

草乌叶

性味功效 ▶▶

辛、涩，平；有小毒。清热，解毒，止痛。用于热病发热，泄泻腹痛，头痛，牙痛。

用量用法 ▶▶

1~1.2g，多入丸散用。孕妇慎用。

草豆蔻

Caodoukou
ALPINIAE KATSUMADAI SEMEN

本品为姜科植物草豆蔻 *Alpinia katsumadai* Hayata 的干燥近成熟种子。

产　　地

主产于海南、广东及广西南部。

采收加工

夏、秋二季采收，晒至九成干，或用水略烫，晒至半干，除去果皮，取出种子团，晒干。

药材性状

本品为类球形的种子团，直径 1.5~2.7cm。表面灰褐色，中间有黄白色的隔膜，将种子团分成 3 瓣，每瓣有种子多数，粘连紧密，种子团略光滑。种子为卵圆状多面体，长 3~5mm，直径约 3mm，外被淡棕色膜质假种皮，种脊为一条纵沟，一端有种脐；质硬，将种子沿种脊纵剖两瓣，纵断面观呈斜心形，种皮沿种脊向内伸入部分约占整个表面积的 1/2；胚乳灰白色。气香，味辛、微苦。

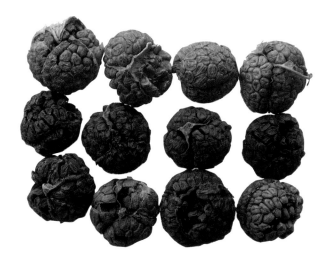

草豆蔻

炮制规范

除去杂质。用时捣碎。

饮片性状

同药材。

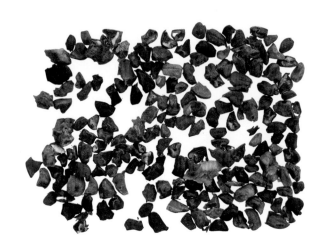

草豆蔻

性味功效

辛，温。燥湿行气，温中止呕。用于寒湿内阻，脘腹胀满冷痛，嗳气呕逆，不思饮食。

用量用法

3~6g。

草果

Caoguo
TSAOKO FRUCTUS

本品为姜科植物草果 *Amomum tsao-ko* Crevost et Lemaire 的干燥成熟果实。

产 地

主产于云南西畴、马关、文山、屏边、麻栗坡、腾冲。

采收加工

秋季果实成熟时采收，除去杂质，晒干或低温干燥。

药材性状

本品呈长椭圆形，具三钝棱，长 2~4cm，直径 1~2.5cm。表面灰棕色至红棕色，具纵沟及棱线，顶端有圆形突起的柱基，基部有果梗或果梗痕。果皮质坚韧，易纵向撕裂。剥去外皮，中间有黄棕色隔膜，将种子团分成 3 瓣，每瓣有种子多为 8~11 粒。种子呈圆锥状多面体，直径约 5mm；表面红棕色，外被灰白色膜质的假种皮，种脊为一条纵沟，尖端有凹状的种脐；质硬，胚乳灰白色。有特异香气，味辛、微苦。

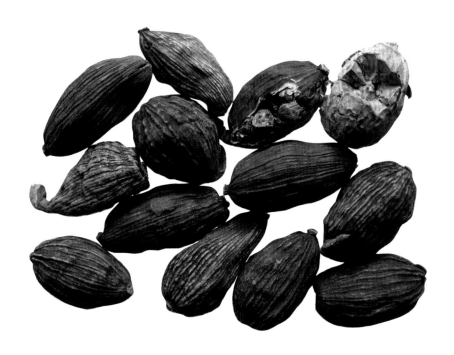

草果

炮制规范

草果仁　取草果置热锅中，用文火炒至焦黄色并微鼓起时，去壳，取仁。用时捣碎。

姜草果仁　先将生姜洗净，捣烂，加水适量，压榨取汁，姜渣再加水适量重复压榨一次，合并汁液，即为姜汁。如用干姜，捣碎后加水煎煮二次，合并煎液，滤过，取滤液。取净草果仁，加姜汁拌匀，置锅内，用文火炒干，取出，晾干。用时捣碎。每100kg草果仁，用生姜10kg或干姜3kg。

饮片性状

草果仁　本品呈圆锥状多面体，直径约5mm；表面棕色至红棕色，有的可见外被残留灰白色膜质的假种皮。种脊为一条纵沟，尖端有凹状的种脐。胚乳灰白色至黄白色。有特异香气，味辛、微苦。

姜草果仁　本品形如草果仁，棕褐色，偶见焦斑。有特殊香气，味辛辣、微苦。

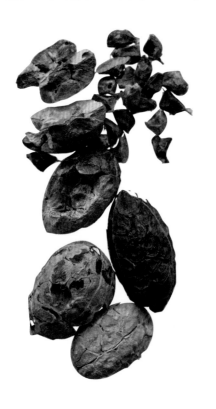

草果仁

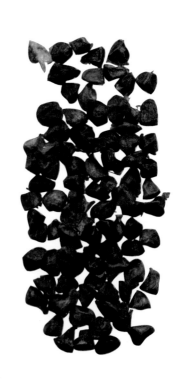

姜草果仁

性味功效

辛，温。燥湿温中，截疟除痰。用于寒湿内阻，脘腹胀痛，痞满呕吐，疟疾寒热，瘟疫发热。

用量用法

3~6g。

茵 陈

Yinchen
ARTEMISIAE SCOPARIAE HERBA

本品为菊科植物滨蒿 *Artemisia scoparia* Waldst. et Kit. 或茵陈蒿 *Artemisia capillaris* Thunb. 的干燥地上部分。

产 地

滨蒿　主产于安徽滁州、安庆，江西都昌，湖北黄冈、孝感，江苏江宁、句容、浦口，陕西三原、铜川。
茵陈蒿　主产于江苏江宁、句容、浦口，浙江浦江、兰溪，江西都昌。

采收加工

春季幼苗高 6~10cm 时采收或秋季花蕾长成至花初开时采割，除去杂质和老茎，晒干。春季采收的习称"绵茵陈"，秋季采割的称"花茵陈"。

药材性状

绵茵陈　本品多卷曲成团状，灰白色或灰绿色，全体密被白色茸毛，绵软如绒。茎细小，长 1.5~2.5cm，直径 0.1~0.2cm，除去表面白色茸毛后可见明显纵纹；质脆，易折断。叶具柄；展平后叶片呈一至三回羽状分裂，叶片长 1~3cm，宽约 1cm；小裂片卵形或稍呈倒披针形、条形，先端锐尖。气清香，味微苦。

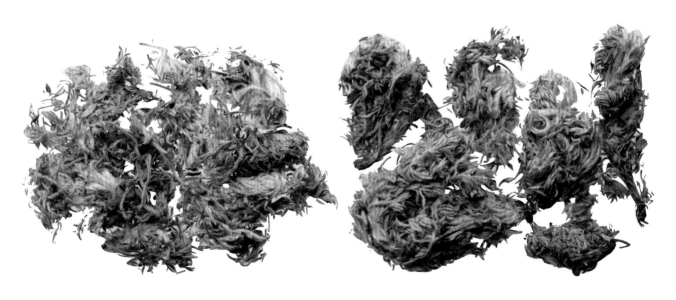

绵茵陈（滨蒿）　　　　　　　　　　　　　绵茵陈（茵陈蒿）

　　花茵陈　本品茎呈圆柱形，多分枝，长 30~100cm，直径 2~8mm；表面淡紫色或紫色，有纵条纹，被短柔毛；体轻，质脆，断面类白色。叶密集，或多脱落；下部叶二至三回羽状深裂，裂片条形或细条形，两面密被白色柔毛；茎生叶一至二回羽状全裂，基部抱茎，裂片细丝状。头状花序卵形，多数集成圆锥状，长 1.2~1.5mm，直径 1~1.2mm，有短梗；总苞片 3~4 层，卵形，苞片 3 裂；外层雌花 6~10 个，可多达 15 个，内层两性花 2~10 个。瘦果长圆形，黄棕色。气芳香，味微苦。

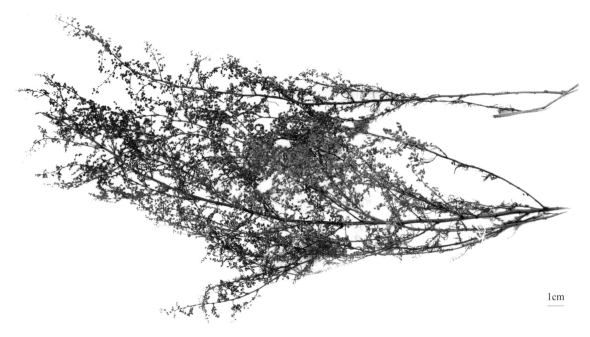

1cm

花茵陈（滨蒿）

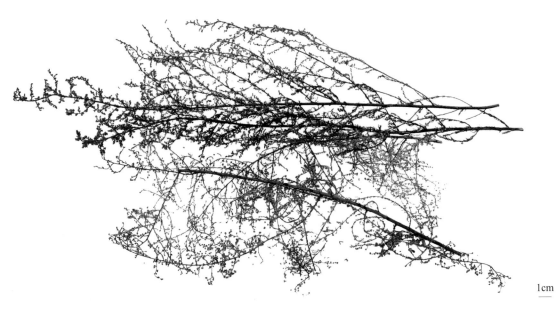

1cm

花茵陈（茵陈蒿）

炮制规范　▶▶

　　除去残根和杂质，搓碎或切碎。绵茵陈筛去灰屑。

饮片性状

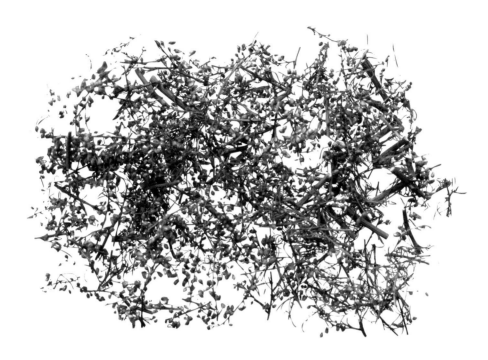

花茵陈（滨蒿）

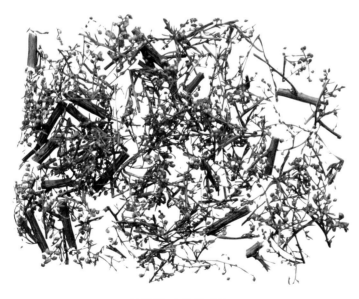

花茵陈（茵陈蒿）

性味功效

苦、辛，微寒。清利湿热，利胆退黄。用于黄疸尿少，湿温暑湿，湿疮瘙痒。

用量用法

6~15g。外用适量，煎汤熏洗。

茯　苓

Fuling
PORIA

本品为多孔菌科真菌茯苓 *Poria cocos* (Schw.) Wolf 的干燥菌核。

产　地　▶▶

主产于广西岑溪、苍梧、玉林，广东信宜、高州、新丰，云南丽江、元谋，安徽金寨、霍山、岳西、太湖，湖北罗田、英山、麻城，河南商城、新县、固始。

采收加工　▶▶

多于 7~9 月采挖，挖出后除去泥沙，堆置"发汗"后，摊开晾至表面干燥，再"发汗"，反复数次至现皱纹、内部水分大部散失后，阴干，称为"茯苓个"；或将鲜茯苓按不同部位切制，阴干，分别称为"茯苓块"和"茯苓片"。

药材性状　▶▶

茯苓个　本品呈类球形、椭圆形、扁圆形或不规则团块，大小不一。外皮薄而粗糙，棕褐色至黑褐色，有明显的皱缩纹理。体重，质坚实，断面颗粒性，有的具裂隙，外层淡棕色，内部白色，少数淡红色，有的中间抱有松根。气微，味淡，嚼之粘牙。

茯苓块　本品为去皮后切制的茯苓，呈立方块状或方块状厚片，大小不一。白色、淡红色或淡棕色。

茯苓片　本品为去皮后切制的茯苓，呈不规则厚片，厚薄不一。白色、淡红色或淡棕色。

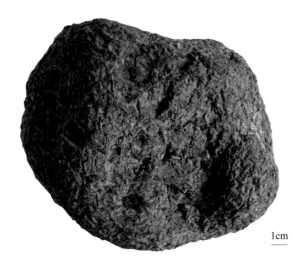

1cm

茯苓个

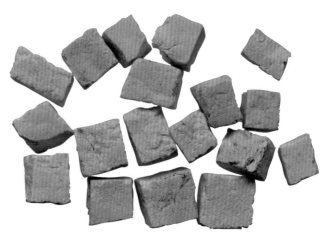

茯苓块

茯苓片

炮制规范

取茯苓个，浸泡，洗净，润后稍蒸，及时削去外皮，切制成块或切厚片，晒干。

饮片性状

同药材。

性味功效

甘、淡，平。利水渗湿，健脾，宁心。用于水肿尿少，痰饮眩悸，脾虚食少，便溏泄泻，心神不安，惊悸失眠。

用量用法

10~15g。

对比鉴别

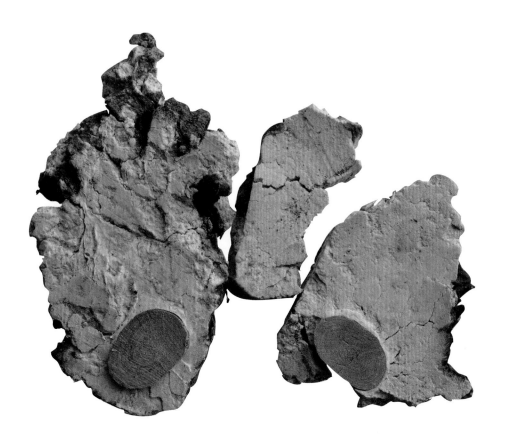

茯苓菌核中间天然抱有松根（茯神木）的白色部分（茯神）

对比鉴别

茯苓皮

Fulingpi
PORIAE CUTIS

本品为多孔菌科真菌茯苓 *Poria cocos* (Schw.) Wolf 菌核的干燥外皮。

产　地

主产于广西岑溪、苍梧、玉林，广东信宜、高州、新丰，云南丽江、元谋，安徽金寨、霍山、岳西、太湖，湖北罗田、英山、麻城，河南商城、新县、固始。

采收加工

多于 7~9 月采挖，加工"茯苓片""茯苓块"时，收集削下的外皮，阴干。

药材性状

本品呈长条形或不规则块片，大小不一。外表面棕褐色至黑褐色，有疣状突起，内面淡棕色并常带有白色或淡红色的皮下部分。质较松软，略具弹性。气微，味淡，嚼之粘牙。

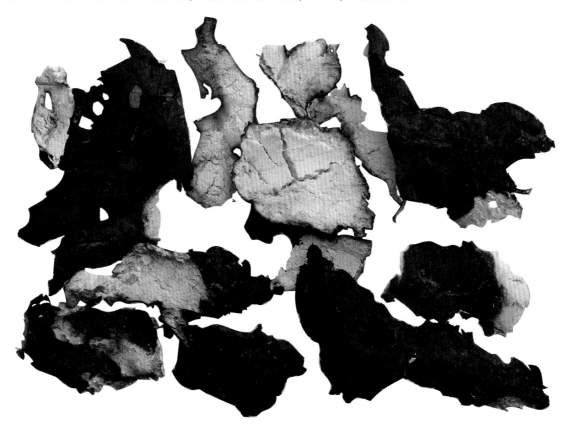

茯苓皮

性味功效

甘、淡，平。利水消肿。用于水肿，小便不利。

用量用法

15~30g。

茺蔚子

Chongweizi
LEONURI FRUCTUS

本品为唇形科植物益母草 *Leonurus japonicus* Houtt. 的干燥成熟果实。

产　地

产于全国各地，多自产自销。

采收加工

秋季果实成熟时采割地上部分，晒干，打下果实，除去杂质。

药材性状

本品呈三棱形，长 2~3mm，宽约 1.5mm。表面灰棕色至灰褐色，有深色斑点，一端稍宽，平截状，另一端渐窄而钝尖。果皮薄，子叶类白色，富油性。气微，味苦。

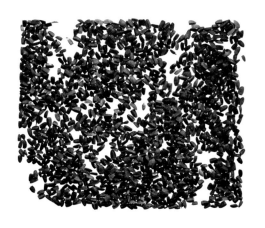 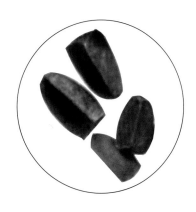

茺蔚子

炮制规范

茺蔚子　除去杂质，洗净，干燥。

炒茺蔚子　取净茺蔚子置热锅中，用文火炒至有爆声，表面微鼓起，颜色加深时，取出，放凉。

饮片性状

炒茺蔚子 　本品形如药材，微鼓起，质脆，断面淡黄色或黄色，富油性。气微香，味苦。

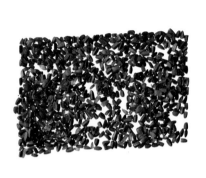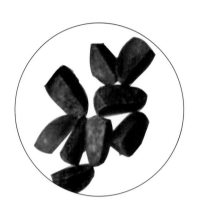

茺蔚子

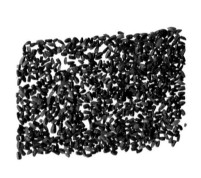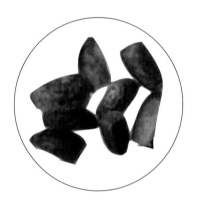

炒茺蔚子

性味功效

辛、苦，微寒。活血调经，清肝明目。用于月经不调，经闭痛经，目赤翳障，头晕胀痛。

用量用法

5~10g。瞳孔散大者慎用。

胡芦巴

Huluba
TRIGONELLAE SEMEN

本品为豆科植物胡芦巴 *Trigonella foenum-graecum* L. 的干燥成熟种子。

产　地

主产于河南商丘，安徽亳州、阜阳，四川广元、金堂，甘肃天水。

采收加工

夏季果实成熟时采割植株，晒干，打下种子，除去杂质。

药材性状

本品略呈斜方形或矩形，长 3~4mm，宽 2~3mm，厚约 2mm。表面黄绿色或黄棕色，平滑，两侧各具一深斜沟，相交处有点状种脐。质坚硬，不易破碎。种皮薄，胚乳呈半透明状，具黏性；子叶 2，淡黄色，胚根弯曲，肥大而长。气香，味微苦。

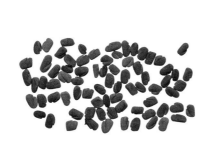 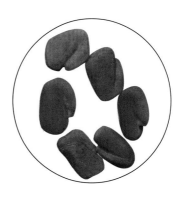

胡芦巴

炮制规范

胡芦巴　除去杂质，洗净，干燥。

盐胡芦巴　取净胡芦巴，加盐水拌匀，闷透，置锅内以文火加热，炒至鼓起，微具焦斑，有香气溢出时，取出，晾凉。用时捣碎。每 100kg 胡芦巴，用食盐 2kg。

饮片性状

胡芦巴　同药材。

盐胡芦巴　本品形如胡芦巴，表面黄棕色至棕色，偶见焦斑。略具香气，味微咸。

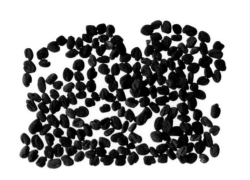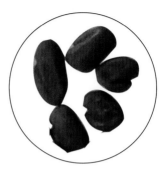

胡芦巴

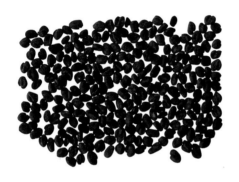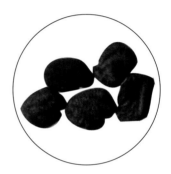

盐胡芦巴

性味功效

苦，温。温肾助阳，祛寒止痛。用于肾阳不足，下元虚冷，小腹冷痛，寒疝腹痛，寒湿脚气。

用量用法

5~10g。

胡黄连

Huhuanglian
PICRORHIZAE RHIZOMA

本品为玄参科植物胡黄连 *Picrorhiza scrophulariiflora* Pennell 的干燥根茎。

产　地

产于四川西部、云南西北部及西藏东南部。

采收加工

秋季采挖，除去须根和泥沙，晒干。

药材性状

本品呈圆柱形，略弯曲，偶有分枝，长 3~12cm，直径 0.3~1cm。表面灰棕色至暗棕色，粗糙，有较密的环状节，具稍隆起的芽痕或根痕，上端密被暗棕色鳞片状的叶柄残基。体轻，质硬而脆，易折断，断面略平坦，淡棕色至暗棕色，木部有 4~10 个类白色点状维管束排列成环。气微，味极苦。

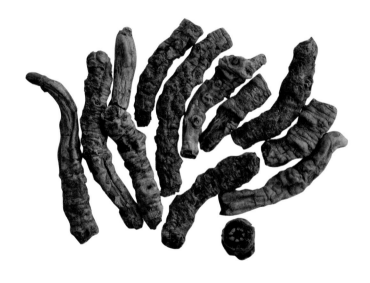

胡黄连

炮制规范

除去杂质，洗净，润透，切薄片干燥或用时捣碎。

饮片性状

　　本品呈不规则的圆形薄片。外表皮灰棕色至暗棕色。切面灰黑色或棕黑色，木部有 4~10 个类白色点状维管束排列成环。气微，味极苦。

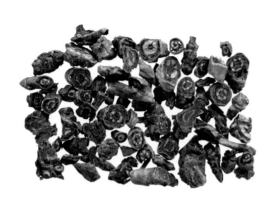
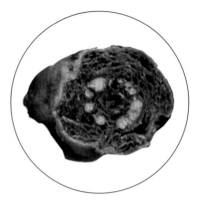

胡黄连

性味功效

　　苦，寒。退虚热，除疳热，清湿热。用于骨蒸潮热，小儿疳热，湿热泻痢，黄疸尿赤，痔疮肿痛。

用量用法

　　3~10g。

胡 椒

Hujiao
PIPERIS FRUCTUS

本品为胡椒科植物胡椒 *Piper nigrum* L. 的干燥近成熟或成熟果实。

产 地

主产于海南、广西、云南。

采收加工

秋末至次春果实呈暗绿色时采收，晒干，为黑胡椒；果实变红时采收，用水浸渍数日，擦去果肉，晒干，为白胡椒。

药材性状

黑胡椒　本品呈球形，直径 3.5~5mm。表面黑褐色，具隆起网状皱纹，顶端有细小花柱残迹，基部有自果轴脱落的疤痕。质硬，外果皮可剥离，内果皮灰白色或淡黄色。断面黄白色，粉性，中有小空隙。气芳香，味辛辣。

白胡椒　本品表面灰白色或淡黄白色，平滑，顶端与基部间有多数浅色线状条纹。

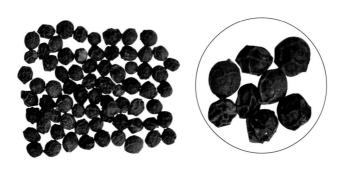

黑胡椒

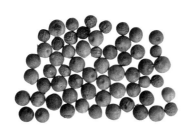
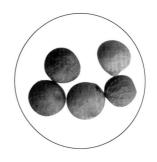

白胡椒

性味功效

辛，热。温中散寒，下气，消痰。用于胃寒呕吐，腹痛泄泻，食欲不振，癫痫痰多。

用量用法

0.6~1.5g，研粉吞服。外用适量。

附　注

黑胡椒粉和白胡椒粉：由黑胡椒和白胡椒分别研磨获得，为常用的调味品。

黑胡椒粉

 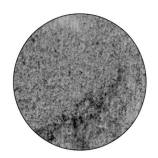

白胡椒粉

荔枝核

Lizhihe
LITCHI SEMEN

本品为无患子科植物荔枝 *Litchi chinensis* Sonn. 的干燥成熟种子。

产　地

主产于广东番禺、增城、东莞、中山、新兴、新会，广西隆安、武鸣、邕宁、崇左，福建莆田、漳州、闽侯。

采收加工

夏季采摘成熟果实，除去果皮和肉质假种皮，洗净，晒干。

药材性状

本品呈长圆形或卵圆形，略扁，长 1.5~2.2cm，直径 1~1.5cm。表面棕红色或紫棕色，平滑，有光泽，略有凹陷及细波纹，一端有类圆形黄棕色的种脐，直径约 7mm。质硬。子叶 2，棕黄色。气微，味微甘、苦、涩。

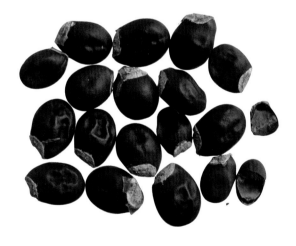

荔枝核

炮制规范

荔枝核　用时捣碎。

盐荔枝核　取净荔枝核，捣碎，加盐水拌匀，闷透，置锅内以文火加热炒干，取出，放凉。每 100kg 荔枝核，用食盐 2kg。

饮片性状

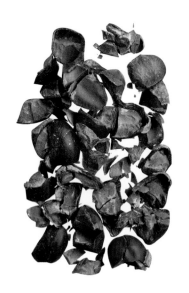

荔枝核

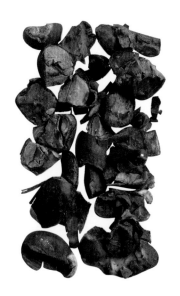

盐荔枝核

性味功效

甘、微苦，温。行气散结，祛寒止痛。用于寒疝腹痛，睾丸肿痛。

用量用法

5~10g。

南五味子

Nanwuweizi
SCHISANDRAE SPHENANTHERAE FRUCTUS

本品为木兰科植物华中五味子 *Schisandra sphenanthera* Rehd. et Wils. 的干燥成熟果实。

产　地

主产于陕西宝鸡、安康、华阴，河南信阳、洛阳、平顶山、三门峡。

采收加工

秋季果实成熟时采摘，晒干，除去果梗和杂质。

药材性状

本品呈球形或扁球形，直径 4~6mm。表面棕红色至暗棕色，干瘪，皱缩，果肉常紧贴于种子上。种子 1~2，肾形，表面棕黄色，有光泽，种皮薄而脆。果肉气微，味微酸。

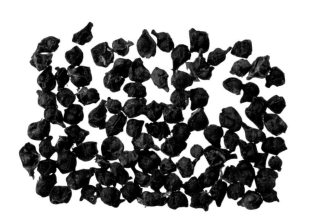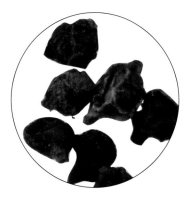

南五味子

炮制规范

南五味子　除去杂质。用时捣碎。

醋南五味子　取净南五味子，加醋拌匀，置适宜的容器内，加热蒸至黑色时，取出，干燥。用时捣碎。每 100kg 南五味子，用醋 20kg。

饮片性状

南五味子　同药材。

醋南五味子　本品形如南五味子，表面棕黑色，油润，稍有光泽。微有醋香气。

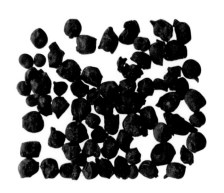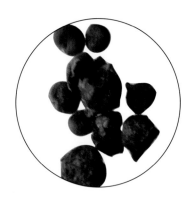

南五味子

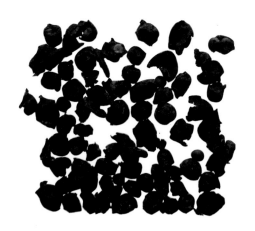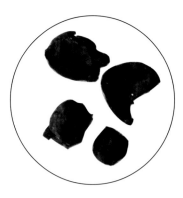

醋南五味子

性味功效

酸、甘，温。收敛固涩，益气生津，补肾宁心。用于久嗽虚喘，梦遗滑精，遗尿尿频，久泻不止，自汗盗汗，津伤口渴，内热消渴，心悸失眠。

用量用法

2~6g。

对比鉴别

参见"五味子"项。

南沙参

Nanshashen
ADENOPHORAE RADIX

本品为桔梗科植物轮叶沙参 *Adenophora tetraphylla* (Thunb.) Fisch. 或沙参 *Adenophora stricta* Miq. 的干燥根。

产　　地

轮叶沙参　主产于贵州、四川、湖北、湖南、河南、江苏、浙江、安徽。以江苏、安徽、浙江为道地产区。

沙参　主产于贵州、四川、湖北、湖南、河南、江苏、浙江、安徽。

采收加工

春、秋二季采挖，除去须根，洗后趁鲜刮去粗皮，洗净，干燥。

药材性状

本品呈圆锥形或圆柱形，略弯曲，长 7~27cm，直径 0.8~3cm。表面黄白色或淡棕黄色，凹陷处常有残留粗皮，上部多有深陷横纹，呈断续的环状，下部有纵纹和纵沟。顶端具 1 或 2 个根茎。体轻，质松泡，易折断，断面不平坦，黄白色，多裂隙。气微，味微甘。

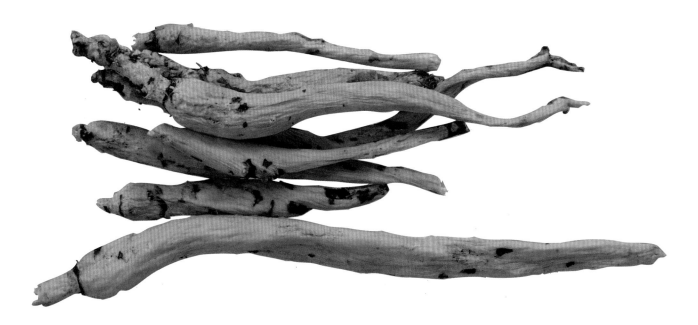

南沙参（轮叶沙参）

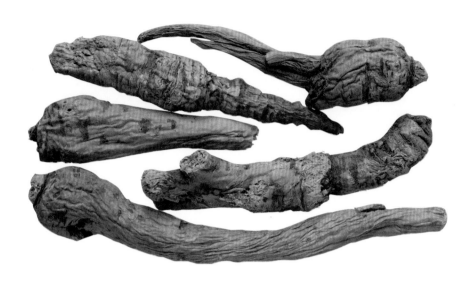

南沙参（沙参）

炮制规范

除去根茎，洗净，润透，切厚片，干燥。

饮片性状

本品呈圆形、类圆形或不规则形厚片。外表皮黄白色或淡棕黄色，切面黄白色，有不规则裂隙。气微，味微甘。

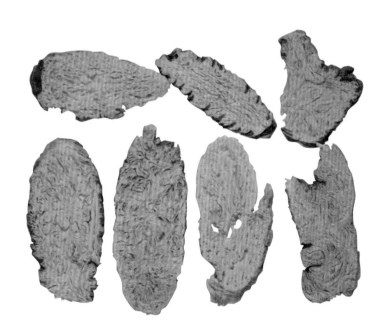

南沙参（轮叶沙参）

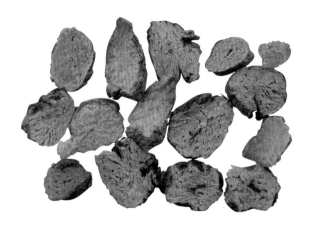

南沙参（沙参）

性味功效

甘，微寒。养阴清肺，益胃生津，化痰，益气。用于肺热燥咳，阴虚劳嗽，干咳痰黏，胃阴不足，食少呕吐，气阴不足，烦热口干。

用量用法

9~15g。不宜与藜芦同用。

对比鉴别

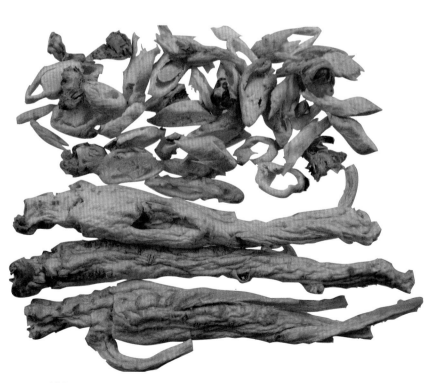

桔梗 *Platycodon grandiflorum* (Jacq.) A. DC. 的根（桔梗）

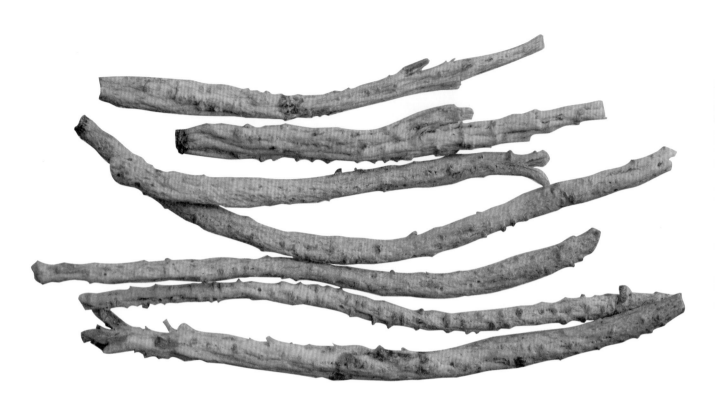

珊瑚菜 *Glehnia littoralis* Fr. Schmidt ex Miq. 的根（北沙参）

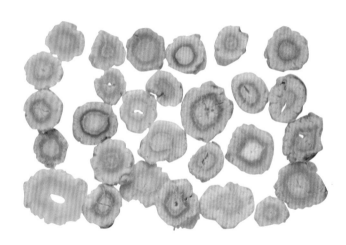

珊瑚菜 *Glehnia littoralis* Fr. Schmidt ex Miq. 的根（北沙参，饮片）

南板蓝根

Nanbanlangen

BAPHICACANTHIS CUSIAE RHIZOMA ET RADIX

本品为爵床科植物马蓝 *Baphicacanthus cusia* (Nees) Bremek. 的干燥根茎和根。

产　地

主产于广东、广西、云南、福建、贵州。

采收加工

夏、秋二季采挖，除去地上茎，洗净，晒干。

药材性状

本品根茎呈类圆形，多弯曲，有分枝，长 10~30cm，直径 0.1~1cm。表面灰棕色，具细纵纹；节膨大，节上长有细根或茎残基；外皮易剥落，呈蓝灰色。质硬而脆，易折断，断面不平坦，皮部蓝灰色，木部灰蓝色至淡黄褐色，中央有髓。根粗细不一，弯曲有分枝，细根细长而柔韧。气微，味淡。

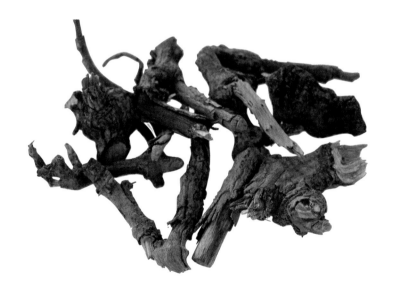

南板蓝根

炮制规范

除去杂质，洗净，润透，切厚片，干燥。

饮片性状

　　本品呈类圆形的厚片。外表皮灰棕色或暗棕色。切面灰蓝色至淡黄褐色，中央有类白色或灰蓝色海绵状的髓。气微，味淡。

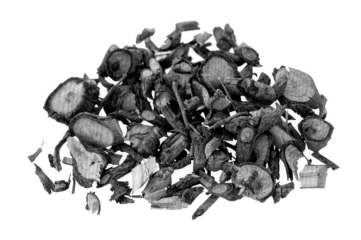

南板蓝根

性味功效

　　苦，寒。清热解毒，凉血消斑。用于温疫时毒，发热咽痛，温毒发斑，丹毒。

用量用法

　　9~15g。

对比鉴别

　　参见"板蓝根"项。

南鹤虱

Nanheshi
CAROTAE FRUCTUS

本品为伞形科植物野胡萝卜 *Daucus carota* L. 的干燥成熟果实。

产　地

主产于江苏淮阴、东台、南通、江都，湖北恩施、黄冈，浙江金华，安徽安庆、六安。

采收加工

秋季果实成熟时割取果枝，晒干，打下果实，除去杂质。

药材性状

　　本品为双悬果，呈椭圆形，多裂为分果，分果长 3~4mm，宽 1.5~2.5mm。表面淡绿棕色或棕黄色，顶端有花柱残基，基部钝圆，背面隆起，具 4 条窄翅状次棱，翅上密生 1 列黄白色钩刺，刺长约 1.5mm，次棱间的凹下处有不明显的主棱，其上散生短柔毛，接合面平坦，有 3 条脉纹，上具柔毛。种仁类白色，有油性。体轻。搓碎时有特异香气，味微辛、苦。

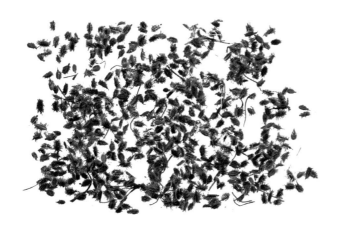 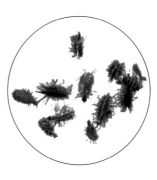

南鹤虱

性味功效

　　苦、辛，平；有小毒。杀虫消积。用于蛔虫病，蛲虫病，绦虫病，虫积腹痛，小儿疳积。

用量用法

3~9g。

对比鉴别

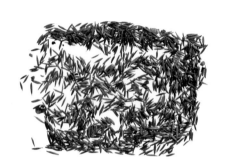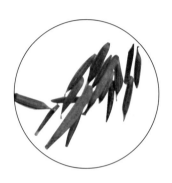

天名精 *Carpesium abrotanoides* L. 的果实（鹤虱）

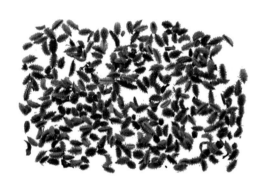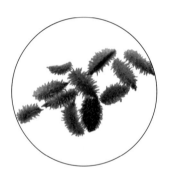

小窃衣 *Torilis japonica* (Houtt.) DC. 的果实

枳 壳

Zhiqiao
AURANTII FRUCTUS

本品为芸香科植物酸橙 *Citrus aurantium* L. 及其栽培变种的干燥未成熟果实。

产　地

主产于湖南沅江，重庆江津、綦江，江西新干、樟树、新余。以江西樟树、湖南沅江、重庆万州为道地产区。

采收加工

7 月果皮尚绿时采收，自中部横切为两半，晒干或低温干燥。

药材性状

本品呈半球形，直径 3~5cm。外果皮棕褐色至褐色，有颗粒状突起，突起的顶端有凹点状油室；有明显的花柱残迹或果梗痕。切面中果皮黄白色，光滑而稍隆起，厚 0.4~1.3cm，边缘散有 1~2 列油室，瓤囊 7~12 瓣，少数至 15 瓣，汁囊干缩呈棕色至棕褐色，内藏种子。质坚硬，不易折断。气清香，味苦、微酸。

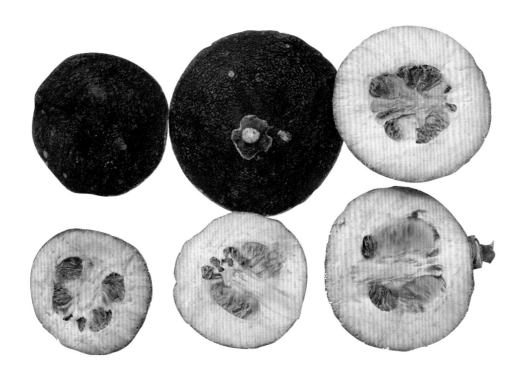

枳壳

炮制规范

枳壳　除去杂质，洗净，润透，切薄片，干燥后筛去碎落的瓤核。

麸炒枳壳　取麸皮，撒在热锅中，加热至冒烟时，加入净枳壳片，迅速翻动，炒至药材表面色变深时，取出，筛去麸皮，放凉。每100kg枳壳，用麸皮10kg。

饮片性状

枳壳　本品呈不规则弧状条形薄片。切面外果皮棕褐色至褐色，中果皮黄白色至黄棕色，近外缘有1~2列点状油室，内侧有的有少量紫褐色瓤囊。

麸炒枳壳　本品形如枳壳片，色较深，偶有焦斑。

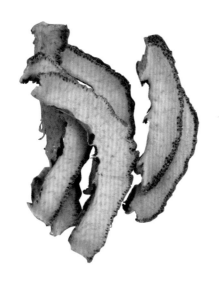
枳壳

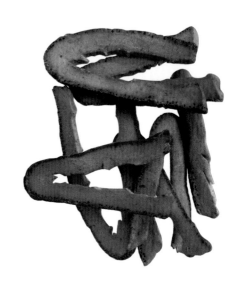
麸炒枳壳

性味功效

苦、辛、酸，微寒。理气宽中，行滞消胀。用于胸胁气滞，胀满疼痛，食积不化，痰饮内停，脏器下垂。

用量用法

3~10g。孕妇慎用。

对比鉴别

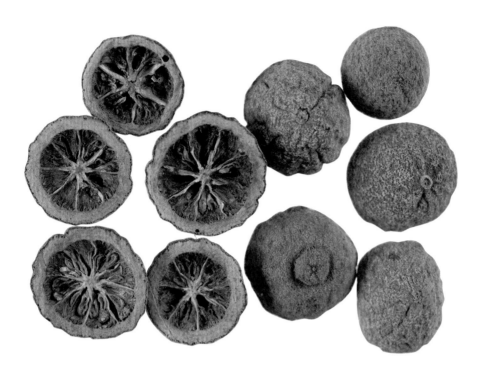

枸橘（枳）*Citrus trifoliata* L. 的未成熟果实

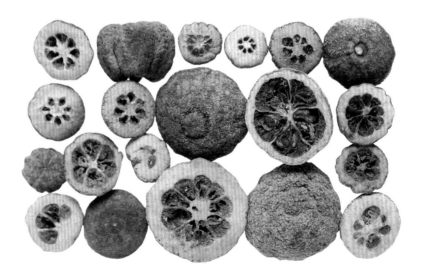

香圆 *Citrus wilsonii* Tanaka 的未成熟果实

枳 实

Zhishi

AURANTII FRUCTUS IMMATURUS

本品为芸香科植物酸橙 *Citrus aurantium* L. 及其栽培变种或甜橙 *Citrus sinensis* Osbeck 的干燥幼果。

产　地

酸橙　主产于湖南沅江，重庆江津、綦江，江西新干、樟树、新余。

甜橙　主产于广东、广西、四川、贵州。

采收加工

5~6 月收集自落的果实，除去杂质，自中部横切为两半，晒干或低温干燥，较小者直接晒干或低温干燥。

药材性状

本品呈半球形，少数为球形，直径 0.5~2.5cm。外果皮黑绿色或棕褐色，具颗粒状突起和皱纹，有明显的花柱残迹或果梗痕。切面中果皮略隆起，厚 0.3~1.2cm，黄白色或黄褐色，边缘有 1~2 列油室，瓤囊棕褐色。质坚硬。气清香，味苦、微酸。

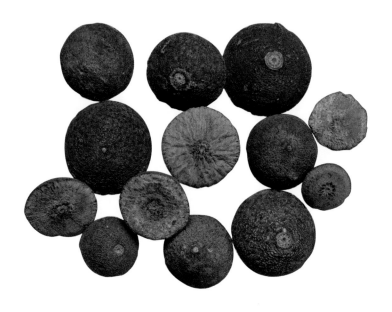

枳实（酸橙）

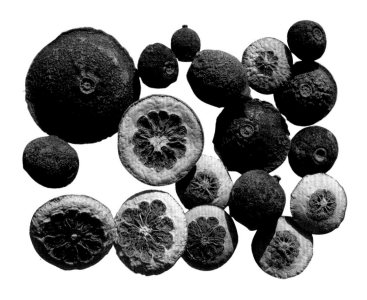

枳实（甜橙）

炮制规范

枳实 除去杂质，洗净，润透，切薄片，干燥。

麸炒枳实 取麸皮，撒在热锅中，加热至冒烟时，加入净枳实片，迅速翻动，炒至药材表面色变深时，取出，筛去麸皮，放凉。每 100kg 枳实，用麸皮 10kg。

饮片性状

枳实 本品呈不规则弧状条形或圆形薄片。切面外果皮黑绿色或棕褐色，中果皮部分黄白色至黄棕色，近外缘有 1~2 列点状油室，条片内侧或圆片中央具棕褐色瓤囊。气清香，味苦、微酸。

麸炒枳实 本品形如枳实片，色较深，有的有焦斑。气焦香，味微苦、微酸。

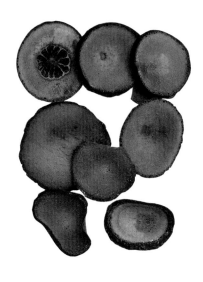

枳实（酸橙）

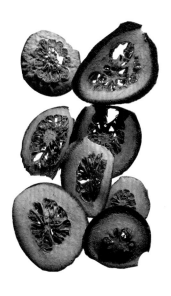

枳实（甜橙）

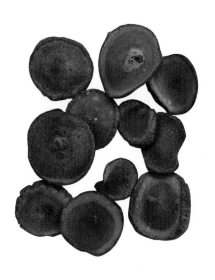

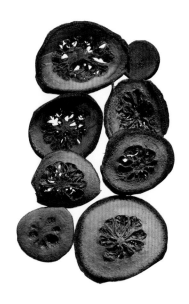

麸炒枳实（酸橙）　　　　　　　　麸炒枳实（甜橙）

性味功效　▶▶

苦、辛、酸，微寒。破气消积，化痰散痞。用于积滞内停，痞满胀痛，泻痢后重，大便不通，痰滞气阻，胸痹，结胸，脏器下垂。

用量用法　▶▶

3~10g。孕妇慎用。

对比鉴别

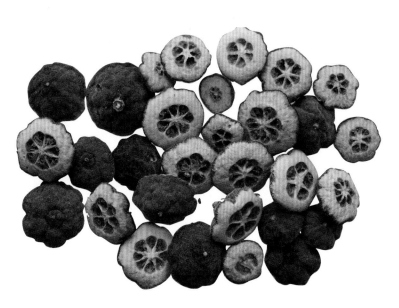

枸橘（枳）Citrus trifoliata L. 的幼果

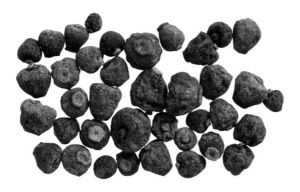

柚 *Citrus grandis* (L.) Osbeck 的幼果

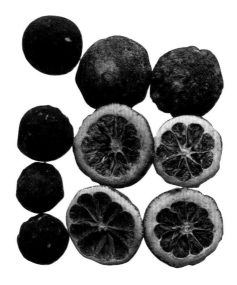

橘 *Citrus reticulata* Blanco 的幼果（青皮）

柏子仁

Baiziren
PLATYCLADI SEMEN

本品为柏科植物侧柏 *Platycladus orientalis* (L.) Franco 的干燥成熟种仁。

产　　地　▷▷

主产于山东济宁、菏泽、泰安、莱芜，河南许昌、信阳、南阳、开封。

采收加工　▷▷

秋、冬二季采收成熟种子，晒干，除去种皮，收集种仁。

药材性状　▷▷

本品呈长卵形或长椭圆形，长 4~7mm，直径 1.5~3mm。表面黄白色或淡黄棕色，外包膜质内种皮，顶端略尖，有深褐色的小点，基部钝圆。质软，富油性。气微香，味淡。

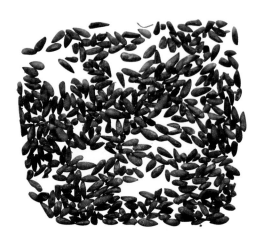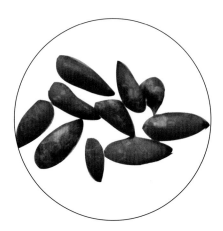

柏子仁

炮制规范　▷▷

柏子仁　除去杂质和残留的种皮。

柏子仁霜　取净柏子仁碾碎如泥状，经微热后，压榨除去大部分油脂后，取残渣研制成符合规定要求的松散粉末。

饮片性状

柏子仁　同药材。

柏子仁霜　本品为均匀、疏松的淡黄色粉末，微湿油性，气微香。

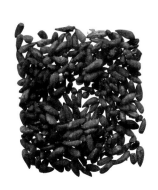 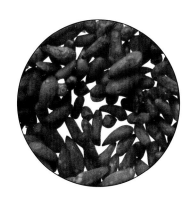

柏子仁

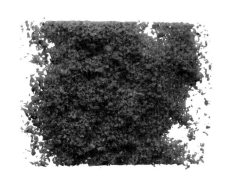 

柏子仁霜

性味功效

甘，平。养心安神，润肠通便，止汗。用于阴血不足，虚烦失眠，心悸怔忡，肠燥便秘，阴虚盗汗。

用量用法

3~10g。

栀 子

Zhizi
GARDENIAE FRUCTUS

本品为茜草科植物栀子 *Gardenia jasminoides* Ellis 的干燥成熟果实。

产　　地　▶▶

主产于湖南湘潭、浏阳、长沙、宁乡、平江，四川宜宾、大竹、万源、渠县，江西永丰、萍乡、新余、樟树。

采收加工　▶▶

9~11 月果实成熟呈红黄色时采收，除去果梗和杂质，蒸至上气或置沸水中略烫，取出，干燥。

药材性状　▶▶

本品呈长卵圆形或椭圆形，长 1.5~3.5cm，直径 1~1.5cm。表面红黄色或棕红色，具 6 条翅状纵棱，棱间常有 1 条明显的纵脉纹，并有分枝。顶端残存萼片，基部稍尖，有残留果梗。果皮薄而脆，略有光泽；内表面色较浅，有光泽，具 2~3 条隆起的假隔膜。种子多数，扁卵圆形，集结成团，深红色或红黄色，表面密具细小疣状突起。气微，味微酸而苦。

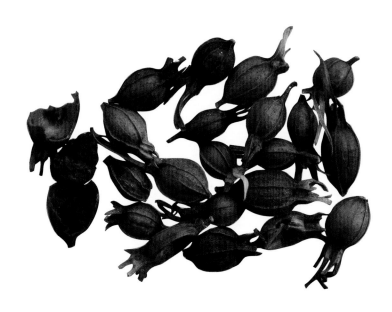

栀子

炮制规范

栀子　除去杂质，碾碎。

炒栀子　取净栀子置热锅中，用文火炒至黄褐色时，取出，放凉。

饮片性状

栀子　本品呈不规则的碎块。果皮表面红黄色或棕红色，有的可见翅状纵棱。种子多数，扁卵圆形，深红色或红黄色。气微，味微酸而苦。

炒栀子　本品形如栀子碎块，黄褐色。

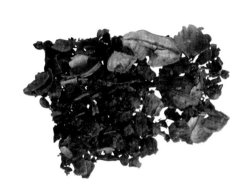

栀子

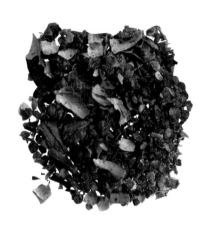

炒栀子

性味功效

苦，寒。泻火除烦，清热利湿，凉血解毒；外用消肿止痛。用于热病心烦，湿热黄疸，淋证涩痛，血热吐衄，目赤肿痛，火毒疮疡；外治扭挫伤痛。

用量用法

6~10g。外用生品适量，研末调敷。

焦栀子

Jiaozhizi
GARDENIAE FRUCTUS PRAEPARATUS

本品为栀子的炮制加工品。

炮制规范

取净栀子，或碾碎，置热锅中，用中火炒至表面焦褐色或焦黑色，果皮内表面和种子表面为黄棕色或棕褐色，取出，放凉。

饮片性状

本品形状同栀子或为不规则的碎块，表面焦褐色或焦黑色。果皮内表面棕色，种子表面为黄棕色或棕褐色。气微，味微酸而苦。

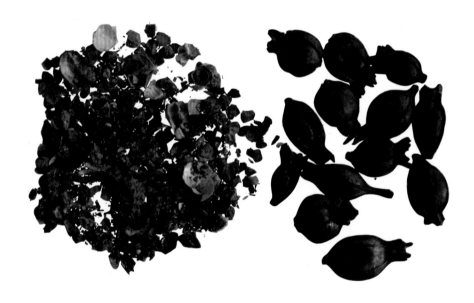

焦栀子

性味功效

苦，寒。凉血止血。用于血热吐血，衄血，尿血，崩漏。

用量用法

6~10g。

枸杞子

Gouqizi
LYCII FRUCTUS

本品为茄科植物宁夏枸杞 *Lycium barbarum* L. 的干燥成熟果实。

产　地

主产于宁夏中宁、中卫、银川芦花台，内蒙古土默特左旗、托克托、土默特右旗、固阳。以宁夏中宁、中卫为道地产区。

采收加工

夏、秋二季果实呈红色时采收，热风烘干，除去果梗，或晾至皮皱后，晒干，除去果梗。

药材性状

本品呈类纺锤形或椭圆形，长6~20mm，直径3~10mm。表面红色或暗红色，顶端有小突起状的花柱痕，基部有白色的果梗痕。果皮柔韧，皱缩；果肉肉质，柔润。种子20~50粒，类肾形，扁而翘，长1.5~1.9mm，宽1~1.7mm，表面浅黄色或棕黄色。气微，味甜。

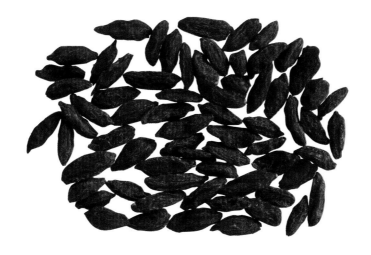

枸杞子

性味功效

甘，平。滋补肝肾，益精明目。用于虚劳精亏，腰膝酸痛，眩晕耳鸣，阳痿遗精，内热消渴，血虚萎黄，目昏不明。

用量用法

6~12g。

对比鉴别

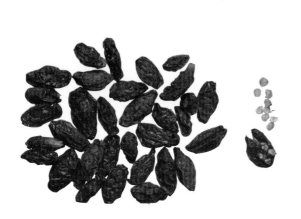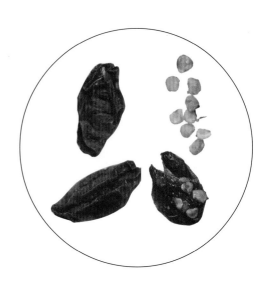

枸杞 *Lycium chinense* Mill. 的成熟果实

枸骨叶

Gouguye
ILICIS CORNUTAE FOLIUM

本品为冬青科植物枸骨 *Ilex cornuta* Lindl. ex Paxt. 的干燥叶。

产　　地

主产于江苏苏州、河南信阳。

采收加工

秋季采收，除去杂质，晒干。

药材性状

本品呈类长方形或矩圆状长方形，偶有长卵圆形，长 3~8cm，宽 1.5~4cm。先端具 3 枚较大的硬刺齿，顶端 1 枚常反曲，基部平截或宽楔形，两侧有时各具刺齿 1~3 枚，边缘稍反卷；长卵圆形叶常无刺齿。上表面黄绿色或绿褐色，有光泽，下表面灰黄色或灰绿色。叶脉羽状，叶柄较短。革质，硬而厚。气微，味微苦。

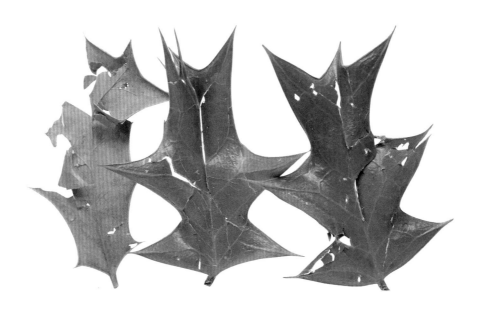

枸骨叶

性味功效

苦，凉。清热养阴，益肾，平肝。用于肺痨咯血，骨蒸潮热，头晕目眩。

用量用法

9~15g。

对比鉴别

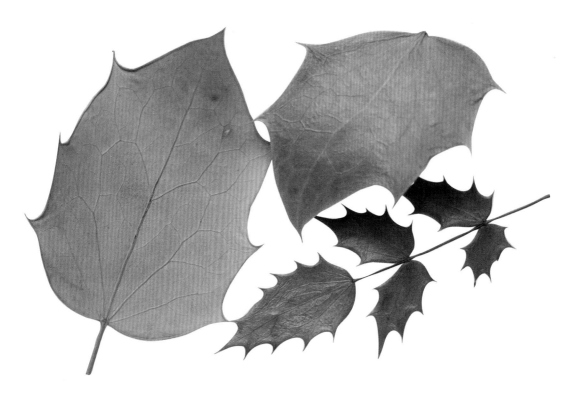

阔叶十大功劳 *Mahonia bealei* (Fort.) Carr. 的叶

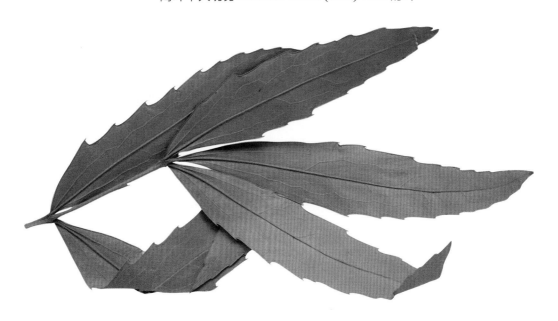

细叶十大功劳 *Mahonia fortunei* (Lindl.) Fedde 的叶

柿 蒂

Shidi

KAKI CALYX

本品为柿树科植物柿 *Diospyros kaki* Thunb. 的干燥宿萼。

产 地

产于全国各地。主产于河南、山东，多自产自销。

采收加工

冬季果实成熟时采摘，食用时收集，洗净，晒干。

药材性状

本品呈扁圆形，直径 1.5~2.5cm。中央较厚，微隆起，有果实脱落后的圆形疤痕，边缘较薄，4 裂，裂片多反卷，易碎；基部有果梗或圆孔状的果梗痕。外表面黄褐色或红棕色，内表面黄棕色，密被细绒毛。质硬而脆。气微，味涩。

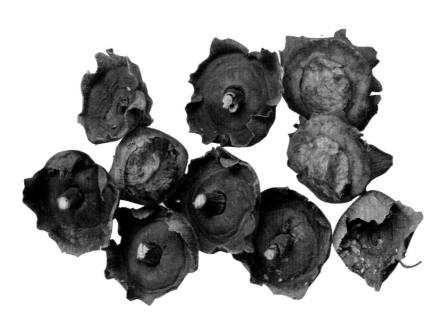

柿蒂

炮制规范

除去杂质，洗净，去柄，干燥或打碎。

性味功效

苦、涩，平。降气止呃。用于呃逆。

用量用法

5~10g。

威灵仙

Weilingxian
CLEMATIDIS RADIX ET RHIZOMA

本品为毛茛科植物威灵仙 *Clematis chinensis* Osbeck、棉团铁线莲 *Clematis hexapetala* Pall. 或东北铁线莲 *Clematis manshurica* Rupr. 的干燥根和根茎。

产　地

威灵仙　主产于江苏、安徽、浙江。

棉团铁线莲　主产于山东、河北、辽宁、黑龙江。

东北铁线莲　主产于辽宁、吉林、黑龙江。

采收加工

秋季采挖，除去泥沙，晒干。

药材性状

威灵仙　本品根茎呈柱状，长 1.5~10cm，直径 0.3~1.5cm；表面淡棕黄色；顶端残留茎基；质较坚韧，断面纤维性；下侧着生多数细根。根呈细长圆柱形，稍弯曲，长 7~15cm，直径 0.1~0.3cm；表面黑褐色，有细纵纹，有的皮部脱落，露出黄白色木部；质硬脆，易折断，断面皮部较广，木部淡黄色，略呈方形，皮部与木部间常有裂隙。气微，味淡。

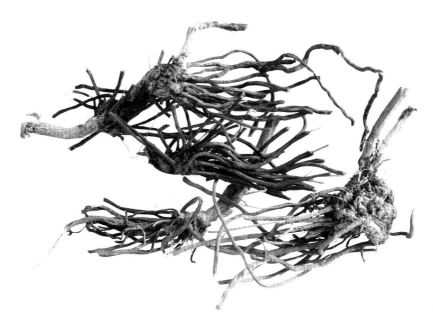

1cm

威灵仙（威灵仙）

棉团铁线莲　本品根茎呈短柱状，长 1~4cm，直径 0.5~1cm。根长 4~20cm，直径 0.1~0.2cm；表面棕褐色至棕黑色；断面木部圆形。味咸。

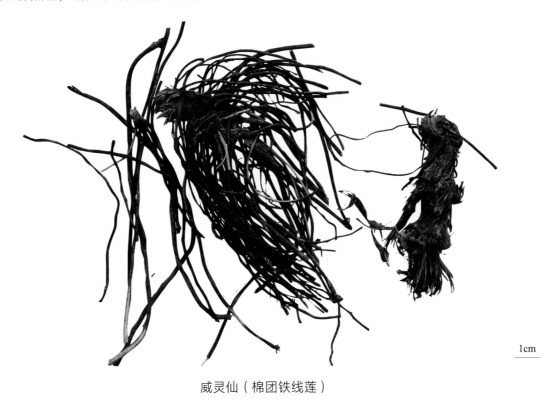

威灵仙（棉团铁线莲）

东北铁线莲　本品根茎呈柱状，长 1~11cm，直径 0.5~2.5cm。根较密集，长 5~23cm，直径 0.1~0.4cm；表面棕黑色；断面木部近圆形。味辛辣。

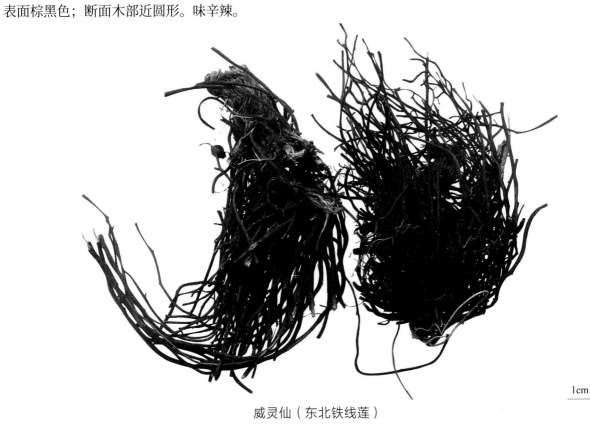

威灵仙（东北铁线莲）

炮制规范

除去杂质，洗净，润透，切段，干燥。

饮片性状

本品呈不规则的段。表面黑褐色、棕褐色或棕黑色，有细纵纹，有的皮部脱落，露出黄白色木部。切面皮部较广，木部淡黄色，略呈方形或近圆形，皮部与木部间常有裂隙。

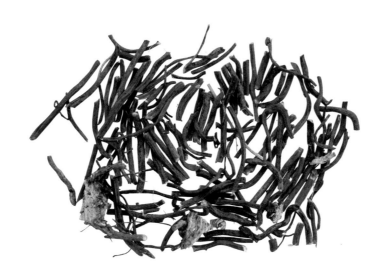

威灵仙（威灵仙）

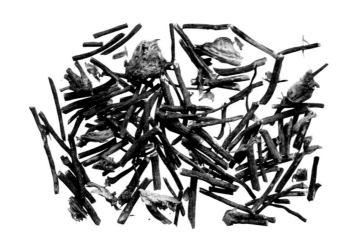

威灵仙（棉团铁线莲）

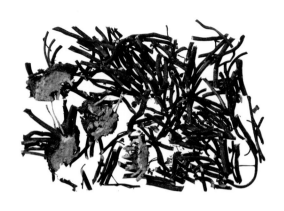

威灵仙（东北铁线莲）

性味功效　▶▶

辛、咸，温。祛风湿，通经络。用于风湿痹痛，肢体麻木，筋脉拘挛，屈伸不利。

用量用法　▶▶

6~10g。

厚 朴

Houpo
MAGNOLIAE OFFICINALIS CORTEX

本品为木兰科植物厚朴 *Magnolia officinalis* Rehd. et Wils. 或凹叶厚朴 *Magnolia officinalis* Rehd. et Wils. var. *biloba* Rehd. et Wils. 的干燥干皮、根皮及枝皮。

产　地

主产于四川广元、荥经，重庆丰都、城口，湖北恩施、宜昌、利川，浙江龙泉、遂昌，福建浦城、松溪，湖南衡阳、郴州。以四川广元、荥经，重庆丰都、城口为道地产区。

采收加工

4~6 月剥取，根皮和枝皮直接阴干；干皮置沸水中微煮后，堆置阴湿处，"发汗"至内表面变紫褐色或棕褐色时，蒸软，取出，卷成筒状，干燥。

药材性状

干皮　本品呈卷筒状或双卷筒状，长 30~35cm，厚 0.2~0.7cm，习称"筒朴"；近根部的干皮一端展开如喇叭口，长 13~25cm，厚 0.3~0.8cm，习称"靴筒朴"。外表面灰棕色或灰褐色，粗糙，有时呈鳞片状，较易剥落，有明显椭圆形皮孔和纵皱纹，刮去粗皮者显黄棕色。内表面紫棕色或深紫褐色，较平滑，具细密纵纹，划之显油痕。质坚硬，不易折断，断面颗粒性，外层灰棕色，内层紫褐色或棕色，有油性，有的可见多数小亮星。气香，味辛辣、微苦。

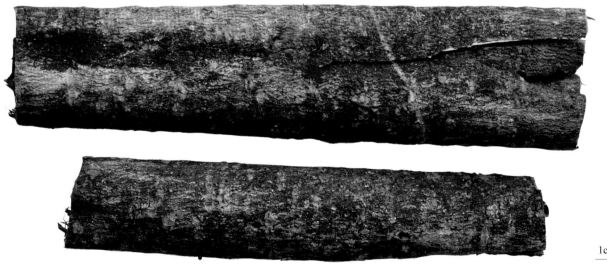

1cm

干皮（厚朴）

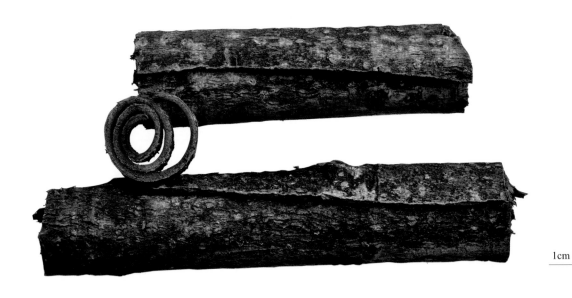

干皮（凹叶厚朴）

根皮（根朴）　本品呈单筒状或不规则块片；有的弯曲似鸡肠，习称"鸡肠朴"。质硬，较易折断，断面纤维性。

枝皮（枝朴）　本品呈单筒状，长 10~20cm，厚 0.1~0.2cm。质脆，易折断，断面纤维性。

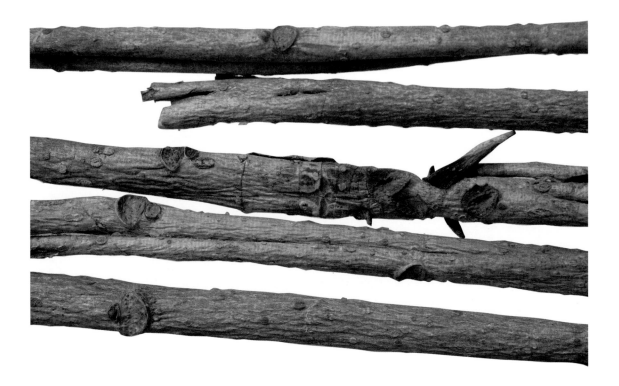

枝皮（凹叶厚朴）

炮制规范

厚朴　刮去粗皮，洗净，润透，切丝，干燥。

姜厚朴　先将生姜洗净，捣烂，加水适量，压榨取汁，姜渣再加水适量重复压榨一次，合并汁液，即为"姜汁"。如用干姜，捣碎后加水煎煮二次，合并煎液，滤过，取滤液。取净厚朴丝，加姜汁拌匀，置锅内，用文火炒干，取出，晾干。每 100kg 厚朴，用生姜 10kg 或干姜 3kg。

饮片性状

厚朴　本品呈弯曲的丝条状或单、双卷筒状。外表面灰褐色，有时可见椭圆形皮孔或纵皱纹。内表面紫棕色或深紫褐色，较平滑，具细密纵纹，划之显油痕。切面颗粒性，有油性，有的可见小亮星。气香，味辛辣、微苦。

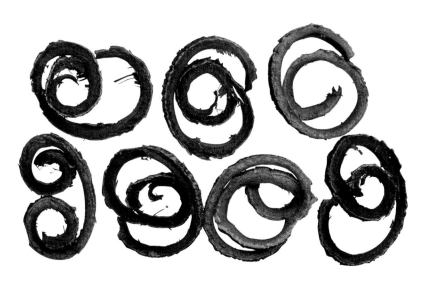

厚朴（厚朴）

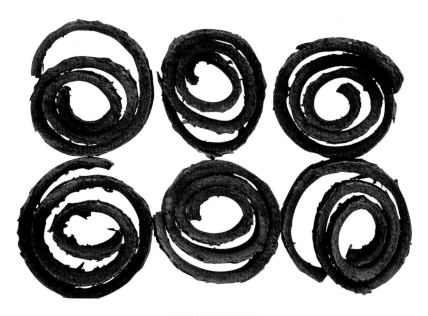

厚朴（凹叶厚朴）

姜厚朴　本品形如厚朴丝，表面灰褐色，偶见焦斑。略有姜辣气。

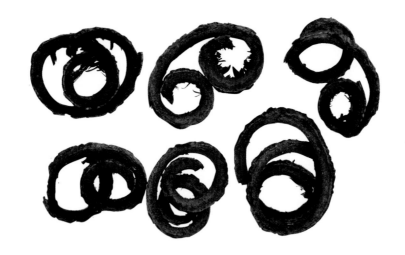

姜厚朴（厚朴）

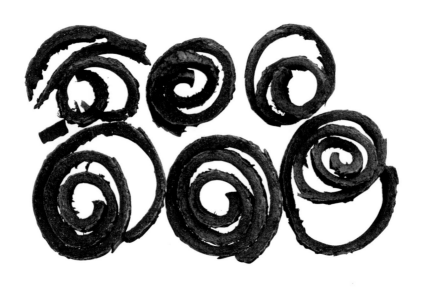

姜厚朴（凹叶厚朴）

性味功效　

苦、辛，温。燥湿消痰，下气除满。用于湿滞伤中，脘痞吐泻，食积气滞，腹胀便秘，痰饮喘咳。

用量用法

3~10g。

厚朴花

Houpohua
MAGNOLIAE OFFICINALIS FLOS

本品为木兰科植物厚朴 *Magnolia officinalis* Rehd. et Wils. 或凹叶厚朴 *Magnolia officinalis* Rehd. et Wils. var. *biloba* Rehd. et Wils. 的干燥花蕾。

产　地

主产于四川广元、荥经，重庆丰都、城口，湖北恩施、宜昌、利川，浙江龙泉、遂昌，福建浦城、松溪，湖南衡阳、郴州。

采收加工

春季花未开放时采摘，稍蒸后，晒干或低温干燥。

药材性状

本品呈长圆锥形，长 4~7cm，基部直径 1.5~2.5cm。红棕色至棕褐色。花被多为 12 片，肉质，外层的呈长方倒卵形，内层的呈匙形。雄蕊多数，花药条形，淡黄棕色，花丝宽而短。心皮多数，分离，螺旋状排列于圆锥形的花托上。花梗长 0.5~2cm，密被灰黄色绒毛，偶无毛。质脆，易破碎。气香，味淡。

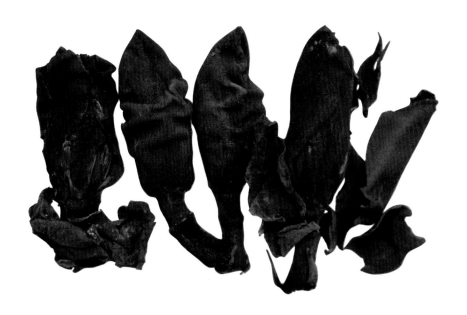

厚朴花（厚朴）

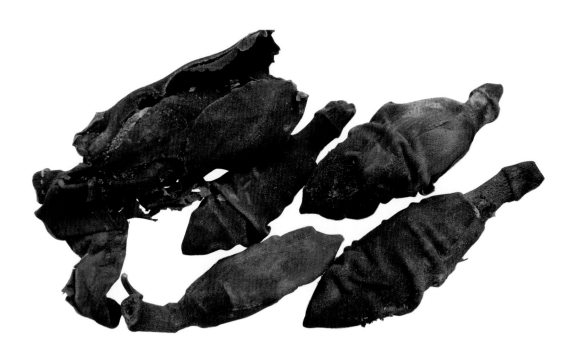

厚朴花（凹叶厚朴）

性味功效

苦，微温。芳香化湿，理气宽中。用于脾胃湿阻气滞，胸脘痞闷胀满，纳谷不香。

用量用法

3~9g。

砂 仁

Sharen
AMOMI FRUCTUS

本品为姜科植物阳春砂 *Amomum villosum* Lour.、绿壳砂 *Amomum villosum* Lour. var. *xanthioides* T. L. Wu et Senjen 或海南砂 *Amomum longiligulare* T. L. Wu 的干燥成熟果实。

产 地

阳春砂　主产于广东阳春，云南景洪、勐腊、勐海、思茅、德宏、文山。以广东阳春为道地产区。

绿壳砂　主产于云南景洪、勐腊、勐海、耿马、沧源、富宁。

海南砂　主产于海南和广东湛江。

采收加工

夏、秋二季果实成熟时采收，晒干或低温干燥。

药材性状

阳春砂、绿壳砂　本品呈椭圆形或卵圆形，有不明显的三棱，长 1.5~2cm，直径 1~1.5cm。表面棕褐色，密生刺状突起，顶端有花被残基，基部常有果梗。果皮薄而软。种子集结成团，具三钝棱，中有白色隔膜，将种子团分成 3 瓣，每瓣有种子 5~26 粒。种子为不规则多面体，直径 2~3mm；表面棕红色或暗褐色，有细皱纹，外被淡棕色膜质假种皮；质硬，胚乳灰白色。气芳香而浓烈，味辛凉、微苦。

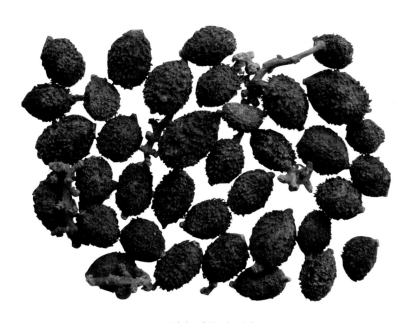

砂仁（阳春砂）

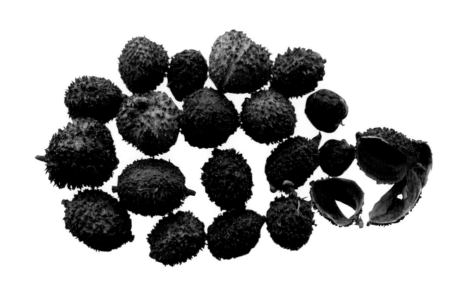

砂仁（绿壳砂）

　　海南砂　本品呈长椭圆形或卵圆形，有明显的三棱，长 1.5~2cm，直径 0.8~1.2cm。表面被片状、分枝的软刺，基部具果梗痕。果皮厚而硬。种子团较小，每瓣有种子 3~24 粒；种子直径 1.5~2mm。气味稍淡。

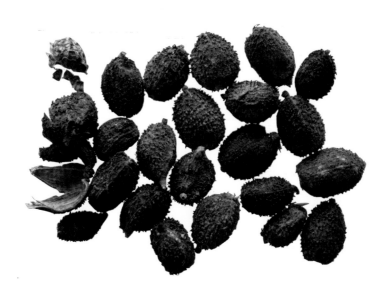

砂仁（海南砂）

炮制规范

　　除去杂质。用时捣碎。

性味功效

　　辛，温。化湿开胃，温脾止泻，理气安胎。用于湿浊中阻，脘痞不饥，脾胃虚寒，呕吐泄泻，妊娠恶阻，胎动不安。

用量用法

3~6g，后下。

对比鉴别

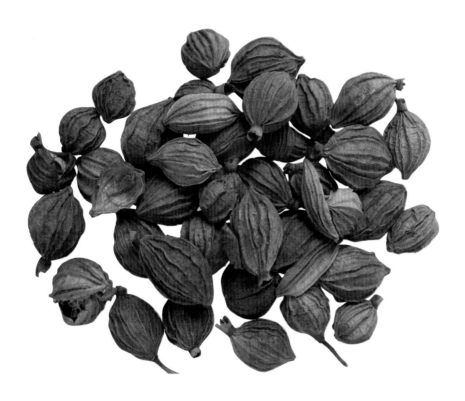

艳山姜 *Alpinia zerumbet* (Pers.) Burtt. et Smith 的成熟果实

牵牛子

Qianniuzi
PHARBITIDIS SEMEN

本品为旋花科植物裂叶牵牛 *Pharbitis nil* (L.) Choisy 或圆叶牵牛 *Pharbitis purpurea* (L.) Voigt 的干燥成熟种子。

产　地　▶▶

产于全国各地，自产自销。

采收加工　▶▶

秋末果实成熟、果壳未开裂时采割植株，晒干，打下种子，除去杂质。

药材性状　▶▶

本品似橘瓣状，长 4~8mm，宽 3~5mm。表面灰黑色或淡黄白色，背面有一条浅纵沟，腹面棱线的下端有一点状种脐，微凹。质硬，横切面可见淡黄色或黄绿色皱缩折叠的子叶，微显油性。气微，味辛、苦，有麻感。

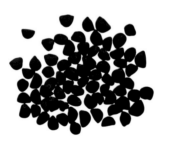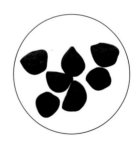

牵牛子（裂叶牵牛）

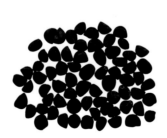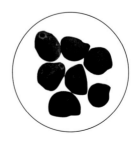

牵牛子（圆叶牵牛）

炮制规范

牵牛子　除去杂质。用时捣碎。

炒牵牛子　取净牵牛子置热锅中，用文火炒至稍鼓起时，取出，放凉。用时捣碎。

饮片性状

牵牛子　同药材。

炒牵牛子　本品形如牵牛子，表面黑褐色或黄棕色，稍鼓起。微具香气。

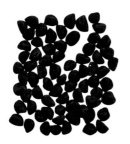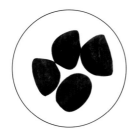

牵牛子（裂叶牵牛）

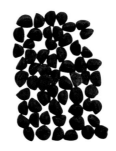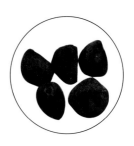

牵牛子（圆叶牵牛）

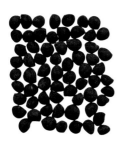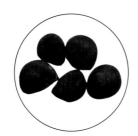

炒牵牛子（裂叶牵牛）

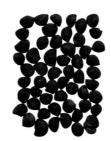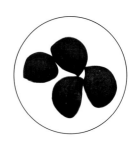

炒牵牛子（圆叶牵牛）

性味功效

苦，寒；有毒。泻水通便，消痰涤饮，杀虫攻积。用于水肿胀满，二便不通，痰饮积聚，气逆喘咳，虫积腹痛。

用量用法

3~6g。入丸散服，每次 1.5~3g。孕妇禁用；不宜与巴豆、巴豆霜同用。

鸦胆子

Yadanzi
BRUCEAE FRUCTUS

本品为苦木科植物鸦胆子 *Brucea javanica* (L.) Merr. 的干燥成熟果实。

产　　地　▷▷

　　主产于广东、广西、海南。以广东博罗、雷州、茂名、龙川，广西合浦、钦州、横州、博白为道地产区。

采收加工　▷▷

　　秋季果实成熟时采收，除去杂质，晒干。

药材性状　▷▷

　　本品呈卵形，长 6~10mm，直径 4~7mm。表面黑色或棕色，有隆起的网状皱纹，网眼呈不规则的多角形，两侧有明显的棱线，顶端渐尖，基部有凹陷的果梗痕。果壳质硬而脆，种子卵形，长 5~6mm，直径 3~5mm，表面类白色或黄白色，具网纹；种皮薄，子叶乳白色，富油性。气微，味极苦。

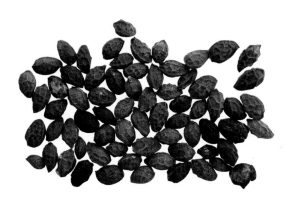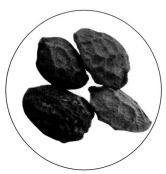

鸦胆子

炮制规范　▷▷

　　除去果壳及杂质。

饮片性状

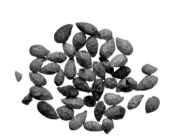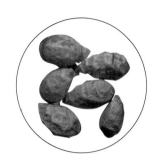

鸦胆子

性味功效

苦，寒；有小毒。清热解毒，截疟，止痢；外用腐蚀赘疣。用于痢疾，疟疾；外治赘疣，鸡眼。

用量用法

0.5~2g，用龙眼肉包裹或装入胶囊吞服。外用适量。

韭菜子

Jiucaizi
ALLII TUBEROSI SEMEN

本品为百合科植物韭菜 *Allium tuberosum* Rottl. ex Spreng. 的干燥成熟种子。

产　地

产于全国各地。主产于河南、山西、吉林、河南、山东、安徽等地。

采收加工

秋季果实成熟时采收果序，晒干，搓出种子，除去杂质。

药材性状

本品呈半圆形或半卵圆形，略扁，长 2~4mm，宽 1.5~3mm。表面黑色，一面突起，粗糙，有细密的网状皱纹，另一面微凹，皱纹不甚明显。顶端钝，基部稍尖，有点状突起的种脐。质硬。气特异，味微辛。

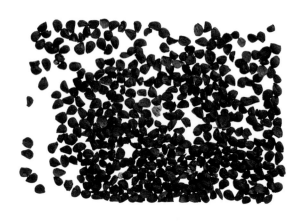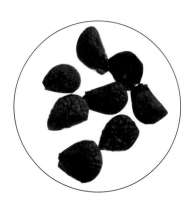

韭菜子

炮制规范

韭菜子　除去杂质。

盐韭菜子　取净韭菜子，加盐水拌匀，闷透，置锅内以文火加热，炒干，取出，放凉。每100kg韭菜子，用食盐2kg。

饮片性状

盐韭菜子 本品形如韭菜子。气特异而微香，味微咸、微辛。

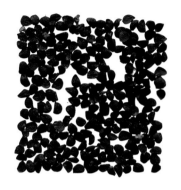 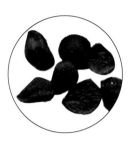

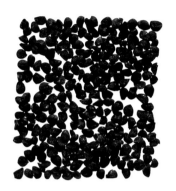 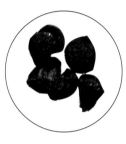

韭菜子　　　　　　　　　　　　　　　盐韭菜子

性味功效

辛、甘，温。温补肝肾，壮阳固精。用于肝肾亏虚，腰膝酸痛，阳痿遗精，遗尿尿频，白浊带下。

用量用法

3~9g。

对比鉴别

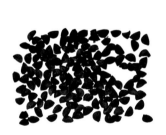 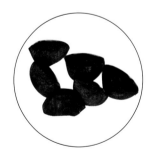

葱 *Allium fistulosum* L. 的成熟种子

骨碎补

Gusuibu
DRYNARIAE RHIZOMA

本品为水龙骨科植物槲蕨 *Drynaria fortunei* (Kunze) J. Sm. 的干燥根茎。

产　　地

主产于湖南、浙江、广西、江西。

采收加工

全年均可采挖，除去泥沙，干燥，或再燎去茸毛（鳞片）。

药材性状

本品呈扁平长条状，多弯曲，有分枝，长 5~15cm，宽 1~1.5cm，厚 0.2~0.5cm。表面密被深棕色至暗棕色的小鳞片，柔软如毛，经火燎者呈棕褐色或暗褐色，两侧及上表面均具突起或凹下的圆形叶痕，少数有叶柄残基和须根残留。体轻，质脆，易折断，断面红棕色，维管束呈黄色点状，排列成环。气微，味淡、微涩。

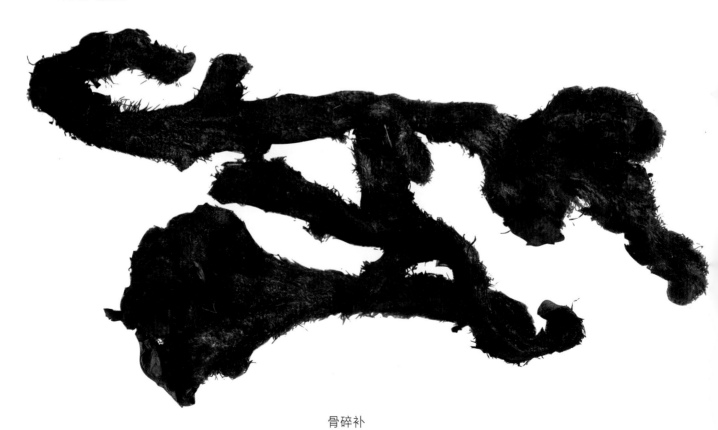

骨碎补

炮制规范

骨碎补　除去杂质，洗净，润透，切厚片，干燥。

烫骨碎补　取河砂置锅内，用武火炒热后，加入净骨碎补或片，不断翻动，烫至鼓起，撞去毛。

饮片性状

骨碎补　本品呈不规则厚片。表面深棕色至棕褐色，常残留细小棕色的鳞片，有的可见圆形的叶痕。切面红棕色，黄色的维管束点状排列成环。气微，味淡、微涩。

烫骨碎补　本品形如骨碎补或片，表面黄棕色至深棕色。体膨大鼓起，质轻、酥松。

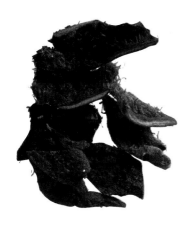

骨碎补

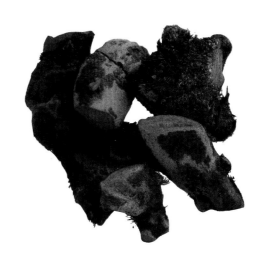

烫骨碎补

性味功效

苦，温。疗伤止痛，补肾强骨；外用消风祛斑。用于跌扑闪挫，筋骨折伤，肾虚腰痛，筋骨痿软，耳鸣耳聋，牙齿松动；外治斑秃，白癜风。

用量用法

3~9g。

对比鉴别

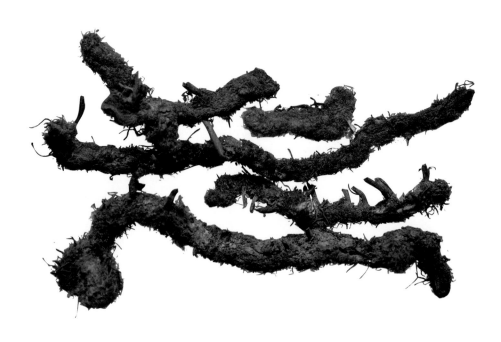

中华槲蕨（秦岭槲蕨）*Drynaria baronii* Diels 的根茎

钩　藤

Gouteng
UNCARIAE RAMULUS CUM UNCIS

本品为茜草科植物钩藤 *Uncaria rhynchophylla* (Miq.) Miq. ex Havil.、大叶钩藤 *Uncaria macrophylla* Wall.、毛钩藤 *Uncaria hirsuta* Havil.、华钩藤 *Uncaria sinensis* (Oliv.) Havil. 或无柄果钩藤 *Uncaria sessilifructus* Roxb. 的干燥带钩茎枝。

产　地

钩藤　主产于广西、四川、江西、湖北、湖南、贵州。

大叶钩藤　主产于广西、云南。

毛钩藤　主产于广西。

华钩藤　主产于湖北、四川、广西。

无柄果钩藤　主产于广西、云南。

采收加工

秋、冬二季采收，去叶，切段，晒干。

药材性状

本品茎枝呈圆柱形或类方柱形，长 2~3cm，直径 0.2~0.5cm。表面红棕色至紫红色者具细纵纹，光滑无毛；黄绿色至灰褐色者有的可见白色点状皮孔，被黄褐色柔毛。多数枝节上对生两个向下弯曲的钩（不育花序梗），或仅一侧有钩，另一侧为突起的疤痕；钩略扁或稍圆，先端细尖，基部较阔；钩基部的枝上可见叶柄脱落后的窝点状痕迹和环状的托叶痕。质坚韧，断面黄棕色，皮部纤维性，髓部黄白色或中空。气微，味淡。

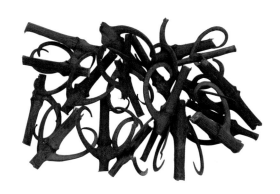

钩藤（钩藤）

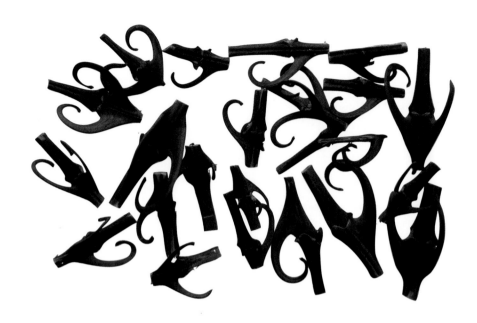

钩藤（大叶钩藤）

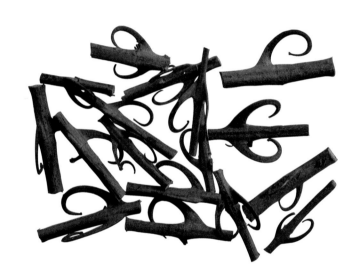

钩藤（毛钩藤）

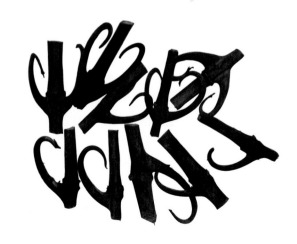

钩藤（华钩藤）

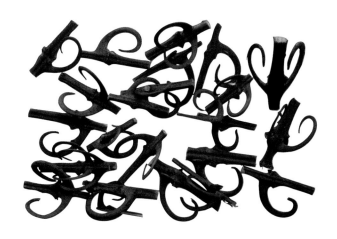

钩藤（无柄果钩藤）

性味功效

甘，凉。息风定惊，清热平肝。用于肝风内动，惊痫抽搐，高热惊厥，感冒夹惊，小儿惊啼，妊娠子痫，头痛眩晕。

用量用法

3~12g，后下。

香加皮

Xiangjiapi

PERIPLOCAE CORTEX

本品为萝藦科植物杠柳 *Periploca sepium* Bge. 的干燥根皮。

产　地　▶▶

主产于河北、山东、山西、陕西、甘肃等地。

采收加工　▶▶

春、秋二季采挖，剥取根皮，晒干。

药材性状　▶▶

本品呈卷筒状或槽状，少数呈不规则的块片状，长 3~10cm，直径 1~2cm，厚 0.2~0.4cm。外表面灰棕色或黄棕色，栓皮松软常呈鳞片状，易剥落。内表面淡黄色或淡黄棕色，较平滑，有细纵纹。体轻，质脆，易折断，断面不整齐，黄白色。有特异香气，味苦。

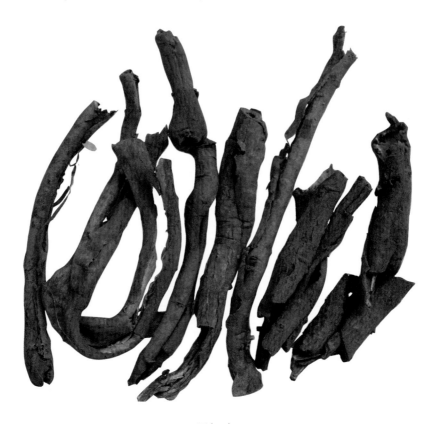

香加皮

炮制规范

除去杂质，洗净，润透，切厚片，干燥。

饮片性状

本品呈不规则的厚片。外表面灰棕色或黄棕色，栓皮常呈鳞片状。内表面淡黄色或淡黄棕色，有细纵纹。切面黄白色。有特异香气，味苦。

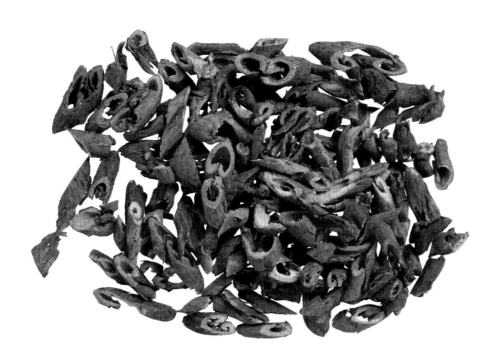

香加皮

性味功效

辛、苦，温；有毒。利水消肿，祛风湿，强筋骨。用于下肢浮肿，心悸气短，风寒湿痹，腰膝酸软。

用量用法

3~6g。不宜过量服用。

对比鉴别

参见"五加皮"项。

香 附

Xiangfu
CYPERI RHIZOMA

本品为莎草科植物莎草 *Cyperus rotundus* L. 的干燥根茎。

产　　地 ▶▶

主产于山东、河南。以山东泰安、日照、临沂，河南嵩县、伊川、洛宁、汝阳为道地产区。

采收加工 ▶▶

秋季采挖，燎去毛须，置沸水中略煮或蒸透后晒干，或燎后直接晒干。

药材性状 ▶▶

本品多呈纺锤形，有的略弯曲，长 2~3.5cm，直径 0.5~1cm。表面棕褐色或黑褐色，有纵皱纹，并有 6~10 个略隆起的环节，节上有未除净的棕色毛须和须根断痕；去净毛须者较光滑，环节不明显。质硬，经蒸煮者断面黄棕色或红棕色，角质样；生晒者断面色白而显粉性，内皮层环纹明显，中柱色较深，点状维管束散在。气香，味微苦。

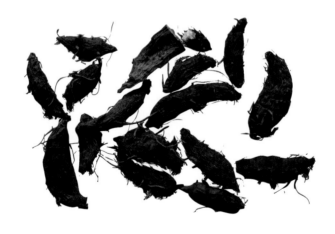

香附

炮制规范 ▶▶

香附　除去毛须及杂质，切厚片或碾碎。

醋香附　取净香附粒（片），加醋拌匀，闷透，置锅内，炒干，取出，放凉。每 100kg 香附，用醋 20kg。

饮片性状

香附　本品为不规则的厚片或颗粒状。外表皮棕褐色或黑褐色，有时可见环节。切面色白或黄棕色，质硬，内皮层环纹明显。气香，味微苦。

醋香附　本品形如香附片（粒），表面黑褐色。微有醋香气，味微苦。

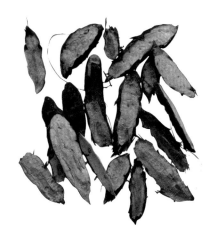

香附

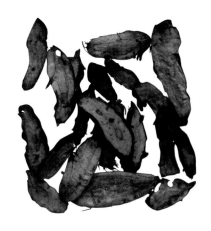

醋香附

性味功效

辛、微苦、微甘，平。疏肝解郁，理气宽中，调经止痛。用于肝郁气滞，胸胁胀痛，疝气疼痛，乳房胀痛，脾胃气滞，脘腹痞闷，胀满疼痛，月经不调，经闭痛经。

用量用法

6~10g。

香橼

Xiangyuan
CITRI FRUCTUS

本品为芸香科植物枸橼 *Citrus medica* L. 或香圆 *Citrus wilsonii* Tanaka 的干燥成熟果实。

产　　地

枸橼　主产于云南玉溪、思茅、丽江，广西柳州，重庆綦江。
香圆　主产于浙江嵊州、慈溪、衢州，江苏苏州、南通、常州、泰州。

采收加工

秋季果实成熟时采收，趁鲜切片，晒干或低温干燥。香圆亦可整个或对剖两半后，晒干或低温干燥。

药材性状

枸橼　本品呈圆形或长圆形片，直径 4~10cm，厚 0.2~0.5cm。横切片外果皮黄色或黄绿色，边缘呈波状，散有凹入的油点；中果皮厚 1~3cm，黄白色或淡棕黄色，有不规则的网状突起的维管束；瓤囊 10~17 室。纵切片中心柱较粗壮。质柔韧。气清香，味微甜而苦辛。

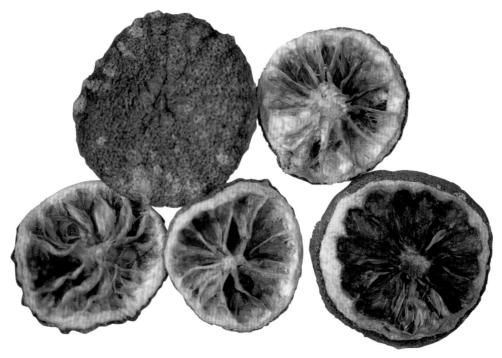

1cm

香橼（枸橼）

香圆　本品呈类球形、半球形或圆片，直径 4~7cm。表面黑绿色或黄棕色，密被凹陷的小油点及网状隆起的粗皱纹，顶端有花柱残痕及隆起的环圈，基部有果梗残基。质坚硬。剖面或横切薄片，边缘油点明显；中果皮厚约 0.5cm；瓤囊 9~11 室，棕色或淡红棕色，间或有黄白色种子。气香，味酸而苦。

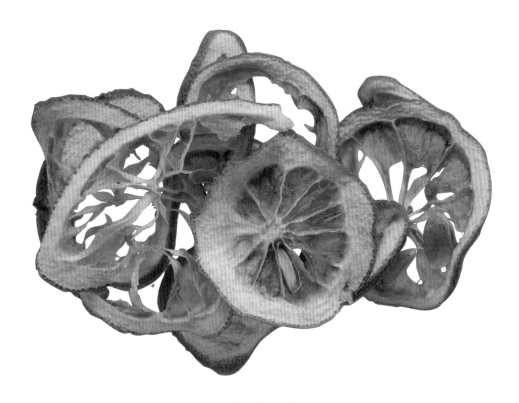

香橼（香圆）

炮制规范

未切片者，打成小块；切片者润透，切丝，晾干。

饮片性状

枸橼　本品呈不规则块状或丝条状，厚 0.2~0.5cm。外果皮黄色或黄绿色，边缘呈波状，散有凹入的油点；中果皮黄白色或淡棕黄色，有不规则的网状突起的维管束；瓤囊偶见。质柔韧。气清香，味微甜而苦辛。

香圆　本品呈不规则块状或丝条状。表面黑绿色或黄棕色，密被凹陷的小油点及网状隆起的粗皱纹，质坚硬。边缘油点明显；瓤囊棕色或淡红棕色，间或有黄白色种子。气香，味酸而苦。

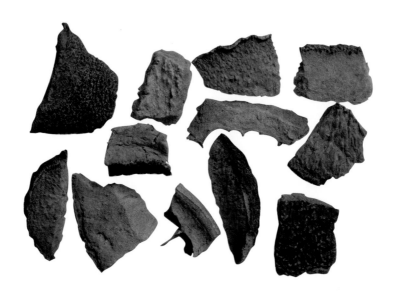

香橼（枸橼）

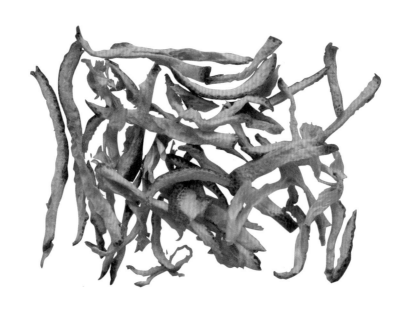

香橼（香圆）

性味功效 ▶▶

辛、苦、酸，温。疏肝理气，宽中，化痰。用于肝胃气滞，胸胁胀痛，脘腹痞满，呕吐噫气，痰多咳嗽。

用量用法 ▶▶

3~10g。

香薷

Xiangru
MOSLAE HERBA

本品为唇形科植物石香薷 *Mosla chinensis* Maxim. 或江香薷 *Mosla chinensis* 'Jiangxiangru' 的干燥地上部分。前者习称"青香薷"，后者习称"江香薷"。

产　地

石香薷（青香薷）　主产于江西九江、南昌，广西全州、梧州、桂林，广东广州，湖南，湖北等地。
江香薷　主产于江西分宜、景德镇、宜春、铜鼓、贵溪、于都。

采收加工

夏季茎叶茂盛、花盛时择晴天采割，除去杂质，阴干。

药材性状

青香薷　本品长 30~50cm，基部紫红色，上部黄绿色或淡黄色，全体密被白色茸毛。茎方柱形，基部类圆形，直径 1~2mm，节明显，节间长 4~7cm；质脆，易折断。叶对生，多皱缩或脱落，叶片展平后呈长卵形或披针形，暗绿色或黄绿色，边缘有 3~5 疏浅锯齿。穗状花序顶生及腋生，苞片圆卵形或圆倒卵形，脱落或残存；花萼宿存，钟状，淡紫红色或灰绿色，先端 5 裂，密被茸毛。小坚果 4，直径 0.7~1.1mm，近圆球形，具网纹。气清香而浓，味微辛而凉。

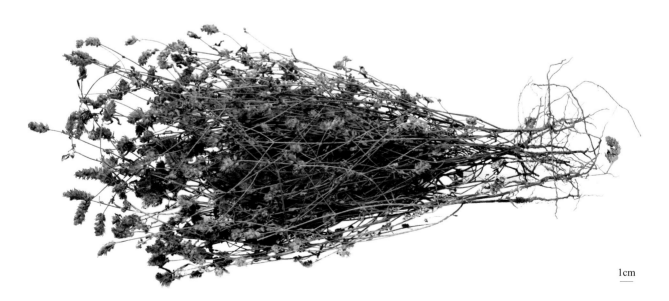

1cm

青香薷

江香薷　本品长 55~66cm。表面黄绿色，质较柔软。边缘有 5~9 疏浅锯齿。果实直径 0.9~1.4mm，表面具疏网纹。

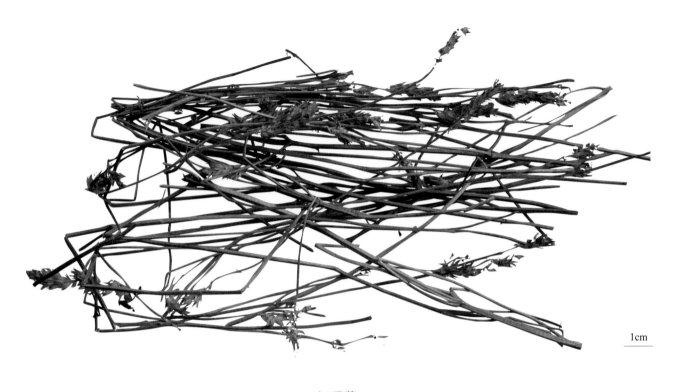

江香薷

炮制规范

除去残根和杂质，切段。

饮片性状

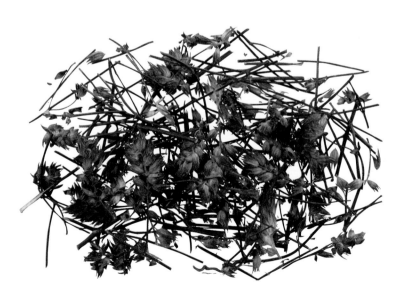

青香薷

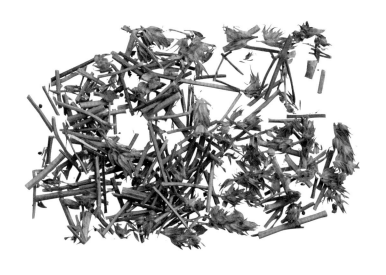

江香薷

性味功效

辛，微温。发汗解表，化湿和中。用于暑湿感冒，恶寒发热，头痛无汗，腹痛吐泻，水肿，小便不利。

用量用法

3~10g。

对比鉴别

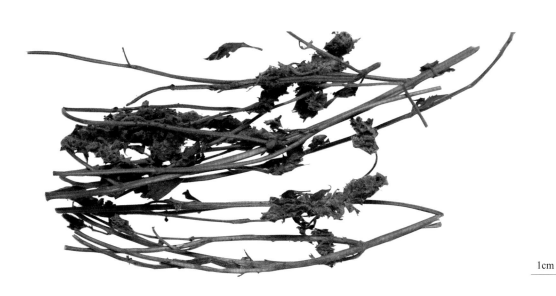

1cm

海州香薷 *Elsholtzia splendens* Nakai ex F. Maekawa 的地上部分

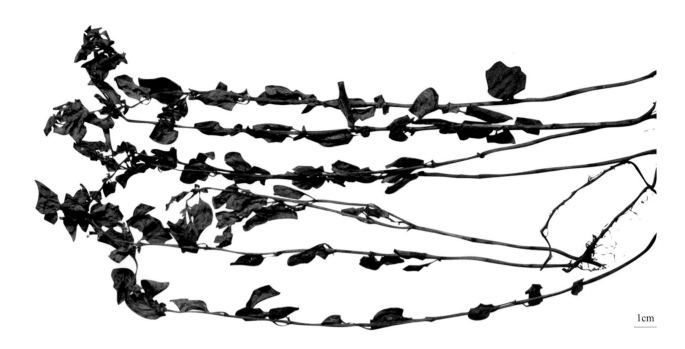

1cm

牛至 *Origanum vulgare* L. 的地上部分

重楼

Chonglou
PARIDIS RHIZOMA

本品为百合科植物云南重楼 *Paris polyphylla* Smith var. *yunnanensis* (Franch.) Hand.-Mazz. 或七叶一枝花 *Paris polyphylla* Smith var. *chinensis* (Franch.) Hara 的干燥根茎。

产　地

主产于云南、四川、广西、贵州。

采收加工

秋季采挖，除去须根，洗净，晒干。

药材性状

本品呈结节状扁圆柱形，略弯曲，长 5~12cm，直径 1.0~4.5cm。表面黄棕色或灰棕色，外皮脱落处呈白色；密具层状突起的粗环纹，一面结节明显，结节上具椭圆形凹陷茎痕，另一面有疏生的须根或疣状须根痕。顶端具鳞叶和茎的残基。质坚实，断面平坦，白色至浅棕色，粉性或角质。气微，味微苦、麻。

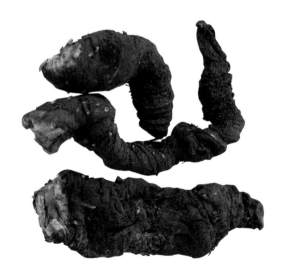
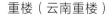

重楼（云南重楼）

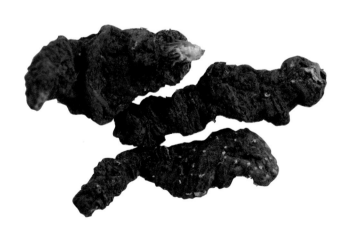

重楼（七叶一枝花）

炮制规范

除去杂质，洗净，润透，切片，晒干。

饮片性状

　　本品为近圆形、椭圆形或不规则片状。表面白色、黄白色或浅棕色，周边表皮黄棕色或棕褐色，粉性或角质。气微，味微苦、麻。

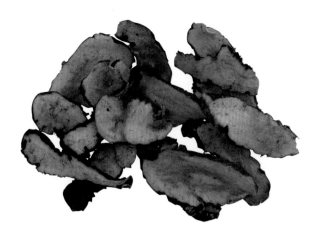

重楼（云南重楼）

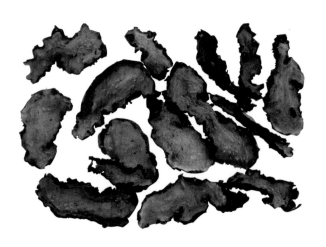

重楼（七叶一枝花）

性味功效

　　苦，微寒；有小毒。清热解毒，消肿止痛，凉肝定惊。用于疔疮痈肿，咽喉肿痛，蛇虫咬伤，跌扑伤痛，惊风抽搐。

用量用法

　　3~9g。外用适量，研末调敷。

禹州漏芦

Yuzhouloulu
ECHINOPSIS RADIX

本品为菊科植物驴欺口 *Echinops latifolius* Tausch. 或华东蓝刺头 *Echinops grijsii* Hance 的干燥根。

产　地

蓝刺头　主产于江西、河南、山东、内蒙古等地。
华东蓝刺头　主产于河南禹州，江苏南京、镇江。

采收加工

春、秋二季采挖，除去须根和泥沙，晒干。

药材性状

本品呈类圆柱形，稍扭曲，长 10~25cm，直径 0.5~1.5cm。表面灰黄色或灰褐色，具纵皱纹，顶端有纤维状棕色硬毛。质硬，不易折断，断面皮部褐色，木部呈黄黑相间的放射状纹理。气微，味微涩。

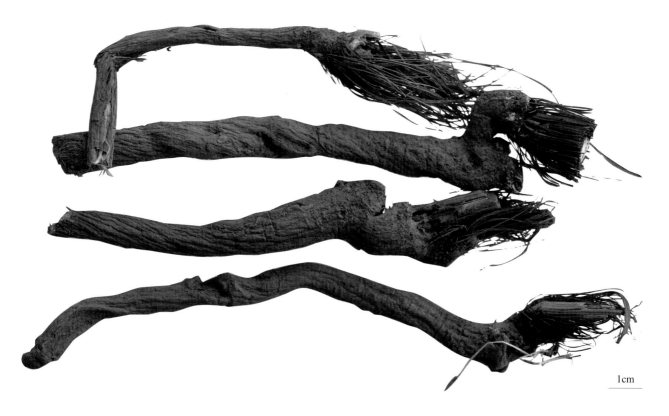

1cm

禹州漏芦（驴欺口）

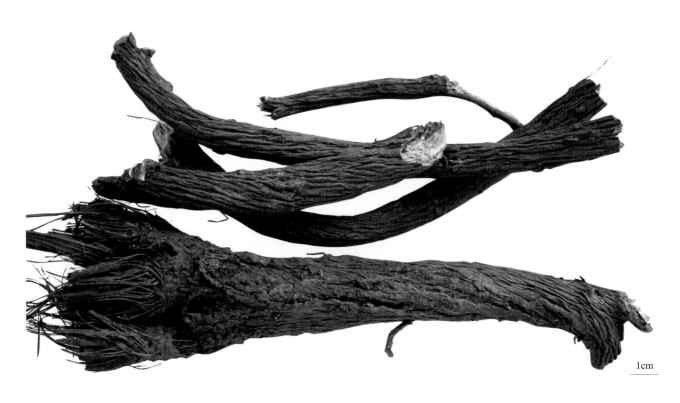

禹州漏芦（华东蓝刺头）

炮制规范 ▶▶

除去杂质，洗净，润透，切厚片，晒干。

饮片性状 ▶▶

本品呈圆形或类圆形的厚片。外表皮灰黄色至灰褐色。切面皮部褐色，木部呈黄黑相间的放射状纹理。气微，味微涩。

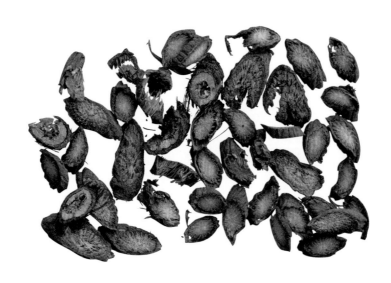

禹州漏芦（驴欺口）

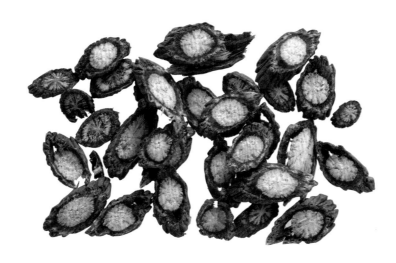

禹州漏芦（华东蓝刺头）

性味功效

苦，寒。清热解毒，消痈，下乳，舒筋通脉。用于乳痈肿痛，痈疽发背，瘰疬疮毒，乳汁不通，湿痹拘挛。

用量用法

5~10g。孕妇慎用。

对比鉴别

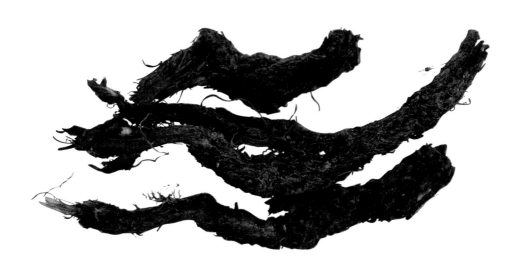

祁州漏芦 *Rhaponticum uniflorum* (L.) DC. 的根（漏芦）

胆南星

Dannanxing

ARISAEMA CUM BILE

本品为制天南星的细粉与牛、羊或猪胆汁经加工而成，或为生天南星细粉与牛、羊或猪胆汁经发酵加工而成。

饮片性状 ▶▶

本品呈方块状或圆柱状。棕黄色、灰棕色或棕黑色。质硬。气微腥，味苦。

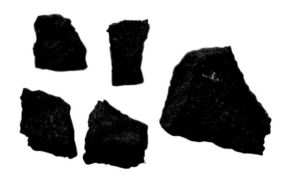

胆南星

性味功效 ▶▶

苦、微辛，凉。清热化痰，息风定惊。用于痰热咳嗽，咯痰黄稠，中风痰迷，癫狂惊痫。

用量用法 ▶▶

3~6g。

胖大海

Pangdahai
STERCULIAE LYCHNOPHORAE SEMEN

本品为梧桐科植物胖大海 *Sterculia lychnophora* Hance 的干燥成熟种子。

产　地

主产于越南、泰国、印度尼西亚及马来西亚，以越南所产品质最佳。

药材性状

本品呈纺锤形或椭圆形，长 2~3cm，直径 1~1.5cm。先端钝圆，基部略尖而歪，具浅色的圆形种脐。表面棕色或暗棕色，微有光泽，具不规则的干缩皱纹。外层种皮极薄，质脆，易脱落。中层种皮较厚，黑褐色，质松易碎，遇水膨胀成海绵状。断面可见散在的树脂状小点。内层种皮可与中层种皮剥离，稍革质，内有 2 片肥厚胚乳，广卵形；子叶 2 枚，菲薄，紧贴于胚乳内侧，与胚乳等大。气微，味淡，嚼之有黏性。

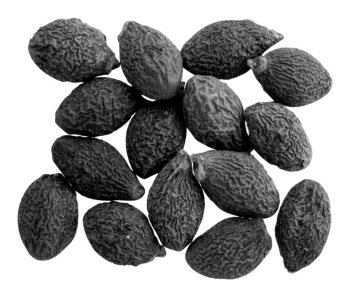

胖大海

性味功效

甘，寒。清热润肺，利咽开音，润肠通便。用于肺热声哑，干咳无痰，咽喉干痛，热结便闭，头痛目赤。

用量用法

2~3 枚，沸水泡服或煎服。

独一味

Duyiwei
LAMIOPHLOMIS HERBA

本品系藏族习用药材。为唇形科植物独一味*Lamiophlomis rotata* (Benth.) Kudo 的干燥地上部分。

产　　地　▶▶

产于甘肃、青海、四川、西藏、云南。

采收加工　▶▶

秋季花果期采挖，洗净，晒干。

药材性状　▶▶

本品叶莲座状交互对生，卷缩，展平后呈扇形或三角状卵形，长 4~12cm，宽 5~15cm；先端钝或圆形，基部浅心形或下延成宽楔形，边缘具圆齿；上表面绿褐色，下表面灰绿色；脉扇形，小脉网状，突起；叶柄扁平而宽。果序略呈塔形或短圆锥状，长 3~6cm；宿萼棕色，管状钟形，具 5 棱线，萼齿 5，先端具长刺尖。小坚果倒卵状三棱形。气微，味微涩、苦。

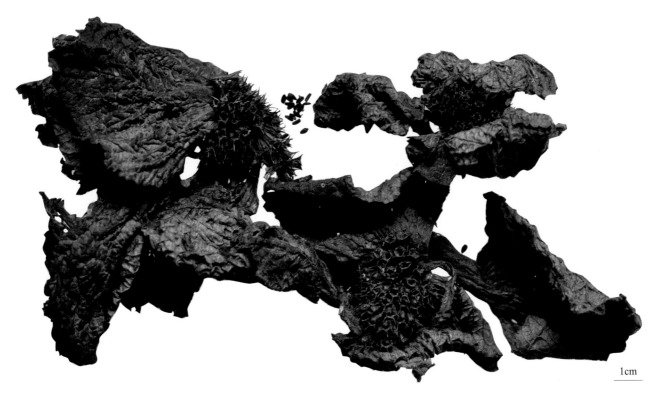

1cm

独一味

炮制规范

除去杂质，切碎。

饮片性状

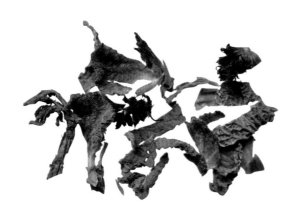

独一味

性味功效

甘、苦，平。活血止血，祛风止痛。用于跌打损伤，外伤出血，风湿痹痛，黄水病。

用量用法

2~3g。

独 活

Duhuo
ANGELICAE PUBESCENTIS RADIX

本品为伞形科植物重齿毛当归 *Angelica pubescens* Maxim. f. *biserrata* Shan et Yuan 的干燥根。

产 地

主产于湖北五峰、长阳，重庆巫山，四川万源，陕西平利、旬阳等地。

采收加工

春初苗刚发芽或秋末茎叶枯萎时采挖，除去须根和泥沙，烘至半干，堆置 2~3 日，发软后再烘至全干。

药材性状

本品根略呈圆柱形，下部 2~3 分枝或更多，长 10~30cm。根头部膨大，圆锥状，多横皱纹，直径 1.5~3cm，顶端有茎、叶的残基或凹陷。表面灰褐色或棕褐色，具纵皱纹，有横长皮孔样突起及稍突起的细根痕。质较硬，受潮则变软，断面皮部灰白色，有多数散在的棕色油室，木部灰黄色至黄棕色，形成层环棕色。有特异香气，味苦、辛、微麻舌。

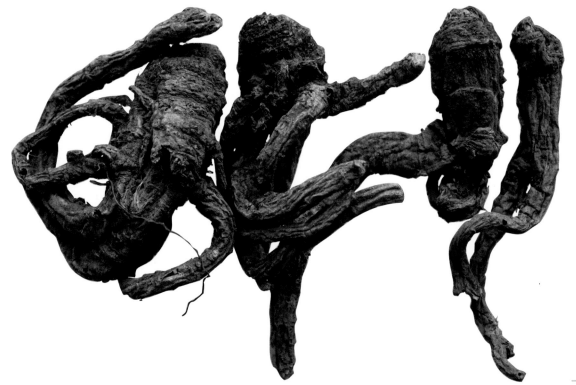

1cm

独活

炮制规范

除去杂质，洗净，润透，切薄片，晒干或低温干燥。

饮片性状

本品呈类圆形薄片。外表皮灰褐色或棕褐色，具皱纹。切面皮部灰白色至灰褐色，有多数散在棕色油点，木部灰黄色至黄棕色，形成层环棕色。有特异香气，味苦、辛、微麻舌。

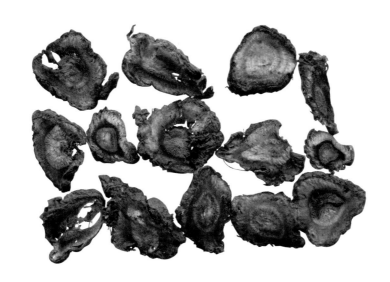

独活（横切）

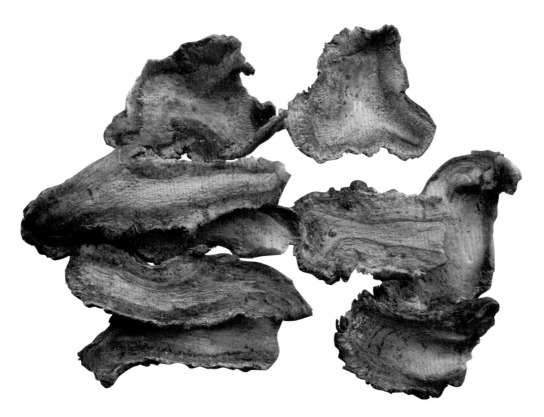

独活（纵切）

性味功效 ▶▶

辛、苦，微温。祛风除湿，通痹止痛。用于风寒湿痹，腰膝疼痛，少阴伏风头痛，风寒挟湿头痛。

用量用法 ▶▶

3~10g。

对比鉴别

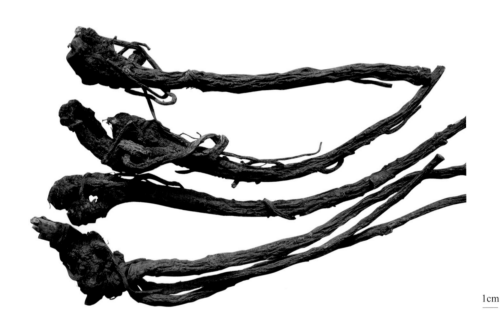

1cm

欧当归 *Levisticum officinale* Koch 的根

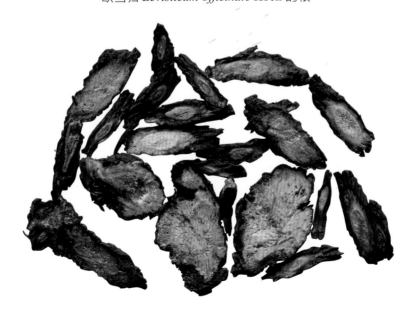

欧当归 *Levisticum officinale* Koch 的根（断片）

急性子

Jixingzi

IMPATIENTIS SEMEN

本品为凤仙花科植物凤仙花 *Impatiens balsamina* L. 的干燥成熟种子。

产　地

全国各地均有栽培。主产于江苏、浙江、河北、安徽等地，多自产自销。

采收加工

夏、秋二季果实即将成熟时采收，晒干，除去果皮和杂质。

药材性状

本品呈椭圆形、扁圆形或卵圆形，长 2~3mm，宽 1.5~2.5mm。表面棕褐色或灰褐色，粗糙，有稀疏的白色或浅黄棕色小点，种脐位于狭端，稍突出。质坚实，种皮薄，子叶灰白色，半透明，油质。气微，味淡、微苦。

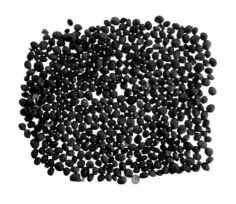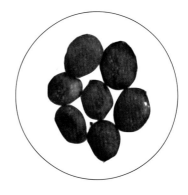

急性子

性味功效

微苦、辛，温；有小毒。破血，软坚，消积。用于癥瘕痞块，经闭，噎膈。

用量用法

3~5g。孕妇慎用。

姜 黄

Jianghuang
CURCUMAE LONGAE RHIZOMA

本品为姜科植物姜黄 *Curcuma longa* L. 的干燥根茎。

产　地 ▶▶

产于福建、台湾、广东、广西、四川、西藏、云南等地。主产于四川犍为、双流、崇州。

采收加工 ▶▶

冬季茎叶枯萎时采挖，洗净，煮或蒸至透心，晒干，除去须根。

药材性状 ▶▶

本品呈不规则卵圆形、圆柱形或纺锤形，常弯曲，有的具短叉状分枝，长 2~5cm，直径 1~3cm。表面深黄色，粗糙，有皱缩纹理和明显环节，并有圆形分枝痕及须根痕。质坚实，不易折断，断面棕黄色至金黄色，角质样，有蜡样光泽，内皮层环纹明显，维管束呈点状散在。气香特异，味苦、辛。

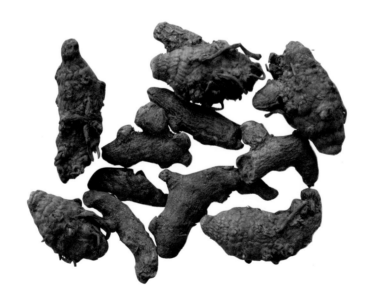

姜黄

炮制规范 ▶▶

除去杂质，略泡，洗净，润透，切厚片，干燥。

饮片性状

本品为不规则或类圆形的厚片。外表皮深黄色，有时可见环节。切面棕黄色至金黄色，角质样，内皮层环纹明显，维管束呈点状散在。气香特异，味苦、辛。

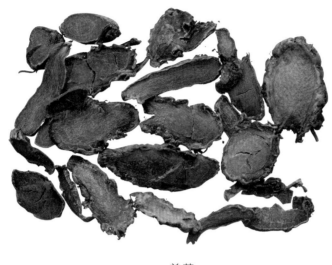

姜黄

性味功效

辛、苦，温。破血行气，通经止痛。用于胸胁刺痛，胸痹心痛，痛经经闭，癥瘕，风湿肩臂疼痛，跌扑肿痛。

用量用法

3~10g。外用适量。

对比鉴别

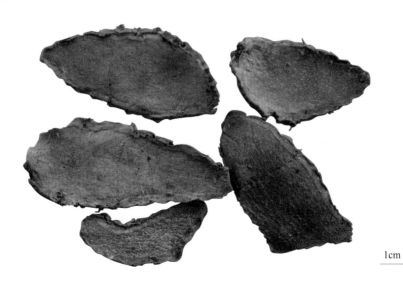

1cm

温郁金 *Curcuma wenyujin* Y. H. Chen et C. Ling 的根茎（片姜黄）

前 胡

Qianhu
PEUCEDANI RADIX

本品为伞形科植物白花前胡 *Peucedanum praeruptorum* Dunn 的干燥根。

产　地

主产于浙江淳安、临安，江西广丰，湖南邵阳、邵东、安化，四川彭州、都江堰。

采收加工

冬季至次春茎叶枯萎或未抽花茎时采挖，除去须根，洗净，晒干或低温干燥。

药材性状

本品呈不规则的圆柱形、圆锥形或纺锤形，稍扭曲，下部常有分枝，长 3~15cm，直径 1~2cm。表面黑褐色或灰黄色，根头部多有茎痕和纤维状叶鞘残基，上端有密集的细环纹，下部有纵沟、纵皱纹及横向皮孔样突起。质较柔软，干者质硬，可折断，断面不整齐，淡黄白色，皮部散有多数棕黄色油点，形成层环纹棕色，射线放射状。气芳香，味微苦、辛。

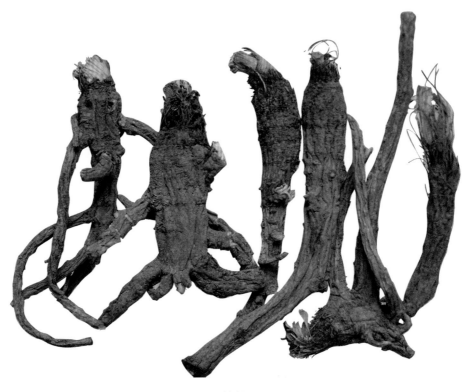

前胡

炮制规范

前胡 除去杂质，洗净，润透，切薄片，晒干。

蜜前胡 先将炼蜜加适量沸水稀释后，加入净前胡片中拌匀，闷透，置锅内，用文火炒至不粘手时，取出，放凉。每100kg前胡，用炼蜜25kg。

饮片性状

前胡 本品呈类圆形或不规则形的薄片。外表皮黑褐色或灰黄色，有时可见残留的纤维状叶鞘残基。切面黄白色至淡黄色，皮部散有多数棕黄色油点，可见一棕色环纹及放射状纹理。气芳香，味微苦、辛。

蜜前胡 本品形如前胡片，表面黄褐色，略具光泽，滋润。味微甜。

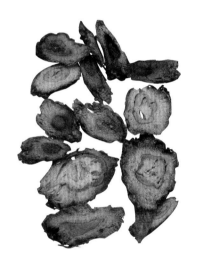

前胡

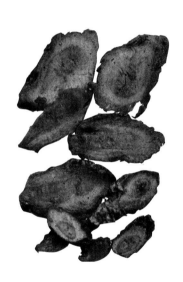

蜜前胡

性味功效

苦、辛，微寒。降气化痰，散风清热。用于痰热喘满，咯痰黄稠，风热咳嗽痰多。

用量用法

3~10g。

对比鉴别

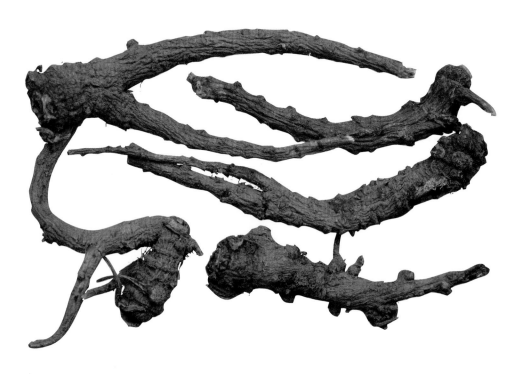

紫花前胡 *Peucedanum decursivum* (Miq.) Maxim. 的根（紫花前胡）

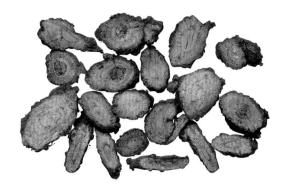

紫花前胡 *Peucedanum decursivum* (Miq.) Maxim. 的根（紫花前胡，饮片）

首乌藤

Shouwuteng
POLYGONI MULTIFLORI CAULIS

本品为蓼科植物何首乌 *Polygonum multiflorum* Thunb. 的干燥藤茎。

产　地

主产于浙江浦江、永康、诸暨，湖北恩施、宜昌、襄阳，江苏南京、苏州，河南新乡、洛阳。

采收加工

秋、冬二季采割，除去残叶，捆成把或趁鲜切段，干燥。

药材性状

本品呈长圆柱形，稍扭曲，具分枝，长短不一，直径 4~7mm。表面紫红色或紫褐色，粗糙，具扭曲的纵皱纹，节部略膨大，有侧枝痕，外皮菲薄，可剥离。质脆，易折断，断面皮部紫红色，木部黄白色或淡棕色，导管孔明显，髓部疏松，类白色。切段者呈圆柱形的段。外表面紫红色或紫褐色，切面皮部紫红色，木部黄白色或淡棕色，导管孔明显，髓部疏松，类白色。气微，味微苦涩。

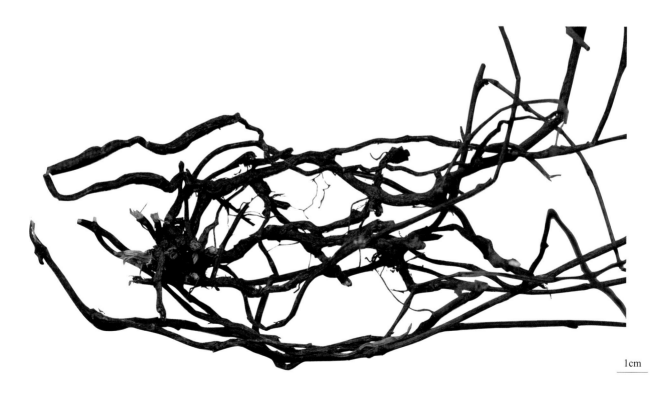

1cm

首乌藤

炮制规范

除去杂质，洗净，切段，干燥。

饮片性状

本品呈圆柱形的段。外表面紫红色或紫褐色。切面皮部紫红色，木部黄白色或淡棕色，导管孔明显，髓部疏松，类白色。气微，味微苦涩。

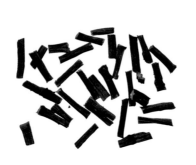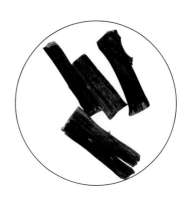

首乌藤

性味功效

甘，平。养血安神，祛风通络。用于失眠多梦，血虚身痛，风湿痹痛，皮肤瘙痒。

用量用法

9~15g。外用适量，煎水洗患处。

洪 连

Honglian
LAGOTIDIS HERBA

本品系藏族习用药材。为玄参科植物短筒兔耳草 *Lagotis brevituba* Maxim. 的干燥全草。

产 地

产于甘肃、青海及西藏。

采收加工

夏、秋二季花开时采收，除去杂质，洗净，阴干。

药材性状

本品长 5~15cm。根茎呈圆柱形，略弯曲，节间紧密，形似蚕；表面灰褐色或浅紫褐色；质脆，易折断，断面棕褐色或灰黄色，有 3~4 个白色的点状维管束，排列成环。根细长，圆柱形，扭曲，表面浅黄褐色或灰褐色，有纵皱纹。基生叶，具长柄；叶片多卷曲破碎，完整者展平后呈圆形或卵圆形，先端钝圆，边缘具圆齿，基部宽楔形。穗状花序顶生。果长圆形，黑褐色。气微，味微苦。

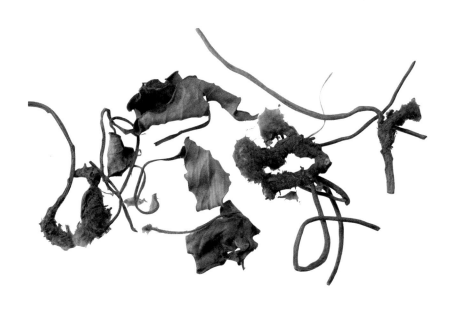

洪连

性味功效

　　苦、甘，寒。清热，解毒，利湿，平肝，行血，调经。用于发热烦渴，肺热咳嗽，头痛眩晕，湿热黄疸，月经不调，药食中毒。

用量用法

　　1~6g。

洋金花

Yangjinhua
DATURAE FLOS

本品为茄科植物白花曼陀罗 *Datura metel* L. 的干燥花。

产　地

主产于江苏苏州，广东广州，海南，福建福州、厦门。

采收加工

4~11 月花初开时采收，晒干或低温干燥。

药材性状

本品多皱缩成条状，完整者长 9~15cm。花萼呈筒状，长为花冠的 2/5，灰绿色或灰黄色，先端 5 裂，基部具纵脉纹 5 条，表面微有茸毛；花冠呈喇叭状，淡黄色或黄棕色，先端 5 浅裂，裂片有短尖，短尖下有明显的纵脉纹 3 条，两裂片之间微凹；雄蕊 5，花丝贴生于花冠筒内，长为花冠的 3/4；雌蕊 1，柱头棒状。烘干品质柔韧，气特异；晒干品质脆，气微，味微苦。

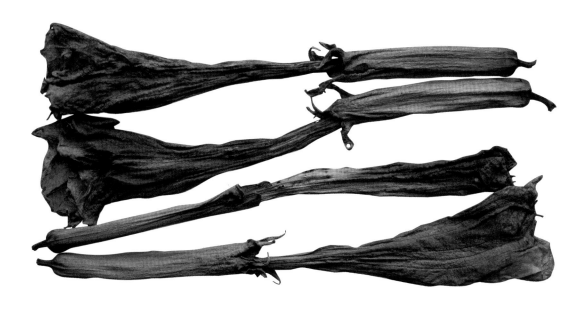

洋金花

性味功效

辛，温；有毒。平喘止咳，解痉定痛。用于哮喘咳嗽，脘腹冷痛，风湿痹痛，小儿慢惊；外科麻醉。

用量用法

　　0.3~0.6g，宜入丸散；亦可作卷烟分次燃吸（一日量不超过 1.5g）。外用适量。孕妇、外感及痰热咳喘、青光眼、高血压及心动过速者禁用。

对比鉴别

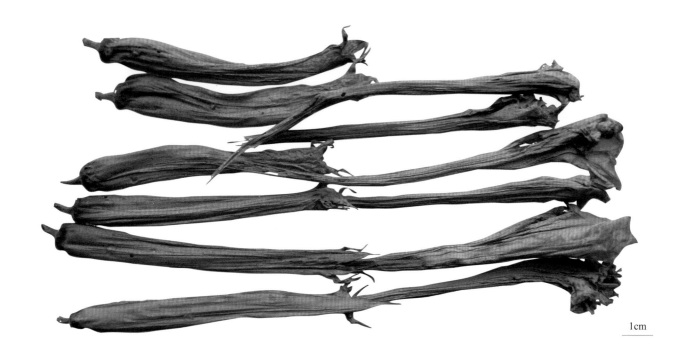

1cm

毛曼陀罗 *Datura innoxia* Mill. 的花

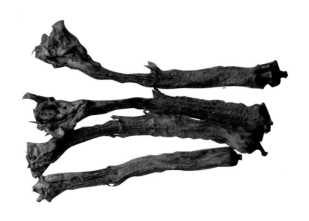

曼陀罗 *Datura stramonium* L. 的花

穿山龙

Chuanshanlong
DIOSCOREAE NIPPONICAE RHIZOMA

本品为薯蓣科植物穿龙薯蓣 *Dioscorea nipponica* Makino 的干燥根茎。

产　地

产于东北、华北及山东、江苏、安徽、浙江、陕西、宁夏、甘肃、青海、四川等地。

采收加工

春、秋二季采挖，洗净，除去须根和外皮，晒干。

药材性状

本品根茎呈类圆柱形，稍弯曲，长 15~20cm，直径 1.0~1.5cm。表面黄白色或棕黄色，有不规则纵沟、刺状残根及偏于一侧的突起茎痕。质坚硬，断面平坦，白色或黄白色，散有淡棕色维管束小点。气微，味苦涩。

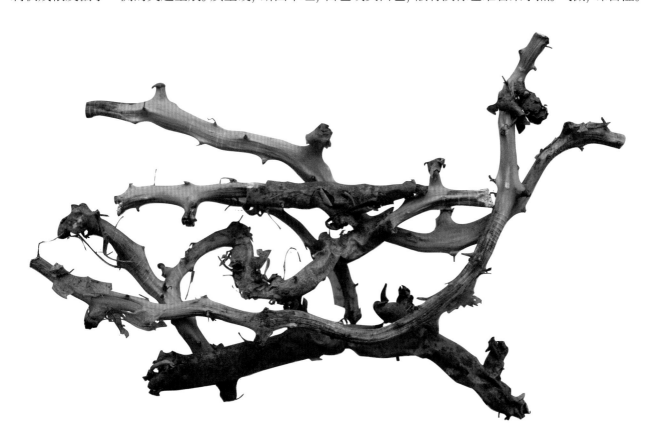

穿山龙

炮制规范

除去杂质，洗净，润透，切厚片，干燥。

饮片性状

本品呈圆形或椭圆形的厚片。外表皮黄白色或棕黄色，有时可见刺状残根。切面白色或黄白色，有淡棕色的点状维管束。气微，味苦涩。

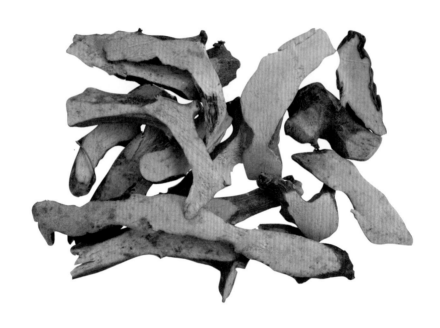

穿山龙

性味功效

甘、苦，温。祛风除湿，舒筋通络，活血止痛，止咳平喘。用于风湿痹病，关节肿胀，疼痛麻木，跌扑损伤，闪腰岔气，咳嗽气喘。

用量用法

9~15g；也可制成酒剂用。

对比鉴别

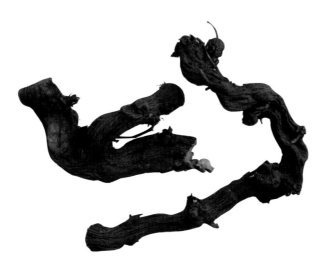

柴黄姜（黄姜子）*Dioscorea nipponica* Mak. subsp. *rosthornii* (Prain et Burkill) C. T. Ting 的根茎

穿心莲

Chuanxinlian
ANDROGRAPHIS HERBA

本品为爵床科植物穿心莲 *Andrographis paniculata* (Burm. f.) Nees 的干燥地上部分。

产　　地　▶▶

产于江西、福建、湖南、广东、广西、四川。主产于广东、福建。

采收加工　▶▶

秋初茎叶茂盛时采割，晒干。

药材性状　▶▶

本品茎呈方柱形，多分枝，长 50~70cm，节稍膨大；质脆，易折断。单叶对生，叶柄短或近无柄；叶片皱缩、易碎，完整者展平后呈披针形或卵状披针形，长 3~12cm，宽 2~5cm，先端渐尖，基部楔形下延，全缘或波状；上表面绿色，下表面灰绿色，两面光滑。气微，味极苦。

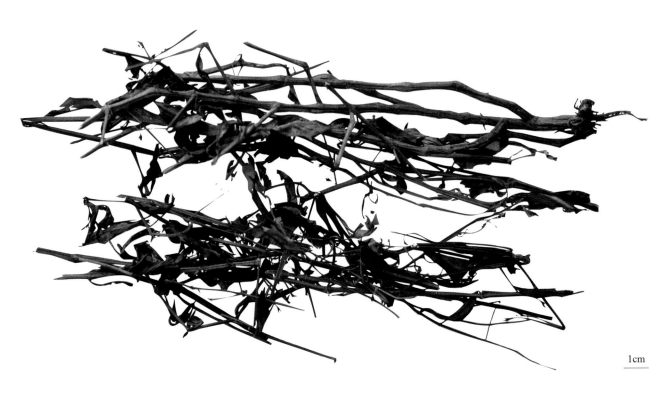

1cm

穿心莲

炮制规范

除去杂质，洗净，切段，干燥。

饮片性状

本品呈不规则的段。茎方柱形，节稍膨大。切面不平坦，具类白色髓。叶片多皱缩或破碎，完整者展开后呈披针形或卵状披针形，先端渐尖，基部楔形下延，全缘或波状；上表面绿色，下表面灰绿色，两面光滑。气微，味极苦。

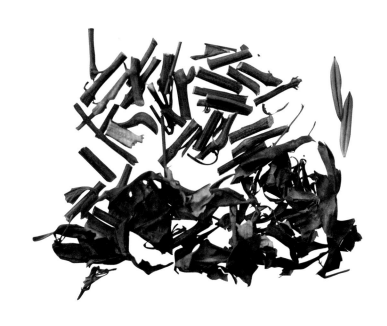

穿心莲

性味功效

苦，寒。清热解毒，凉血，消肿。用于感冒发热，咽喉肿痛，口舌生疮，顿咳劳嗽，泄泻痢疾，热淋涩痛，痈肿疮疡，蛇虫咬伤。

用量用法

6~9g。外用适量。

络石藤

Luoshiteng
TRACHELOSPERMI CAULIS ET FOLIUM

本品为夹竹桃科植物络石 *Trachelospermum jasminoides* (Lindl.) Lem. 的干燥带叶藤茎。

产　　地

主产于江苏徐州、南京、镇江，安徽芜湖，湖北孝感，山东青岛郊区等地。

采收加工

冬季至次春采割，除去杂质，晒干。

药材性状

本品茎呈圆柱形，弯曲，多分枝，长短不一，直径 1~5mm；表面红褐色，有点状皮孔和不定根；质硬，断面淡黄白色，常中空。叶对生，有短柄；展平后叶片呈椭圆形或卵状披针形，长 1~8cm，宽 0.7~3.5cm；全缘，略反卷，上表面暗绿色或棕绿色，下表面色较淡；革质。气微，味微苦。

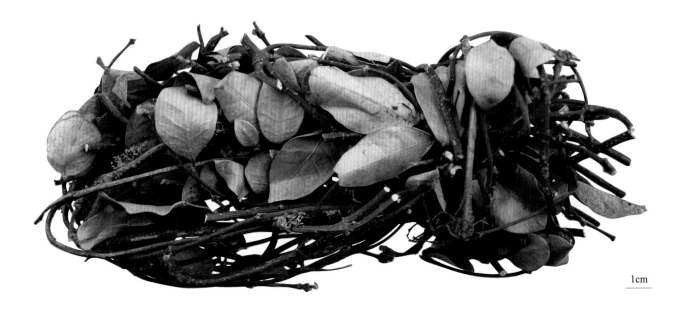

1cm

络石藤

炮制规范

除去杂质，洗净，稍润，切段，干燥。

饮片性状

本品呈不规则的段。茎圆柱形，表面红褐色，可见点状皮孔。切面黄白色，中空。叶全缘，略反卷；革质。气微，味微苦。

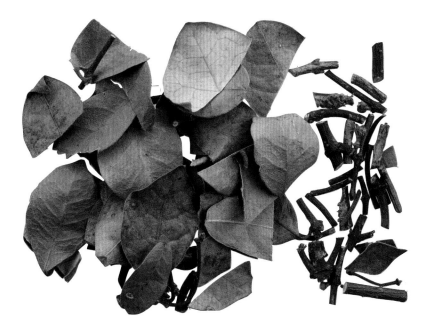

络石藤

性味功效

苦，微寒。祛风通络，凉血消肿。用于风湿热痹，筋脉拘挛，腰膝酸痛，喉痹，痈肿，跌扑损伤。

用量用法

6~12g。

对比鉴别

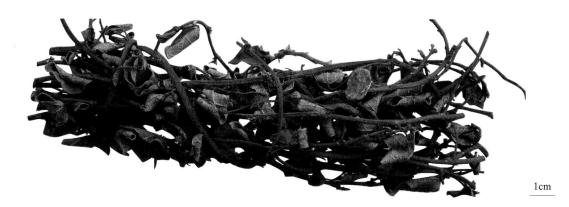

1cm

薜荔 *Ficus pumila* L. 的带叶藤茎

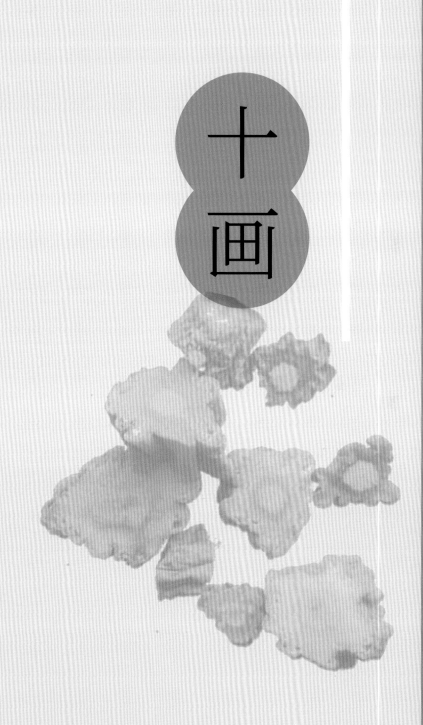

十画

秦　艽

Qinjiao

GENTIANAE MACROPHYLLAE RADIX

本品为龙胆科植物秦艽 *Gentiana macrophylla* Pall.、麻花秦艽 *Gentiana straminea* Maxim.、粗茎秦艽 *Gentiana crassicaulis* Duthie ex Burk. 或小秦艽 *Gentiana dahurica* Fisch. 的干燥根。前三种按性状不同分别习称"秦艽"和"麻花艽"，后一种习称"小秦艽"。

产　地

秦艽　主产于甘肃天祝、玛曲、夏河、环县、临潭、碌曲、卓尼、迭部、岷县、漳县、舟曲、临夏、肃南，青海海北、海南、黄南、果洛，陕西吴起、志丹、凤县。

麻花秦艽　主产于甘肃天祝、玛曲、夏河、环县、临潭、碌曲、卓尼、迭部、岷县、漳县、舟曲、临夏、肃南，四川若尔盖、壤塘、色达、木里、阿坝、理县，青海海北、海南、黄南、果洛。

粗茎秦艽　主产于四川若尔盖、壤塘、色达、木里、阿坝、理县，云南丽江、维西。

小秦艽　主产于甘肃天祝、玛曲、夏河、环县、临潭、碌曲、卓尼、迭部、岷县、漳县、舟曲、临夏、肃南，青海海北、海南、黄南、果洛，陕西吴起、志丹、凤县，山西交城、原平、山阴、娄烦，河北围场、蔚县、涿鹿、涞源，黑龙江嫩江。

采收加工

春、秋二季采挖，除去泥沙；秦艽和麻花艽晒软，堆置"发汗"至表面呈红黄色或灰黄色时，摊开晒干，或不经"发汗"直接晒干；小秦艽趁鲜时搓去黑皮，晒干。

药材性状

秦艽　本品呈类圆柱形，上粗下细，扭曲不直，长 10~30cm，直径 1~3cm。表面黄棕色或灰黄色，有纵向或扭曲的纵皱纹，顶端有残存茎基及纤维状叶鞘。质硬而脆，易折断，断面略显油性，皮部黄色或棕黄色，木部黄色。气特异，味苦、微涩。

麻花艽　本品呈类圆锥形，多由数个小根纠聚而膨大，直径可达 7cm。表面棕褐色，粗糙，有裂隙呈网状孔纹。质松脆，易折断，断面多呈枯朽状。

小秦艽　本品呈类圆锥形或类圆柱形，长 8~15cm，直径 0.2~1cm。表面棕黄色。主根通常 1 个，残存的茎基有纤维状叶鞘，下部多分枝。断面黄白色。

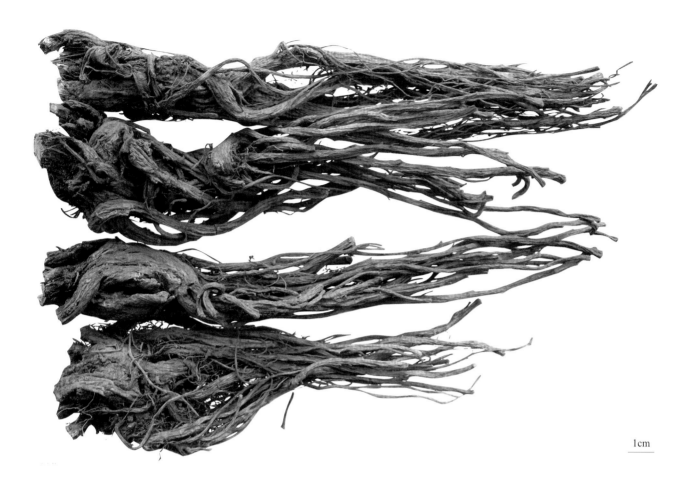

1cm

秦艽（秦艽）

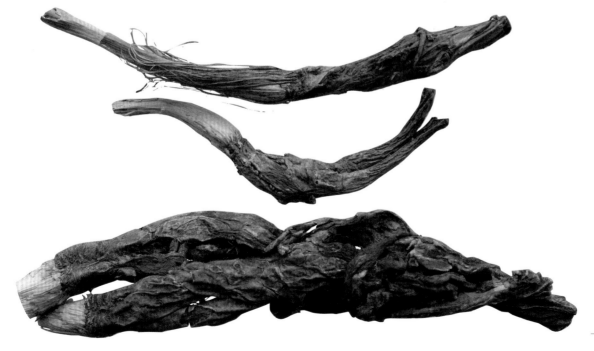

1cm

秦艽（粗茎秦艽）

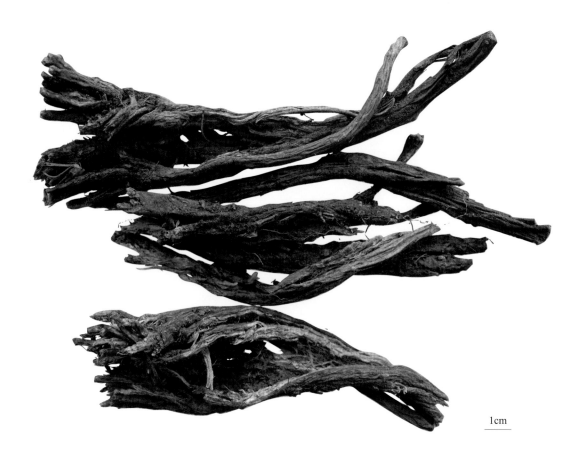

1cm

麻花艽（麻花秦艽）

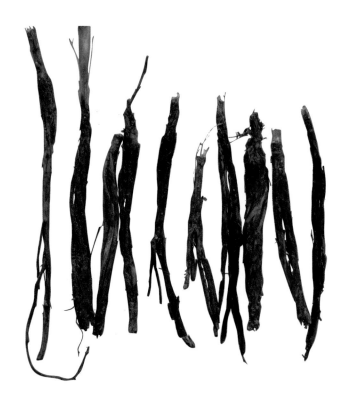

1cm

小秦艽（小秦艽）

炮制规范

除去杂质，洗净，润透，切厚片，干燥。

饮片性状

本品呈类圆形的厚片。外表皮黄棕色、灰黄色或棕褐色，粗糙，有扭曲纵纹或网状孔纹。切面皮部黄色或棕黄色，木部黄色，有的中心呈枯朽状。气特异，味苦、微涩。

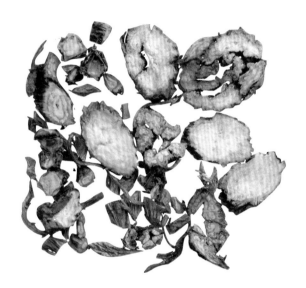
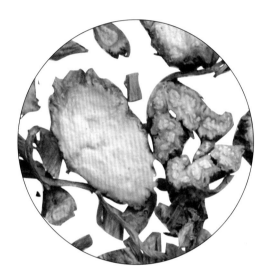

秦艽（秦艽）

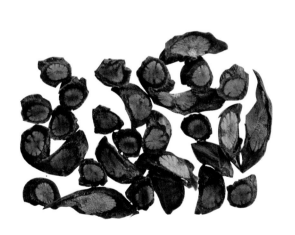
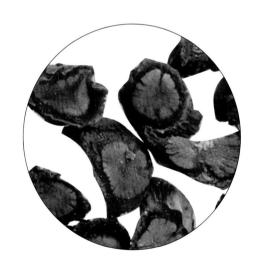

秦艽（粗茎秦艽）

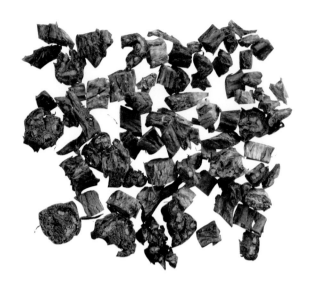
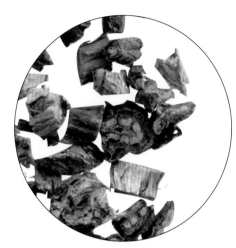

麻花艽（麻花秦艽）

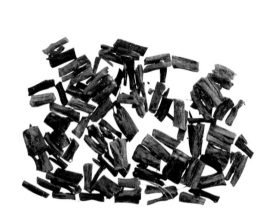
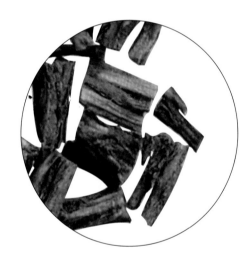

小秦艽（小秦艽）

性味功效

辛、苦，平。祛风湿，清湿热，止痹痛，退虚热。用于风湿痹痛，中风半身不遂，筋脉拘挛，骨节酸痛，湿热黄疸，骨蒸潮热，小儿疳积发热。

用量用法

3~10g。

秦 皮

Qinpi
FRAXINI CORTEX

本品为木犀科植物苦枥白蜡树 *Fraxinus rhynchophylla* Hance、白蜡树 *Fraxinus chinensis* Roxb.、尖叶白蜡树 *Fraxinus szaboana* Lingelsh. 或宿柱白蜡树 *Fraxinus stylosa* Lingelsh. 的干燥枝皮或干皮。

产　地

苦枥白蜡树　主产于辽宁抚顺、本溪、丹东，吉林浑江。

白蜡树　主产于四川峨眉山、夹江。

宿柱白蜡树　主产于陕西渭南、长武。

采收加工

春、秋二季剥取，晒干。

药材性状

枝皮　本品呈卷筒状或槽状，长 10~60cm，厚 1.5~3mm。外表面灰白色、灰棕色至黑棕色或相间呈斑状，平坦或稍粗糙，并有灰白色圆点状皮孔及细斜皱纹，有的具分枝痕。内表面黄白色或棕色，平滑。质硬而脆，断面纤维性，黄白色。气微，味苦。

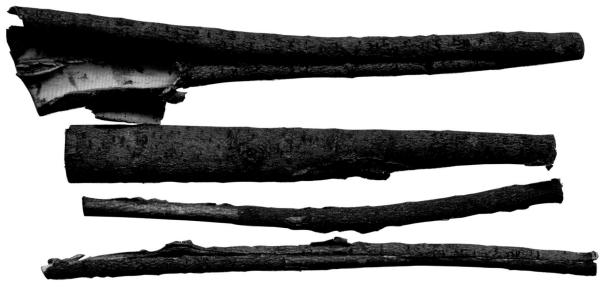

1cm

枝皮（苦枥白蜡树）

干皮 本品为长条状块片，厚 3~6mm。外表面灰棕色，具龟裂状沟纹及红棕色圆形或横长的皮孔。质坚硬，断面纤维性较强。

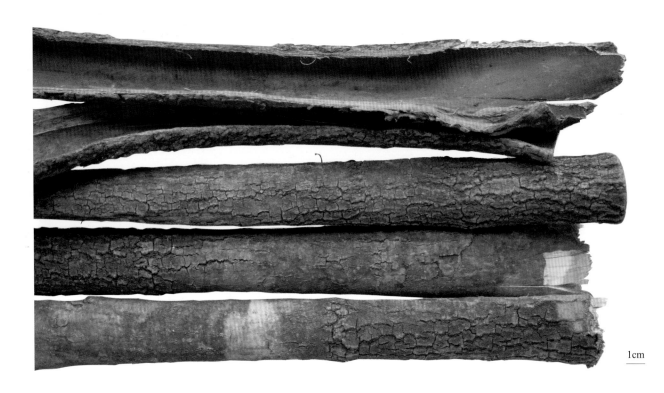

1cm

干皮（苦枥白蜡树）

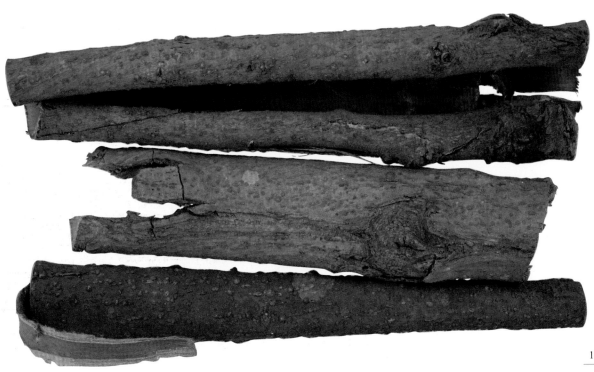

1cm

干皮（白蜡树）

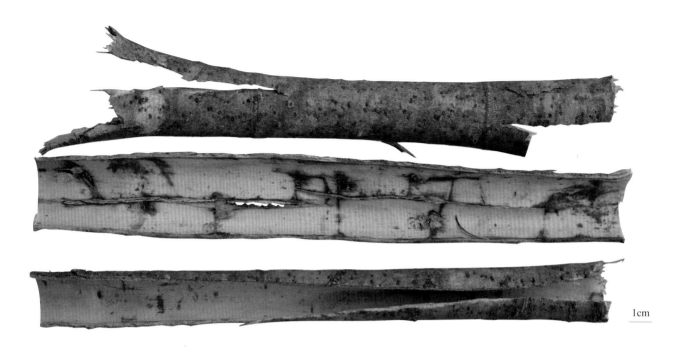

干皮（宿柱白蜡树）

炮制规范

除去杂质，洗净，润透，切丝，干燥。

饮片性状

本品为长短不一的丝条状。外表面灰白色、灰棕色或黑棕色。内表面黄白色或棕色，平滑。切面纤维性。质硬。气微，味苦。

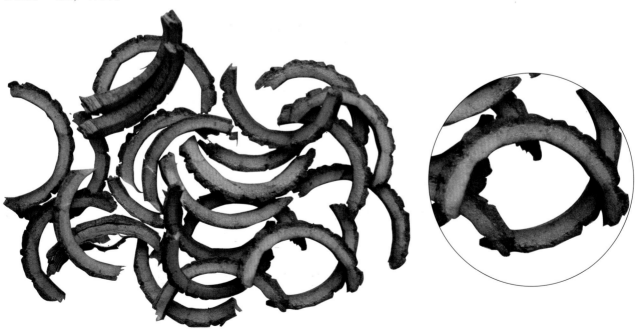

秦皮（苦枥白蜡树）

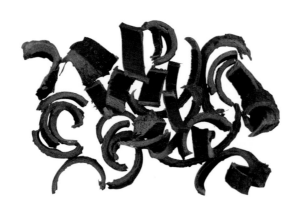
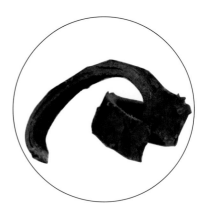

秦皮（白蜡树）

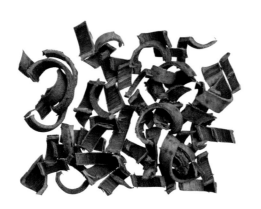
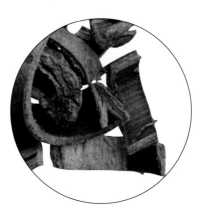

秦皮（宿柱白蜡树）

性味功效

苦、涩，寒。清热燥湿，收涩止痢，止带，明目。用于湿热泻痢，赤白带下，目赤肿痛，目生翳膜。

用量用法

6~12g。外用适量，煎洗患处。

附　注

Flora of China、《中国高等植物》等记载植物尖叶白蜡树 *Fraxinus szaboana* Lingelsh. 为白蜡树 *Fraxinus chinensis* Roxb. 的异名。

珠子参

Zhuzishen
PANACIS MAJORIS RHIZOMA

本品为五加科植物珠子参 *Panax japonicus* C. A. Mey. var. *major* (Burk.) C. Y. Wu et K. M. Feng 或羽叶三七 *Panax japonicus* C. A. Mey. var. *bipinnatifidus* (Seem.) C. Y. Wu et K. M. Feng 的干燥根茎。

产　　地

珠子参　主产于云南丽江、迪庆、怒江、大理、楚雄、昭通。

羽叶三七　主产于云南。

采收加工

秋季采挖，除去粗皮和须根，干燥；或蒸（煮）透后干燥。

药材性状

本品略呈扁球形、圆锥形或不规则菱角形，偶呈连珠状，直径 0.5~2.8cm。表面棕黄色或黄褐色，有明显的疣状突起和皱纹，偶有圆形凹陷的茎痕，有的一侧或两侧残存细的节间。质坚硬，断面不平坦，淡黄白色，粉性。气微，味苦、微甘，嚼之刺喉。蒸（煮）者断面黄白色或黄棕色，略呈角质样，味微苦、微甘，嚼之不刺喉。

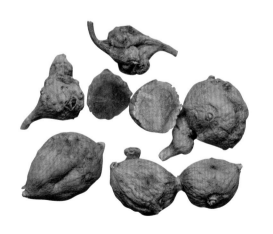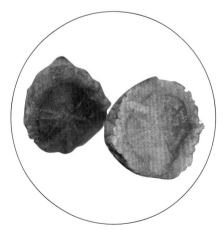

珠子参（珠子参）

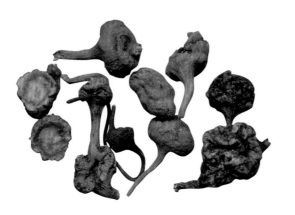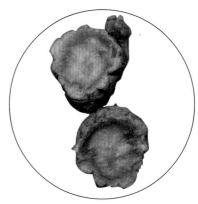

珠子参（羽叶三七）

炮制规范 ▶▶

除去杂质。用时捣碎。

饮片性状 ▶▶

同药材。

性味功效 ▶▶

苦、甘，微寒。补肺养阴，祛瘀止痛，止血。用于气阴两虚，烦热口渴，虚劳咳嗽，跌扑损伤，关节痹痛，咳血，吐血，衄血，崩漏，外伤出血。

用量用法 ▶▶

3~9g。外用适量，研末敷患处。

莱菔子

Laifuzi
RAPHANI SEMEN

本品为十字花科植物萝卜 *Raphanus sativus* L. 的干燥成熟种子。

产　地

产于全国各地。

采收加工

夏季果实成熟时采割植株，晒干，搓出种子，除去杂质，再晒干。

药材性状

本品呈类卵圆形或椭圆形，稍扁，长 2.5~4mm，宽 2~3mm。表面黄棕色、红棕色或灰棕色。一端有深棕色圆形种脐，一侧有数条纵沟。种皮薄而脆，子叶 2，黄白色，有油性。气微，味淡、微苦辛。

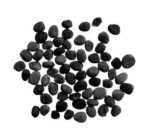 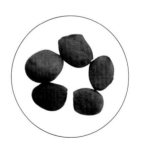

莱菔子

炮制规范

莱菔子　除去杂质，洗净，干燥。用时捣碎。
炒莱菔子　取净莱菔子置热锅中，用文火炒至微鼓起时，取出，放凉。用时捣碎。

饮片性状

莱菔子　同药材。
炒莱菔子　本品形如莱菔子，表面微鼓起，色泽加深，质酥脆，气微香。

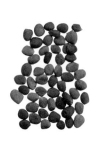 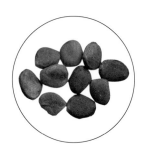

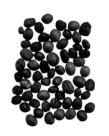 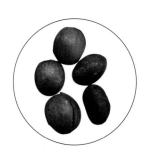

莱菔子　　　　　　　　　　　　　　　炒莱菔子

性味功效　▶▶

辛、甘，平。消食除胀，降气化痰。用于饮食停滞，脘腹胀痛，大便秘结，积滞泻痢，痰壅喘咳。

用量用法　▶▶

5~12g。

莲 子

Lianzi
NELUMBINIS SEMEN

本品为睡莲科植物莲 *Nelumbo nucifera* Gaertn. 的干燥成熟种子。

产　　地

主产于湖南常德、衡阳、沅江、岳阳，湖北江陵、公安、松滋、洪湖，福建建阳、建瓯、浦城、龙岩，江苏宝应、镇江，浙江龙游、丽水，江西广昌。

采收加工

秋季果实成熟时采割莲房，取出果实，除去果皮，干燥，或除去莲子心后干燥。

药材性状

本品略呈椭圆形或类球形，长 1.2~1.8cm，直径 0.8~1.4cm。表面红棕色，有细纵纹和较宽的脉纹。一端中心呈乳头状突起，棕褐色，多有裂口，其周边略下陷。质硬，种皮薄，不易剥离。子叶 2，黄白色，肥厚，中有空隙，具绿色莲子心；或底部具有一小孔，不具莲子心。气微，味甘、微涩；莲子心味苦。

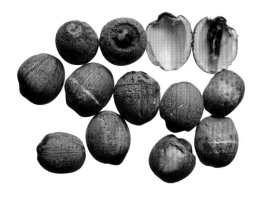

莲子

炮制规范

有心者，略浸，润透，切开，去心，干燥；或捣碎，去心。无心者，直接入药或捣碎。

饮片性状

本品略呈椭圆形、类球形、类半球形或不规则碎块。表面红棕色，有细纵纹和较宽的脉纹。椭圆形、类球形、类半球形者一端中心呈乳头状突起，棕褐色，多有裂口，其周边略下陷。质硬，种皮薄，不易剥离。子叶黄白色，肥厚，中有空隙。气微，味微甘、微涩。

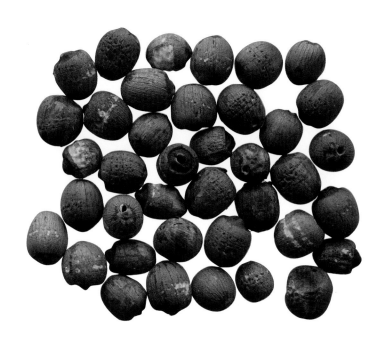

莲子

性味功效

甘、涩，平。补脾止泻，止带，益肾涩精，养心安神。用于脾虚泄泻，带下，遗精，心悸失眠。

用量用法

6~15g。

莲子心

Lianzixin
NELUMBINIS PLUMULA

本品为睡莲科植物莲 *Nelumbo nucifera* Gaertn. 的成熟种子中的干燥幼叶及胚根。

产　　地

主产于湖南常德、衡阳、沅江、岳阳，湖北江陵、公安、松滋、洪湖，福建建阳、建瓯、浦城、龙岩，江苏宝应、镇江，浙江龙游、丽水，江西广昌。

采收加工

秋季果实成熟时取出幼叶及胚根，晒干。

药材性状

本品略呈细圆柱形，长 1~1.4cm，直径约 0.2cm。幼叶绿色，一长一短，卷成箭形，先端向下反折，两幼叶间可见细小胚芽。胚根圆柱形，长约 3mm，黄白色。质脆，易折断，断面有数个小孔。气微，味苦。

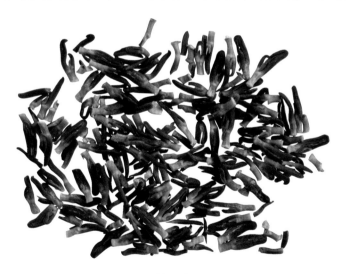

莲子心

性味功效

苦，寒。清心安神，交通心肾，涩精止血。用于热入心包，神昏谵语，心肾不交，失眠遗精，血热吐血。

用量用法

2~5g。

莲 房

Lianfang

NELUMBINIS RECEPTACULUM

本品为睡莲科植物莲 *Nelumbo nucifera* Gaertn. 的干燥花托。

产　地　▶▶

主产于湖南常德、衡阳、沅江、岳阳，湖北江陵、公安、松滋、洪湖，福建建阳、建瓯、浦城、龙岩、江苏宝应、镇江，浙江龙游、丽水，江西广昌。

采收加工　▶▶

秋季果实成熟时采收，除去果实，晒干。

药材性状　▶▶

本品呈倒圆锥状或漏斗状，多撕裂，直径5~8cm，高4.5~6cm。表面灰棕色至紫棕色，具细纵纹和皱纹，顶面有多数圆形孔穴，基部有花梗残基。质疏松，破碎面海绵样，棕色。气微，味微涩。

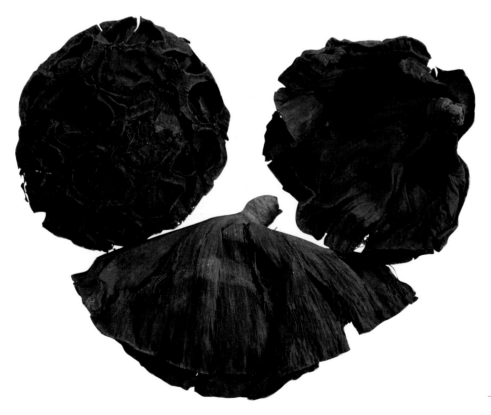

1cm

莲房

炮制规范

莲房炭　取净莲房，切碎，置煅锅内，密封，焖煅至透，放凉，取出。

饮片性状

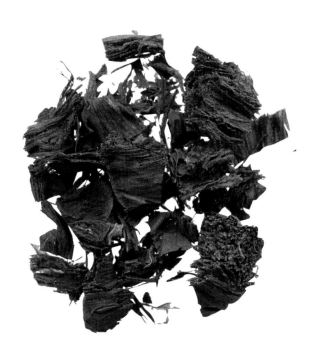 

莲房　　　　　　　　　　　　　　　　　莲房炭

性味功效

苦、涩，温。化瘀止血。用于崩漏，尿血，痔疮出血，产后瘀阻，恶露不尽。

用量用法

5~10g。

莲 须

Lianxu
NELUMBINIS STAMEN

本品为睡莲科植物莲 *Nelumbo nucifera* Gaertn. 的干燥雄蕊。

产　地

主产于湖南常德、衡阳、沅江、岳阳，湖北江陵、公安、松滋、洪湖，福建建阳、建瓯、浦城、龙岩，江苏宝应、镇江，浙江龙游、丽水，江西广昌。

采收加工

夏季花开时选晴天采收，盖纸晒干或阴干。

药材性状

本品呈线形。花药扭转，纵裂，长 1.2~1.5cm，直径约 0.1cm，淡黄色或棕黄色。花丝纤细，稍弯曲，长 1.5~1.8cm，淡紫色。气微香，味涩。

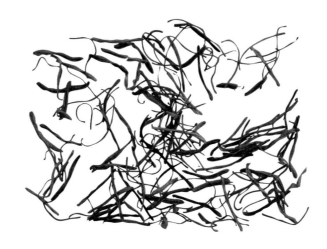

莲须

性味功效

甘、涩，平。固肾涩精。用于遗精滑精，带下，尿频。

用量用法

3~5g。

莪 术

Ezhu
CURCUMAE RHIZOMA

本品为姜科植物蓬莪术 *Curcuma phaeocaulis* Val.、广西莪术 *Curcuma kwangsiensis* S. G. Lee et C. F. Liang 或温郁金 *Curcuma wenyujin* Y. H. Chen et C. Ling 的干燥根茎。后者习称"温莪术"。

产 地

蓬莪术 主产于四川温江、新津等地。

广西莪术 主产于广西横州、贵港。

温郁金（温莪术） 主产于浙江。以浙江瑞安为道地产区。

采收加工

冬季茎叶枯萎后采挖，洗净，蒸或煮至透心，晒干或低温干燥后除去须根和杂质。

药材性状

蓬莪术 本品呈卵圆形、长卵形、圆锥形或长纺锤形，顶端多钝尖，基部钝圆，长2~8cm，直径1.5~4cm。表面灰黄色至灰棕色，上部环节突起，有圆形微凹的须根痕或残留的须根，有的两侧各有1列下陷的芽痕和类圆形的侧生根茎痕，有的可见刀削痕。体重，质坚实，断面灰褐色至蓝褐色，蜡样，常附有灰棕色粉末，皮层与中柱易分离，内皮层环纹棕褐色。气微香，味微苦而辛。

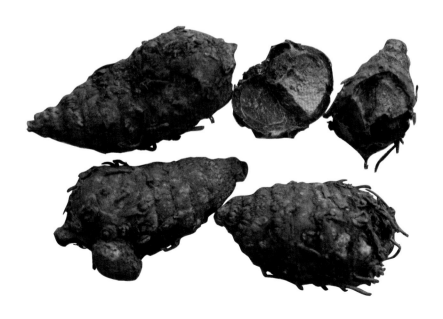

莪术（蓬莪术）

广西莪术 本品环节稍突起，断面黄棕色至棕色，常附有淡黄色粉末，内皮层环纹黄白色。

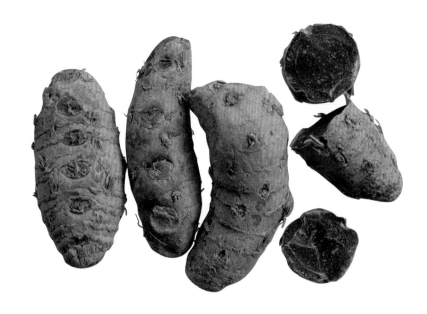

莪术（广西莪术）

温莪术 本品断面黄棕色至棕褐色，常附有淡黄色至黄棕色粉末。气香或微香。

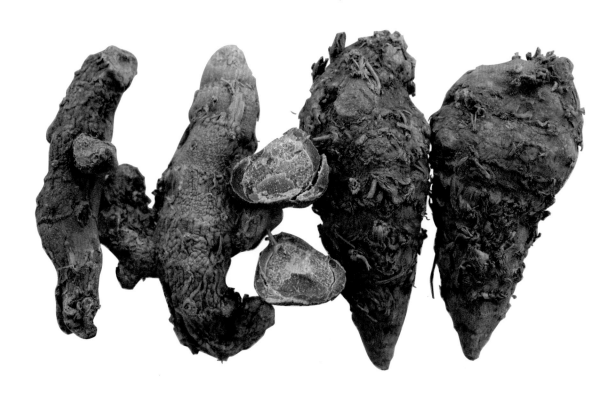

温莪术

炮制规范

莪术　除去杂质，略泡，洗净，蒸软，切厚片，干燥。

醋莪术　取净莪术，加醋，煮至透心，取出，稍凉，切厚片，干燥。每100kg莪术，用醋20kg。

饮片性状

莪术　本品呈类圆形或椭圆形的厚片。外表皮灰黄色或灰棕色，有时可见环节或须根痕。切面黄绿色、黄棕色或棕褐色，内皮层环纹明显，散在"筋脉"小点。气微香，味微苦而辛。

醋莪术　本品形如莪术片，色泽加深，角质样，微有醋香气。

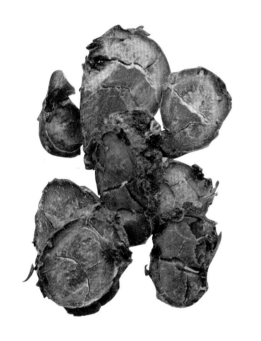

莪术（蓬莪术）

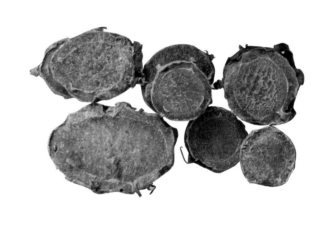

莪术（广西莪术）

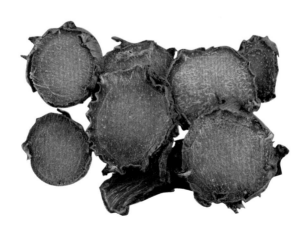

温莪术

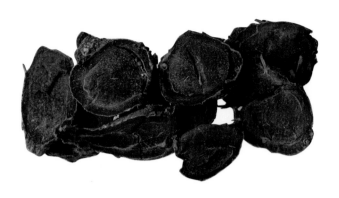

醋莪术（蓬莪术）

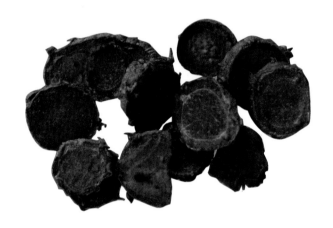

醋莪术（广西莪术）

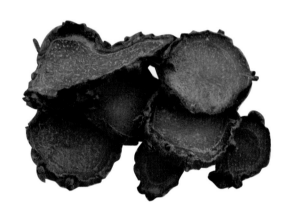

醋莪术（温郁金）

性味功效 ▶▶

辛、苦，温。行气破血，消积止痛。用于癥瘕痞块，瘀血经闭，胸痹心痛，食积胀痛。

用量用法 ▶▶

6~9g。孕妇禁用。

荷 叶

Heye
NELUMBINIS FOLIUM

本品为睡莲科植物莲 *Nelumbo nucifera* Gaertn. 的干燥叶。

产 地

主产于湖南常德、衡阳、沅江、岳阳，湖北江陵、公安、松滋、洪湖，福建建阳、建瓯、浦城、龙岩，江苏宝应、镇江，浙江龙游、丽水，江西广昌。

采收加工

夏、秋二季采收，晒至七八成干时，除去叶柄，折成半圆形或折扇形，干燥。

药材性状

本品呈半圆形或折扇形，展开后呈类圆形，全缘或稍呈波状，直径20~50cm。上表面深绿色或黄绿色，较粗糙；下表面淡灰棕色，较光滑，有粗脉21~22条，自中心向四周射出；中心有突起的叶柄残基。质脆，易破碎。稍有清香气，味微苦。

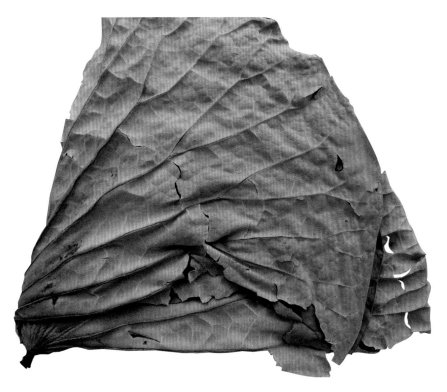

1cm

荷叶

炮制规范

荷叶　喷水，稍润，切丝，干燥。

荷叶炭　取净荷叶，置煅锅内，密封，煅成炭，放凉，取出。

饮片性状

荷叶　本品呈不规则的丝状。上表面深绿色或黄绿色，较粗糙；下表面淡灰棕色，较光滑，叶脉明显突起。质脆，易破碎。稍有清香气，味微苦。

荷叶炭　本品呈不规则的片状，表面棕褐色或黑褐色。气焦香，味涩。

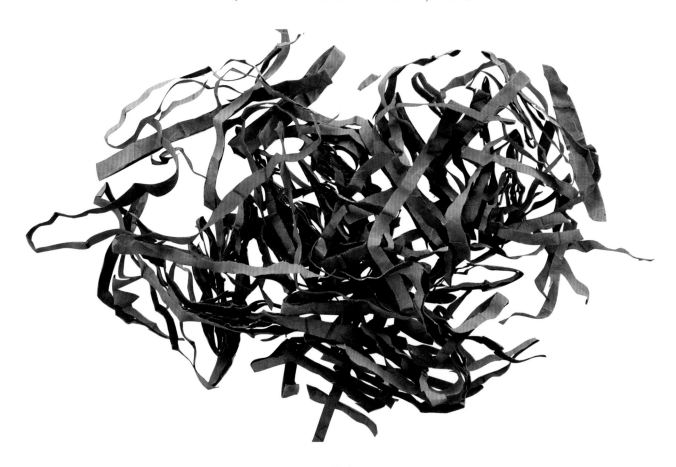

荷叶

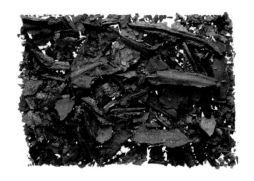

荷叶炭

性味功效

荷叶　苦，平。清暑化湿，升发清阳，凉血止血。用于暑热烦渴，暑湿泄泻，脾虚泄泻，血热吐衄，便血崩漏。

荷叶炭　收涩化瘀止血。用于出血症和产后血晕。

用量用法

3~10g；荷叶炭 3~6g。

桂 枝

Guizhi

CINNAMOMI RAMULUS

本品为樟科植物肉桂 *Cinnamomum cassia* Presl 的干燥嫩枝。

产　地　▶▶

主产于广西、广东。

采收加工　▶▶

春、夏二季采收，除去叶，晒干，或切片晒干。

药材性状　▶▶

本品呈长圆柱形，多分枝，长 30~75cm，粗端直径 0.3~1cm。表面红棕色至棕色，有纵棱线、细皱纹及小疙瘩状的叶痕、枝痕和芽痕，皮孔点状。质硬而脆，易折断。切片厚 2~4mm，切面皮部红棕色，木部黄白色至浅黄棕色，髓部略呈方形。有特异香气，味甜、微辛，皮部味较浓。

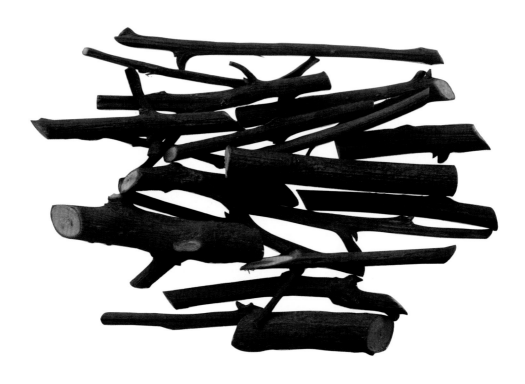

桂枝

炮制规范

除去杂质，洗净，润透，切厚片，干燥。

饮片性状

本品呈类圆形或椭圆形的厚片。表面红棕色至棕色，有时可见点状皮孔或纵棱线。切面皮部红棕色，木部黄白色至浅黄棕色，髓部类圆形或略呈方形。有特异香气，味甜、微辛。

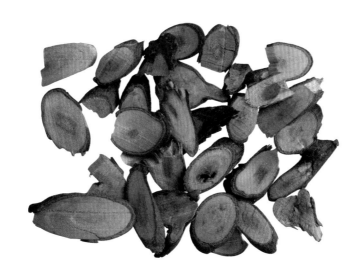

桂枝

性味功效

辛、甘，温。发汗解肌，温通经脉，助阳化气，平冲降气。用于风寒感冒，脘腹冷痛，血寒经闭，关节痹痛，痰饮，水肿，心悸，奔豚。

用量用法

3~10g。孕妇慎用。

桔 梗

Jiegeng
PLATYCODONIS RADIX

本品为桔梗科植物桔梗 *Platycodon grandiflorum* (Jacq.) A. DC. 的干燥根。

产　地 ▶▶

产于全国大部分地区，以东北、华北产量较大。以安徽、山东、江苏为道地产区。

采收加工 ▶▶

春、秋二季采挖，洗净，除去须根，趁鲜剥去外皮或不去外皮，干燥。

药材性状 ▶▶

本品呈圆柱形或略呈纺锤形，下部渐细，有的有分枝，略扭曲，长 7~20cm，直径 0.7~2cm。表面淡黄白色至黄色，不去外皮者表面黄棕色至灰棕色，具纵扭皱沟，并有横长的皮孔样斑痕及支根痕，上部有横纹。有的顶端有较短的根茎或不明显，其上有数个半月形茎痕。质脆，断面不平坦，形成层环棕色，皮部黄白色，有裂隙，木部淡黄色。气微，味微甜后苦。

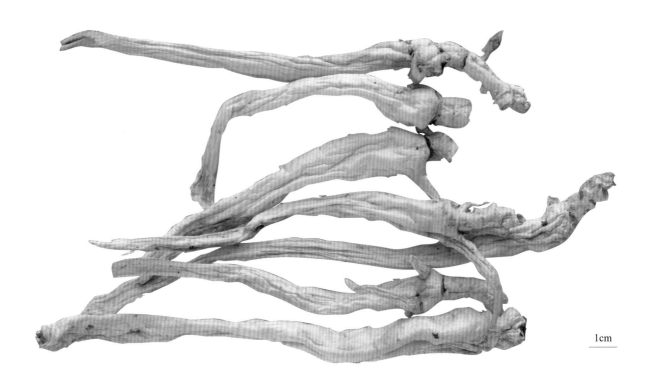

1cm

桔梗（去外皮）

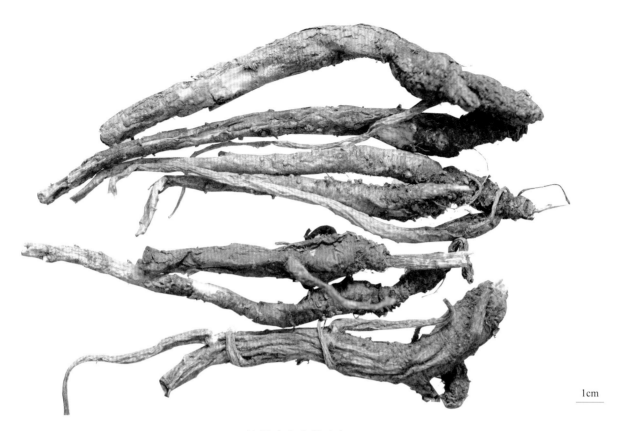

桔梗（未去外皮）

炮制规范

除去杂质，洗净，润透，切厚片，干燥。

饮片性状

本品呈椭圆形或不规则厚片。外皮多已除去或偶有残留。切面皮部黄白色，较窄；形成层环纹明显，棕色；木部宽，有较多裂隙。气微，味微甜后苦。

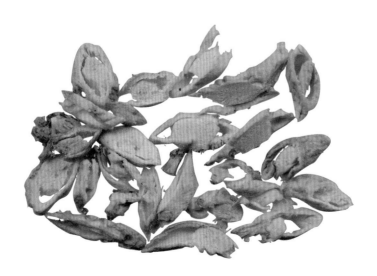

桔梗（去外皮）

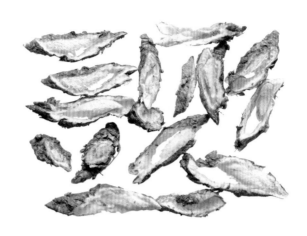

桔梗（未去外皮）

性味功效

苦、辛，平。宣肺，利咽，祛痰，排脓。用于咳嗽痰多，胸闷不畅，咽痛音哑，肺痈吐脓。

用量用法

3~10g。

桃 仁

Taoren
PERSICAE SEMEN

本品为蔷薇科植物桃 *Prunus persica* (L.) Batsch 或山桃 *Prunus davidiana* (Carr.) Franch. 的干燥成熟种子。

产 地

桃　主产于四川、云南、贵州、陕西、山西、山东、河北、河南。

山桃　主产于四川、云南、陕西、山西、山东、河北。

采收加工

果实成熟后采收，除去果肉和核壳，取出种子，晒干。

药材性状

桃仁　本品呈扁长卵形，长 1.2~1.8cm，宽 0.8~1.2cm，厚 0.2~0.4cm。表面黄棕色至红棕色，密布颗粒状突起。一端尖，中部膨大，另端钝圆稍偏斜，边缘较薄。尖端一侧有短线形种脐，圆端有颜色略深不甚明显的合点，自合点处散出多数纵向维管束。种皮薄，子叶 2，类白色，富油性。气微，味微苦。

山桃仁　本品呈类卵圆形，较小而肥厚，长约 0.9cm，宽约 0.7cm，厚约 0.5cm。

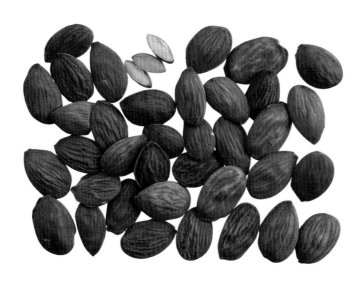

桃仁

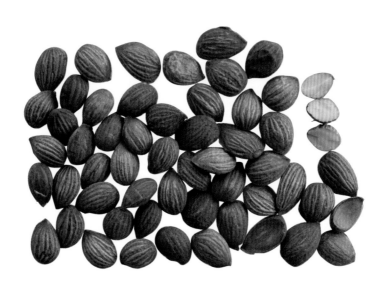

山桃仁

炮制规范

桃仁　除去杂质。用时捣碎。

燀桃仁　取净桃仁投入沸水中，翻动，燀至种皮由皱缩至舒展、能搓去时，捞出，放冷水中，除去种皮，晒干。用时捣碎。

炒桃仁　取燀桃仁置热锅中，用文火炒至黄色时，取出，放凉。用时捣碎。

饮片性状

桃仁　同药材。

燀桃仁　本品呈扁长卵形，长 1.2~1.8cm，宽 0.8~1.2cm，厚 0.2~0.4cm。表面浅黄白色，一端尖，中部膨大，另端钝圆稍偏斜，边缘较薄。子叶 2，富油性。气微香，味微苦。

炒桃仁　本品呈扁长卵形，长 1.2~1.8cm，宽 0.8~1.2cm，厚 0.2~0.4cm。表面黄色至棕黄色，可见焦斑。一端尖，中部膨大，另端钝圆稍偏斜，边缘较薄。子叶 2，富油性。气微香，味微苦。

山桃仁　同药材。

燀山桃仁　本品呈类卵圆形，较小而肥厚，长约 1cm，宽约 0.7cm，厚约 0.5cm。

炒山桃仁　2 枚子叶多分离，完整者呈类卵圆形，较小而肥厚。长约 1cm，宽约 0.7cm，厚约 0.5cm。

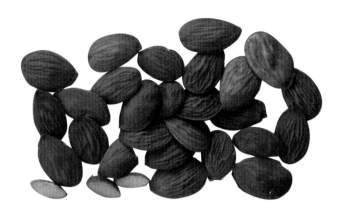

桃仁

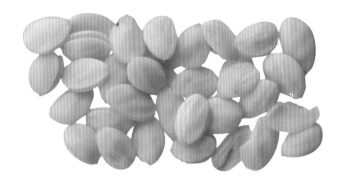

燀桃仁

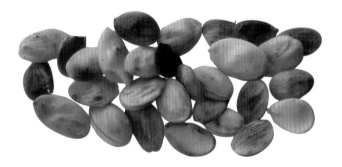

炒桃仁

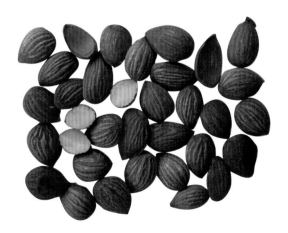

山桃仁

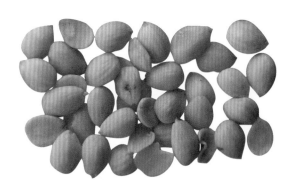

烊山桃仁

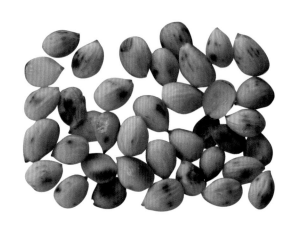

炒山桃仁

性味功效 ▶▶

　　苦、甘，平。活血祛瘀，润肠通便，止咳平喘。用于经闭痛经，癥瘕痞块，肺痈肠痈，跌扑损伤，肠燥便秘，咳嗽气喘。

用量用法 ▶▶

　　5~10g。孕妇慎用。

桃 枝

Taozhi
PERSICAE RAMULUS

本品为蔷薇科植物桃 *Prunus persica* (L.) Batsch 的干燥枝条。

产　地

产于全国各地，自产自销。

采收加工

夏季采收，切段，晒干。

药材性状

本品呈圆柱形，长短不一，直径 0.2~1cm，表面红褐色，较光滑，有类白色点状皮孔。质脆，易折断，切面黄白色，木部占大部分，髓部白色。气微，味微苦、涩。

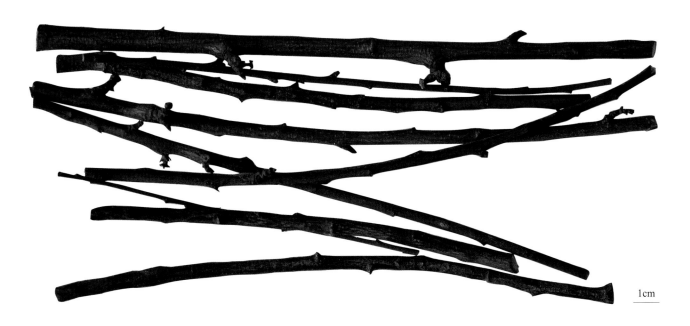

1cm

桃枝

炮制规范

除去杂质，洗净，稍润，切段，干燥。

饮片性状

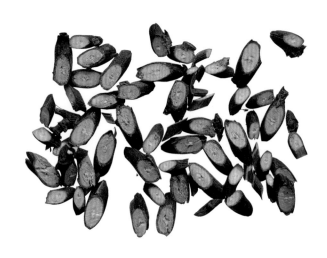

桃枝

性味功效

苦，平。活血通络，解毒杀虫。用于心腹刺痛，风湿痹痛，跌打损伤，疮癣。

用量用法

9~15g。外用适量，煎汤洗浴。

核桃仁

Hetaoren
JUGLANDIS SEMEN

本品为胡桃科植物胡桃 *Juglans regia* L. 的干燥成熟种子。

产　　地

产于全国大部分地区。主产于河北平山、正定，北京昌平，山西汾阳、阳泉、和顺，山东泰安，陕西商洛。

采收加工

秋季果实成熟时采收，除去肉质果皮，晒干，再除去核壳和木质隔膜。

药材性状

本品多破碎，为不规则的块状，有皱曲的沟槽，大小不一；完整者类球形，直径 2~3cm。种皮淡黄色或黄褐色，膜状，维管束脉纹深棕色。子叶类白色。质脆，富油性。气微，味甘；种皮味涩、微苦。

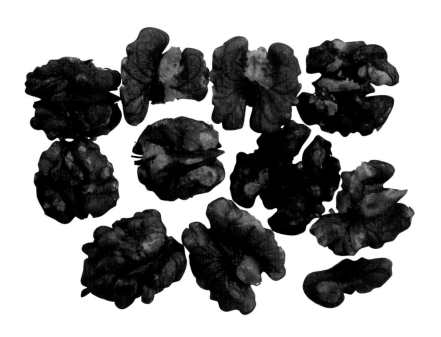

核桃仁

性味功效

甘，温。补肾，温肺，润肠。用于肾阳不足，腰膝酸软，阳痿遗精，虚寒喘嗽，肠燥便秘。

用量用法

6~9g。

夏天无

Xiatianwu
CORYDALIS DECUMBENTIS RHIZOMA

本品为罂粟科植物伏生紫堇 *Corydalis decumbens* (Thunb.) Pers. 的干燥块茎。

产　地

主产于江西余江、贵溪、新余、宜丰、临川，江苏苏州。

采收加工

春季或初夏出苗后采挖，除去茎、叶及须根，洗净，干燥。

药材性状

本品呈类球形、长圆形或不规则块状，长 0.5~3cm，直径 0.5~2.5cm。表面灰黄色、暗绿色或黑褐色，有瘤状突起和不明显的细皱纹，顶端钝圆，可见茎痕，四周有淡黄色点状叶痕及须根痕。质硬，断面黄白色或黄色，颗粒状或角质样，有的略带粉性。气微，味苦。

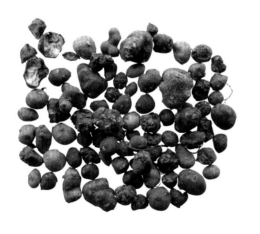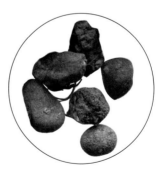

夏天无

性味功效

苦、微辛，温。活血止痛，舒筋活络，祛风除湿。用于中风偏瘫，头痛，跌扑损伤，风湿痹痛，腰腿疼痛。

用量用法

6~12g，研末分 3 次服。

夏枯草

Xiakucao
PRUNELLAE SPICA

本品为唇形科植物夏枯草 *Prunella vulgaris* L. 的干燥果穗。

产　地

产于全国大部分地区。主产于河南、安徽、浙江、江苏、湖南。

采收加工

夏季果穗呈棕红色时采收，除去杂质，晒干。

药材性状

本品呈圆柱形，略扁，长 1.5~8cm，直径 0.8~1.5cm；淡棕色至棕红色。全穗由数轮至 10 数轮宿萼与苞片组成，每轮有对生苞片 2 片，呈扇形，先端尖尾状，脉纹明显，外表面有白毛。每一苞片内有花 3 朵，花冠多已脱落，宿萼二唇形，内有小坚果 4 枚，卵圆形，棕色，尖端有白色突起。体轻。气微，味淡。

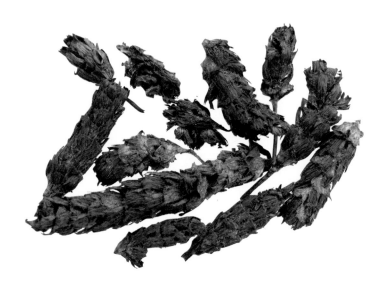

夏枯草

性味功效

辛、苦，寒。清肝泻火，明目，散结消肿。用于目赤肿痛，目珠夜痛，头痛眩晕，瘰疬，瘿瘤，乳痈，乳癖，乳房胀痛。

用量用法

9~15g。

柴 胡

Chaihu

BUPLEURI RADIX

本品为伞形科植物柴胡 *Bupleurum chinense* DC. 或狭叶柴胡 *Bupleurum scorzonerifolium* Willd. 的干燥根。按性状不同，分别习称"北柴胡"和"南柴胡"。

产　地 ▶▶

柴胡（北柴胡）　主产于北京密云、怀柔，河北承德、易县、涞源，河南嵩县、卢氏，陕西，甘肃天水，山西陵川。

狭叶柴胡（南柴胡）　主产于黑龙江、吉林、辽宁、河北承德等地。

采收加工 ▶▶

春、秋二季采挖，除去茎叶和泥沙，干燥。

药材性状 ▶▶

北柴胡　本品呈圆柱形或长圆锥形，长 6~15cm，直径 0.3~0.8cm。根头膨大，顶端残留 3~15 个茎基或短纤维状叶基，下部分枝。表面黑褐色或浅棕色，具纵皱纹、支根痕及皮孔。质硬而韧，不易折断，断面显纤维性，皮部浅棕色，木部黄白色。气微香，味微苦。

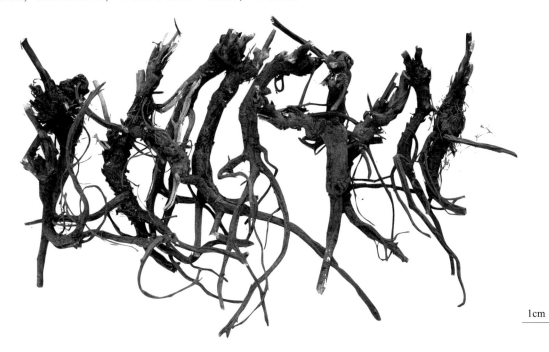

1cm

北柴胡（野生品）

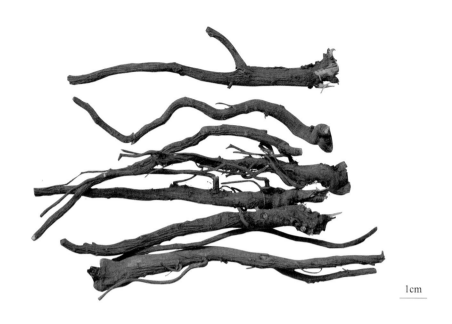

北柴胡（栽培品）

南柴胡 本品根较细，圆锥形，顶端有多数细毛状枯叶纤维，下部多不分枝或稍分枝。表面红棕色或黑棕色，靠近根头处多具细密环纹。质稍软，易折断，断面略平坦，不显纤维性。具败油气。

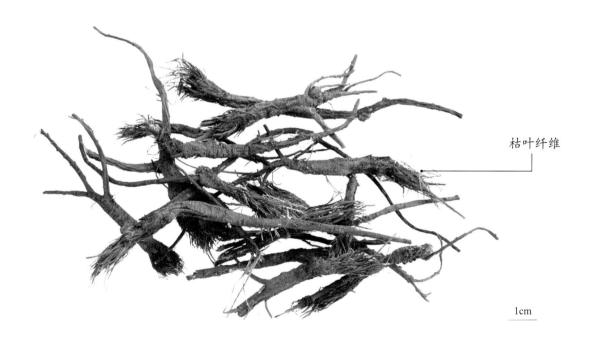

枯叶纤维

南柴胡

炮制规范

北柴胡　除去杂质和残茎，洗净，润透，切厚片，干燥。

南柴胡　除去杂质，洗净，润透，切厚片，干燥。

醋北柴胡　取净北柴胡片，加醋拌匀，闷透，置锅内，炒干，取出，放凉。每100kg 北柴胡，用醋 20kg。

醋南柴胡　取净南柴胡片，加醋拌匀，闷透，置锅内，炒干，取出，放凉。每100kg 南柴胡，用醋 20kg。

饮片性状

北柴胡　本品呈不规则厚片。外表皮黑褐色或浅棕色，具纵皱纹和支根痕。切面淡黄白色，纤维性。质硬。气微香，味微苦。

醋北柴胡　本品形如北柴胡片，表面淡棕黄色，微有醋香气，味微苦。

南柴胡　本品呈类圆形或不规则片。外表皮红棕色或黑褐色。有时可见根头处具细密环纹或有细毛状枯叶纤维。切面黄白色，平坦。具败油气。

醋南柴胡　本品形如南柴胡片，微有醋香气。

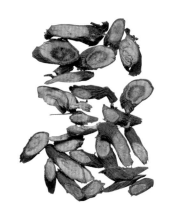

北柴胡

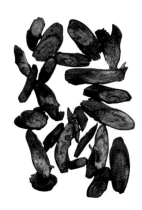

醋北柴胡

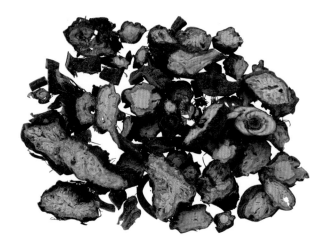

南柴胡

性味功效

辛、苦，微寒。疏散退热，疏肝解郁，升举阳气。用于感冒发热，寒热往来，胸胁胀痛，月经不调，子宫脱垂，脱肛。

用量用法

3~10g。

附 注

大叶柴胡 *Bupleurum longiradiatum* Turcz. 的干燥根茎，表面密生环节，有毒，不可当柴胡用。

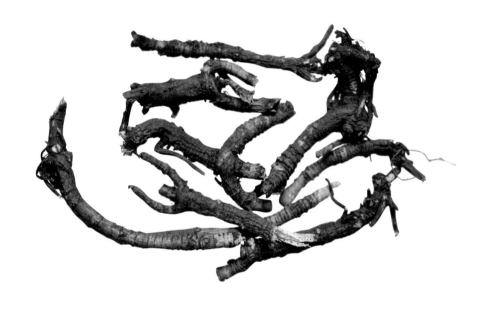

大叶柴胡

党　参

Dangshen
CODONOPSIS RADIX

本品为桔梗科植物党参 *Codonopsis pilosula* (Franch.) Nannf.、素花党参 *Codonopsis pilosula* Nannf. var. *modesta* (Nannf.) L. T. Shen 或川党参 *Codonopsis tangshen* Oliv. 的干燥根。

产　地　▶▶

党参　主产于甘肃天水、定西、武都，山西平顺、陵川、屯留、长子、武乡、壶关、黎城、左权及五台，四川九寨沟、松潘。以甘肃天水、定西、武都，山西平顺、陵川为道地产区。

素花党参（西党参）　主产于甘肃天水、定西、武都，四川九寨沟、松潘。

川党参　主产于湖北及陕西接壤地区、贵州北部、四川北部。

采收加工　▶▶

秋季采挖，洗净，晒干。

药材性状　▶▶

党参　本品呈长圆柱形，稍弯曲，长 10~35cm，直径 0.4~2cm。表面灰黄色、黄棕色至灰棕色，根头部有多数疣状突起的茎痕及芽，每个茎痕的顶端呈凹下的圆点状；根头下有致密的环状横纹，向下渐稀疏，有的达全长的一半，栽培品环状横纹少或无；全体有纵皱纹和散在的横长皮孔样突起，支根断落处常有黑褐色胶状物。质稍柔软或稍硬而略带韧性，断面稍平坦，有裂隙或放射状纹理，皮部淡棕黄色至黄棕色，木部淡黄色至黄色。有特殊香气，味微甜。

素花党参（西党参）　本品长 10~35cm，直径 0.5~2.5cm。表面黄白色至灰黄色，根头下致密的环状横纹常达全长的一半以上。断面裂隙较多，皮部灰白色至淡棕色。

川党参　本品长 10~45cm，直径 0.5~2cm。表面灰黄色至黄棕色，有明显不规则的纵沟。质较软而结实，断面裂隙较少，皮部黄白色。

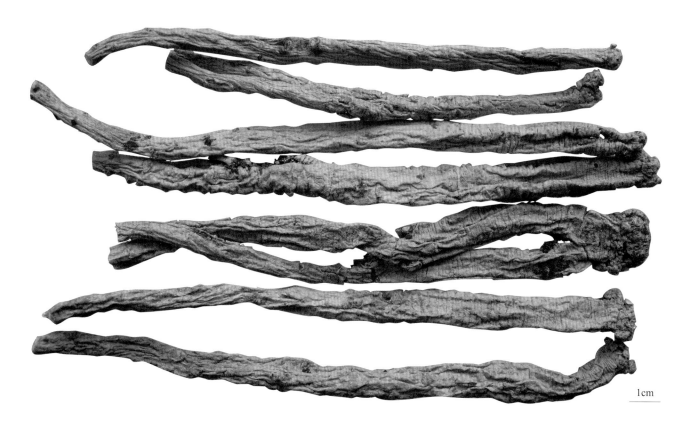

党参（党参）

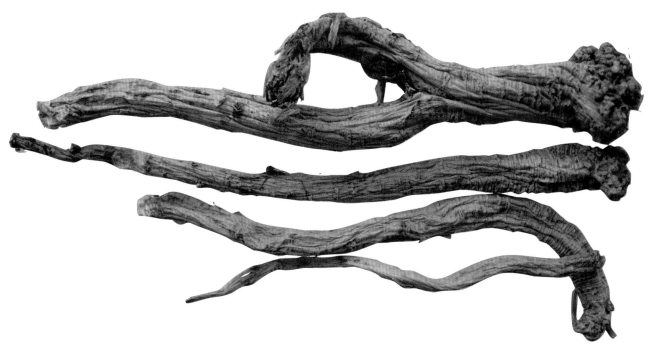

党参（素花党参）

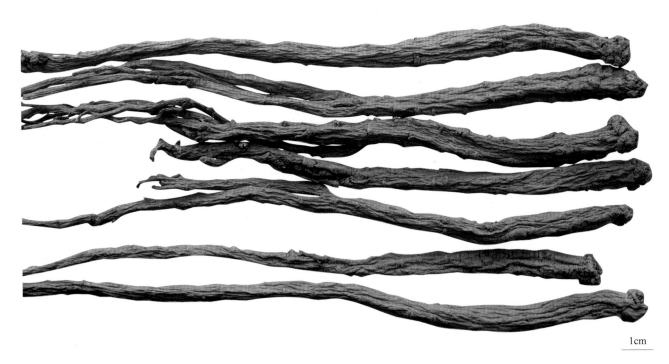

1cm

党参（川党参）

炮制规范

党参片　除去杂质，洗净，润透，切厚片，干燥。

米炒党参　取党参片置热锅中，以文火用米拌炒至表面深黄色，取出，筛去米，放凉。每100kg党参片，用米20kg。

饮片性状

党参片　本品呈类圆形的厚片。外表皮灰黄色、黄棕色至灰棕色，有时可见根头部有多数疣状突起的茎痕和芽。切面皮部淡棕黄色至黄棕色，木部淡黄色至黄色，有裂隙或放射状纹理。有特殊香气，味微甜。

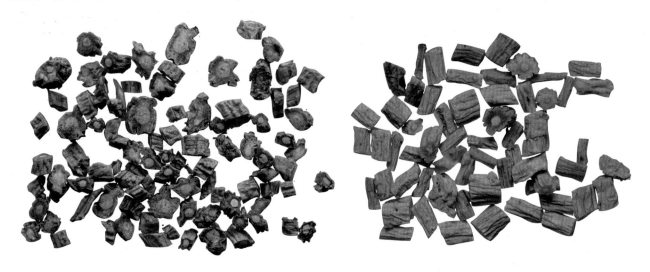

党参片（党参）　　　　　　　　　　　　党参片（素花党参）

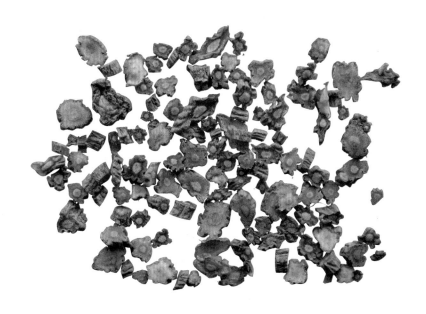

党参片（川党参）

米炒党参 本品形如党参片，表面深黄色，偶有焦斑。

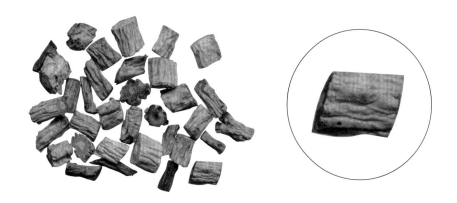

米炒党参（党参）

性味功效

甘，平。健脾益肺，养血生津。用于脾肺气虚，食少倦怠，咳嗽虚喘，气血不足，面色萎黄，心悸气短，津伤口渴，内热消渴。

用量用法

9~30g。不宜与藜芦同用。

对比鉴别

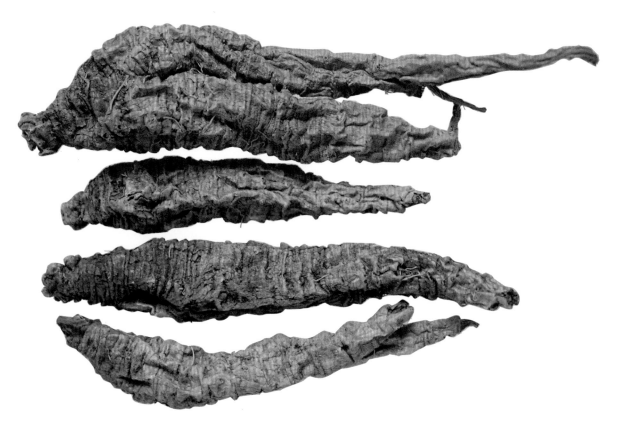

羊乳 *Codonopsis lanceolata* (Sieb. et Zucc.) Trautv. 的根

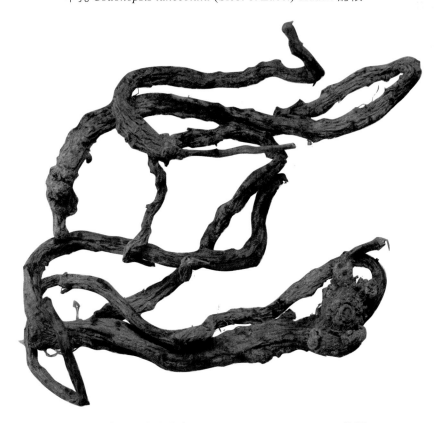

金钱豹（大花金钱豹）*Campanumoea javanica* Bl. 的根

鸭跖草

Yazhicao
COMMELINAE HERBA

本品为鸭跖草科植物鸭跖草 *Commelina communis* L. 的干燥地上部分。

产　地

产于全国各地，自产自销。

采收加工

夏、秋二季采收，晒干。

药材性状

本品长可达60cm，黄绿色或黄白色，较光滑。茎有纵棱，直径约0.2cm，多有分枝或须根，节稍膨大，节间长3~9cm；质柔软，断面中心有髓。叶互生，多皱缩、破碎，完整叶片展平后呈卵状披针形或披针形，长3~9cm，宽1~2.5cm；先端尖，全缘，基部下延成膜质叶鞘，抱茎，叶脉平行。花多脱落，总苞佛焰苞状，心形，两边不相连；花瓣皱缩，蓝色。气微，味淡。

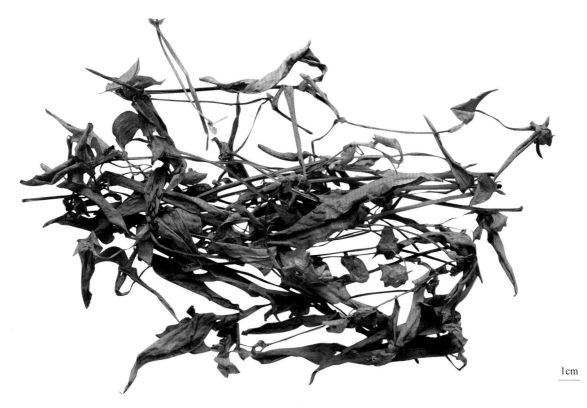

1cm

鸭跖草

炮制规范

除去杂质，洗净，切段，干燥。

饮片性状

本品呈不规则的段。茎有纵棱，节稍膨大。切面中心有髓。叶互生，多皱缩、破碎，完整叶片展平后呈卵状披针形或披针形，全缘，基部下延成膜质叶鞘，抱茎，叶脉平行。总苞佛焰苞状，心形。气微，味淡。

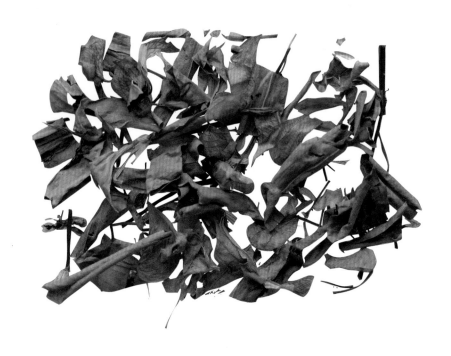

鸭跖草

性味功效

甘、淡，寒。清热泻火，解毒，利水消肿。用于感冒发热，热病烦渴，咽喉肿痛，水肿尿少，热淋涩痛，痈肿疔毒。

用量用法

15~30g。外用适量。

铁皮石斛

Tiepishihu
DENDROBII OFFICINALIS CAULIS

本品为兰科植物铁皮石斛 *Dendrobium officinale* Kimura et Migo 的干燥茎。

产　地

主要为人工栽培，主产于浙江、云南、福建。有少量野生铁皮石斛出产于广西百色、兴安、金秀、平南，贵州罗甸、兴义、赤水、习水、正安、江口，四川泸州、峨眉山、峨边、眉山、洪雅、夹江、雅安、万源，云南文山、思茅、富民、贡山、勐海、沧源，重庆江津、铜梁。

采收加工

11 月至翌年 3 月采收，除去杂质，剪去部分须根，边加热边扭成螺旋形或弹簧状，烘干；或切成段，干燥或低温烘干，前者习称"铁皮枫斗"（耳环石斛）；后者习称"铁皮石斛"。

药材性状

铁皮枫斗　本品呈螺旋形或弹簧状，通常为 2~6 个旋纹，茎拉直后长 3.5~8cm，直径 0.2~0.4cm。表面黄绿色或略带金黄色，有细纵皱纹，节明显，节上有时可见残留的灰白色叶鞘；一端可见茎基部留下的短须根。质坚实，易折断，断面平坦，灰白色至灰绿色，略角质状。气微，味淡，嚼之有黏性。

铁皮石斛　本品呈圆柱形的段，长短不等。

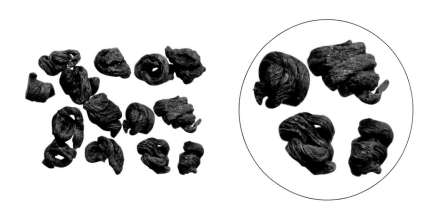

铁皮枫斗

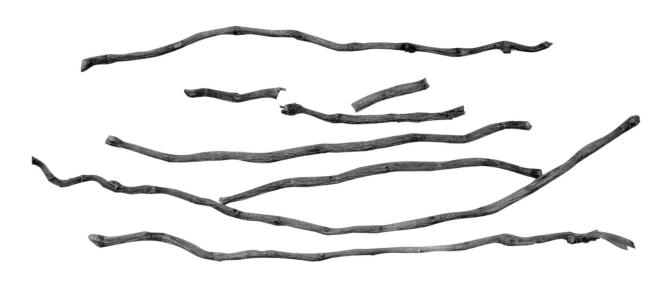

铁皮石斛

性味功效 ▶▶

　　甘，微寒。益胃生津，滋阴清热。用于热病津伤，口干烦渴，胃阴不足，食少干呕，病后虚热不退，阴虚火旺，骨蒸劳热，目暗不明，筋骨痿软。

用量用法 ▶▶

　　6~12g。

对比鉴别

　　参见"石斛"项。

积雪草

Jixuecao
CENTELLAE HERBA

本品为伞形科植物积雪草 *Centella asiatica* (L.) Urb. 的干燥全草。

产　地

主产于江苏、浙江、福建、江西、广东、广西。

采收加工

夏、秋二季采收，除去泥沙，晒干。

药材性状

本品常卷缩成团状。根圆柱形，长 2~4cm，直径 1~1.5mm；表面浅黄色或灰黄色。茎细长弯曲，黄棕色，有细纵皱纹，节上常着生须状根。叶片多皱缩、破碎，完整者展平后呈近圆形或肾形，直径 1~4cm；灰绿色，边缘有粗钝齿；叶柄长 3~6cm，扭曲。伞形花序腋生，短小。双悬果扁圆形，有明显隆起的纵棱及细网纹，果梗甚短。气微，味淡。

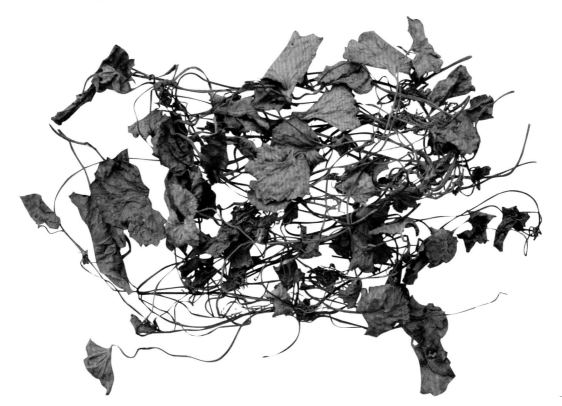

1cm

积雪草

炮制规范

除去杂质，洗净，切段，干燥。

饮片性状

本品呈不规则的段。根圆柱形，表面浅黄色或灰黄色。茎细，黄棕色，有细纵皱纹，可见节，节上常着生须状根。叶片多皱缩、破碎，完整者展平后呈近圆形或肾形，灰绿色，边缘有粗钝齿。伞形花序短小。双悬果扁圆形，有明显隆起的纵棱及细网纹。气微，味淡。

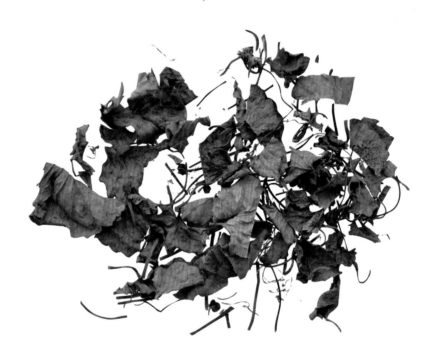

积雪草

性味功效

苦、辛，寒。清热利湿，解毒消肿。用于湿热黄疸，中暑腹泻，石淋血淋，痈肿疮毒，跌扑损伤。

用量用法

15~30g。

臭灵丹草

Choulingdancao
LAGGERAE HERBA

本品为菊科植物翼齿六棱菊 *Laggera pterodonta* (DC.) Benth. 的干燥地上部分。

产　　地

产于广西、贵州南部、云南、西藏东南部及四川南部。

采收加工

秋季茎叶茂盛时采割，干燥。

药材性状

本品长50~150cm，全体密被淡黄色腺毛和柔毛。茎圆柱形，具4~6纵翅，翅缘锯齿状，易折断。叶互生，有短柄；叶片椭圆形，暗绿色，先端短尖或渐尖，基部楔形，下延成翅，边缘有锯齿。头状花序着生于枝端。气特异，味苦。

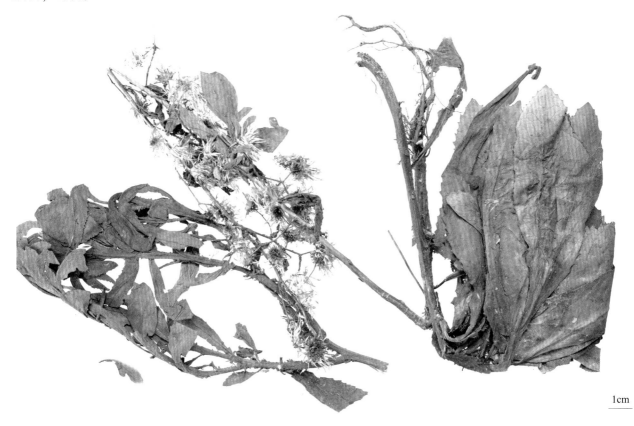

1cm

臭灵丹草

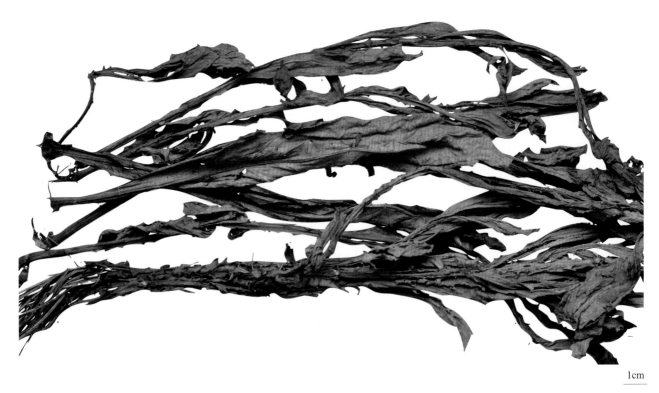

1cm

臭灵丹草（续）

性味功效 ▶▶

辛、苦，寒；有毒。清热解毒，止咳祛痰。用于风热感冒，咽喉肿痛，肺热咳嗽。

用量用法 ▶▶

9~15g。

射 干

Shegan
BELAMCANDAE RHIZOMA

本品为鸢尾科植物射干 *Belamcanda chinensis* (L.) DC. 的干燥根茎。

产 地

主产于湖北孝感、黄冈，河南信阳、南阳，陕西商洛。以湖北孝感、黄冈为道地产区。

采收加工

春初刚发芽或秋末茎叶枯萎时采挖，除去须根和泥沙，干燥。

药材性状

本品呈不规则结节状，长 3~10cm，直径 1~2cm。表面黄褐色、棕褐色或黑褐色，皱缩，有较密的环纹。上面有数个圆盘状凹陷的茎痕，偶有茎基残存；下面有残留细根及根痕。质硬，断面黄色，颗粒性。气微，味苦、微辛。

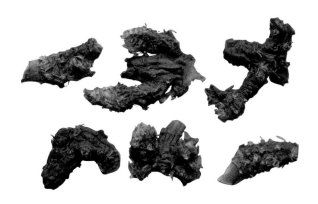

射干

炮制规范

除去杂质，洗净，润透，切薄片，干燥。

饮片性状

本品呈不规则形或长条形的薄片。外表皮黄褐色、棕褐色或黑褐色，皱缩，可见残留的须根和须根痕，有的可见环纹。切面淡黄色或鲜黄色，具散在筋脉小点或筋脉纹，有的可见环纹。气微，味苦、微辛。

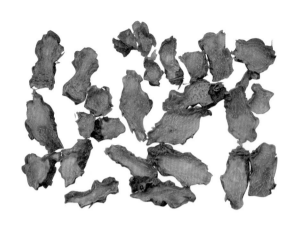

射干

性味功效 ▶▶

苦，寒。清热解毒，消痰，利咽。用于热毒痰火郁结，咽喉肿痛，痰涎壅盛，咳嗽气喘。

用量用法 ▶▶

3~10g。

对比鉴别

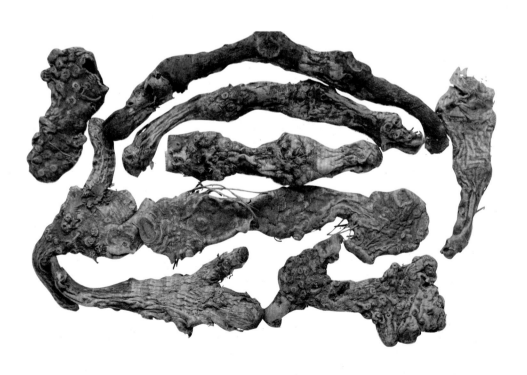

鸢尾 *Iris tectorum* Maxim. 的根茎（川射干）

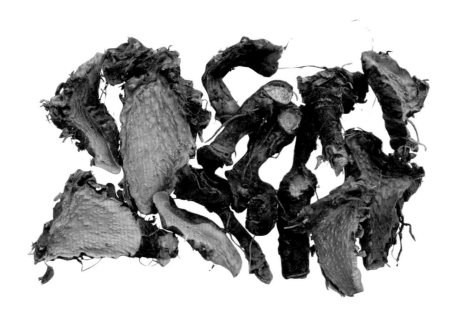

鸢尾 *Iris tectorum* Maxim. 的根茎（川射干，饮片）

徐长卿

Xuchangqing
CYNANCHI PANICULATI RADIX ET RHIZOMA

本品为萝藦科植物徐长卿 *Cynanchum paniculatum* (Bge.) Kitag. 的干燥根和根茎。

产　地

主产于江苏、浙江、安徽。

采收加工

秋季采挖，除去杂质，阴干。

药材性状

本品根茎呈不规则柱状，有盘节，长 0.5~3.5cm，直径 2~4mm。有的顶端带有残茎，细圆柱形，长约 2cm，直径 1~2mm，断面中空；根茎节处周围着生多数根。根呈细长圆柱形，弯曲，长 10~16cm，直径 1~1.5mm。表面淡黄白色至淡棕黄色或棕色，具微细的纵皱纹，并有纤细的须根。质脆，易折断，断面粉性，皮部类白色或黄白色，形成层环淡棕色，木部细小。气香，味微辛凉。

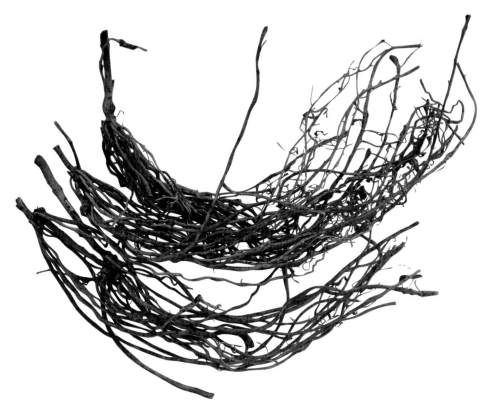

徐长卿

炮制规范

除去杂质，迅速洗净，切段，阴干。

饮片性状

本品呈不规则的段。根茎有节，四周着生多数根。根圆柱形，表面淡黄白色至淡棕黄色或棕色，有细纵皱纹。切面粉性，皮部类白色或黄白色，形成层环淡棕色，木部细小。气香，味微辛凉。

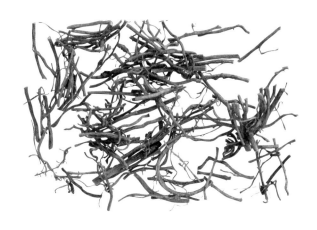

徐长卿

性味功效

辛，温。祛风，化湿，止痛，止痒。用于风湿痹痛，胃痛胀满，牙痛，腰痛，跌扑伤痛，风疹、湿疹。

用量用法

3~12g，后下。

对比鉴别

参见"白薇"项。

狼 毒

Langdu
EUPHORBIAE EBRACTEOLATAE RADIX

本品为大戟科植物月腺大戟 *Euphorbia ebracteolata* Hayata 或狼毒大戟 *Euphorbia fischeriana* Steud. 的干燥根。

产 地 ▶▶

月腺大戟 产于河南、山东、江苏、安徽、浙江、福建、湖北、湖南、陕西、四川等地。

狼毒 主产于东北及内蒙古。

采收加工 ▶▶

春、秋二季采挖，洗净，切片，晒干。

药材性状 ▶▶

月腺大戟 本品为类圆形或长圆形块片，直径 1.5~8cm，厚 0.3~4cm。外皮薄，黄棕色或灰棕色，易剥落而露出黄色皮部。切面黄白色，有黄色不规则大理石样纹理或环纹。体轻，质脆，易折断，断面有粉性。气微，味微辛。

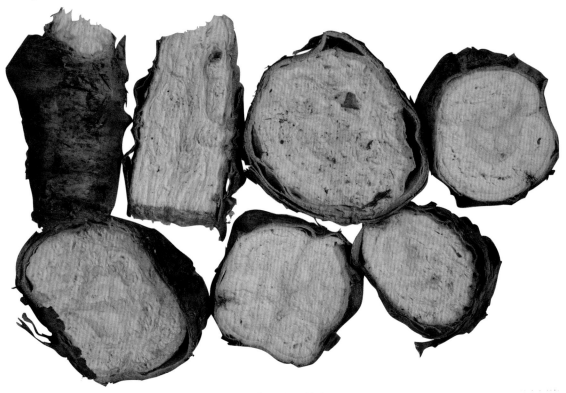

狼毒（月腺大戟）

狼毒大戟 本品外皮棕黄色，切面纹理或环纹显黑褐色。水浸后有黏性，撕开可见黏丝。

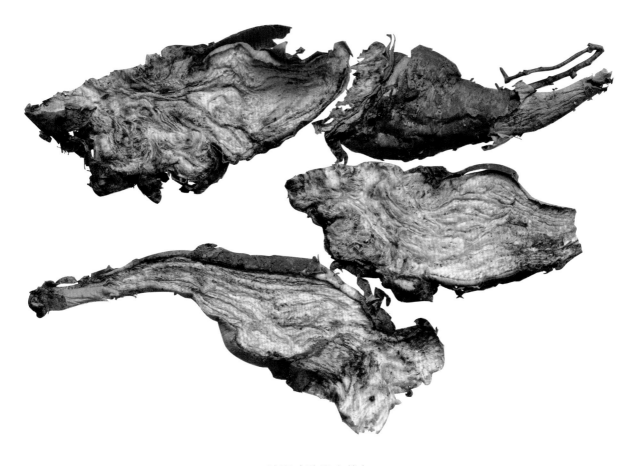

狼毒（狼毒大戟）

炮制规范

生狼毒 除去杂质，洗净，润透，切片，晒干。

醋狼毒 取净狼毒片，加醋拌匀，闷透，置锅内，炒干，取出，放凉。每100kg狼毒片，用醋30~50kg。

饮片性状

生狼毒（月腺大戟） 本品为类圆形、长圆形或不规则块片。外皮薄，黄棕色或灰棕色，易剥落而露出黄色皮部。切面黄白色，有淡黄白色至黄棕色不规则大理石样纹理或环纹。体轻，质脆，易折断，断面有粉性。气微，味微辛。

生狼毒（狼毒大戟） 本品外皮棕黄色，切面纹理或环纹显黑褐色。水浸后有黏性，撕开可见黏丝。

醋狼毒 本品形如狼毒。颜色略深，闻之微有醋香气。

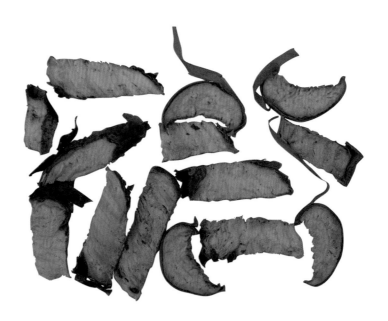

生狼毒（月腺大戟）

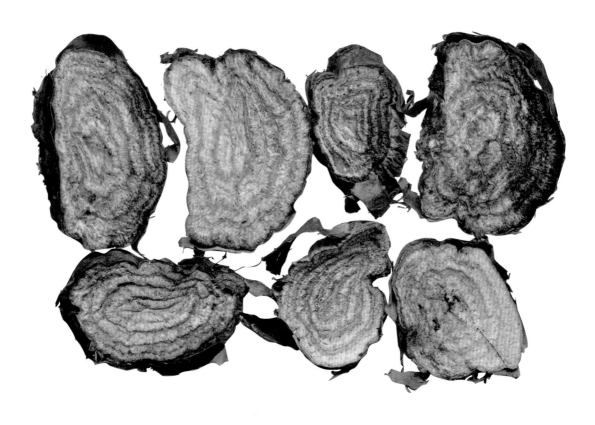

生狼毒（狼毒大戟）

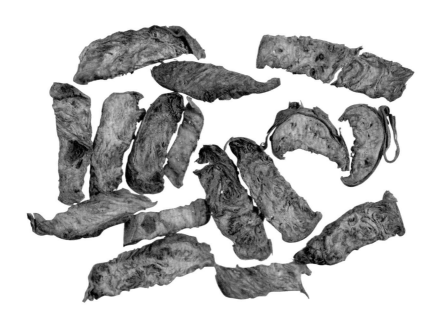

醋狼毒（月腺大戟）

性味功效

辛，平；有毒。散结，杀虫。外治淋巴结结核、皮癣；灭蛆。

用量用法

熬膏外敷。不宜与密陀僧同用。

对比鉴别

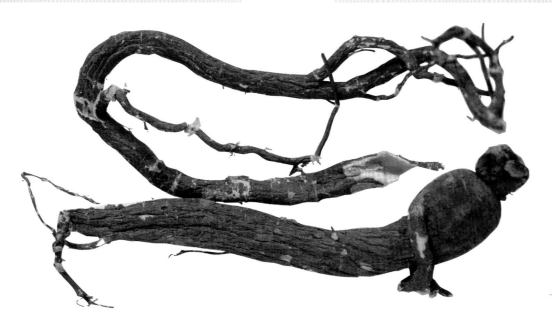

狼毒（瑞香狼毒）*Stellera chamaejasme* L. 的根

凌霄花

Lingxiaohua
CAMPSIS FLOS

本品为紫葳科植物凌霄 *Campsis grandiflora* (Thunb.) K. Schum. 或美洲凌霄 *Campsis radicans* (L.) Seem. 的干燥花。

产　地

凌霄　主产于浙江、江西、湖北、江苏。

美洲凌霄　主产于江苏。

采收加工

夏、秋二季花盛开时采摘，干燥。

药材性状

凌霄　本品多皱缩卷曲，黄褐色或棕褐色，完整花朵长 4~5cm。萼筒钟状，长 2~2.5cm，裂片 5，裂至中部，萼筒基部至萼齿尖有 5 条纵棱。花冠先端 5 裂，裂片半圆形，下部联合呈漏斗状，表面可见细脉纹，内表面较明显。雄蕊 4，着生在花冠上，2 长 2 短，花药个字形，花柱 1，柱头扁平。气清香，味微苦、酸。

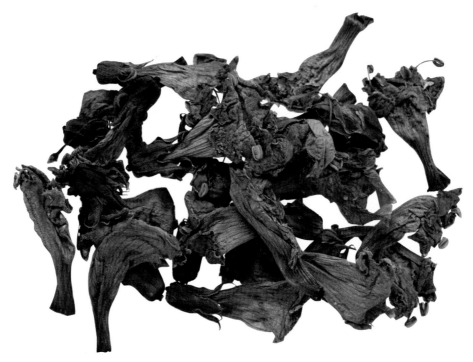

凌霄花（凌霄）

美洲凌霄　本品完整花朵长 6~7cm。萼筒长 1.5~2cm，硬革质，先端 5 齿裂，裂片短三角状，长约为萼筒的 1/3，萼筒外无明显的纵棱；花冠内表面具明显的深棕色脉纹。

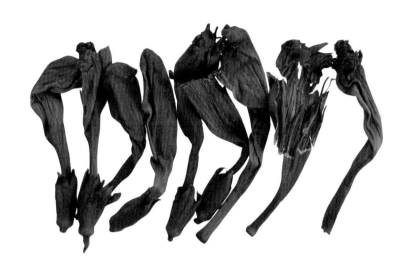

凌霄花（美洲凌霄）

性味功效

甘、酸，寒。活血通经，凉血祛风。用于月经不调，经闭癥瘕，产后乳肿，风疹发红，皮肤瘙痒，痤疮。

用量用法

5~9g。孕妇慎用。

高山辣根菜

Gaoshanlagencai
PEGAEOPHYTI RADIX ET RHIZOMA

本品为十字花科植物无茎荠 *Pegaeophyton scapiflorum* (Hook. f. et Thoms.) Marq. et Shaw 的干燥根和根茎。

产　地

产于青海、四川西南部、云南西北部、西藏。

采收加工

秋季采挖，除去须根和泥沙，晒干。

药材性状

本品根茎顶端有数个分枝，有密集横环纹，其上有叶柄残基。根圆柱形，长5~16cm，直径0.6~1.5cm。表面黄棕色至灰黄褐色，粗糙，有明显的皱纹和纵沟。质松泡，易折断，断面不整齐，皮部淡棕色至黄棕色，木部淡黄白色至浅黄棕色，周边与中心部呈灰白色与黄色相间的花纹。气微香，味微苦。

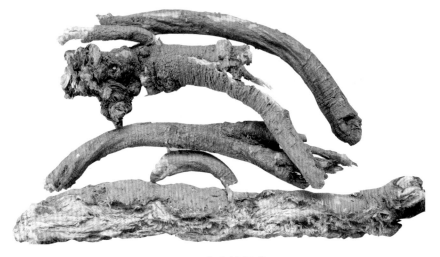

1cm

高山辣根菜

性味功效

苦、辛，寒。清热解毒，清肺止咳，止血，消肿。用于温病发热，肺热咳嗽，咯血，创伤出血，四肢浮肿。

用量用法

3~6g；或入丸散。外用适量，研末敷。

高良姜

Gaoliangjiang
ALPINIAE OFFICINARUM RHIZOMA

本品为姜科植物高良姜 *Alpinia officinarum* Hance 的干燥根茎。

产　地

主产于广东徐闻、雷州、东莞，海南儋州、陵水、屯昌，广西陆川、博白。

采收加工

夏末秋初采挖，除去须根和残留的鳞片，洗净，切段，晒干。

药材性状

本品呈圆柱形，多弯曲，有分枝，长 5~9cm，直径 1~1.5cm。表面棕红色至暗褐色，有细密的纵皱纹和灰棕色的波状环节，节间长 0.2~1cm，一面有圆形的根痕。质坚韧，不易折断，断面灰棕色或红棕色，纤维性，中柱约占 1/3。气香，味辛辣。

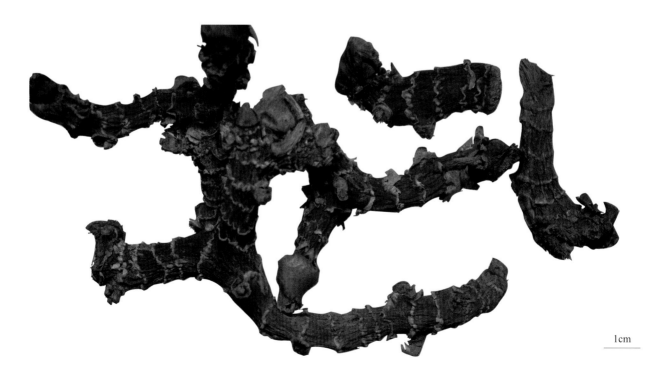

1cm

高良姜

炮制规范

除去杂质，洗净，润透，切薄片，晒干。

饮片性状

本品呈类圆形或不规则形的薄片。外表皮棕红色至暗棕色，有的可见环节和须根痕。切面灰棕色至红棕色，外周色较淡，具多数散在的筋脉小点，中心圆形，约占1/3。气香，味辛辣。

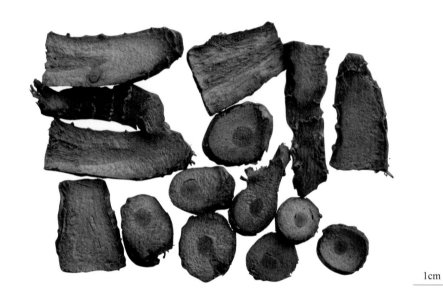

1cm

高良姜

性味功效

辛，热。温胃止呕，散寒止痛。用于脘腹冷痛，胃寒呕吐，嗳气吞酸。

用量用法

3~6g。

附　注

红豆蔻根茎与高良姜性味类似，形状相近，唯形大，民间偶尔替代高良姜使用。

对比鉴别

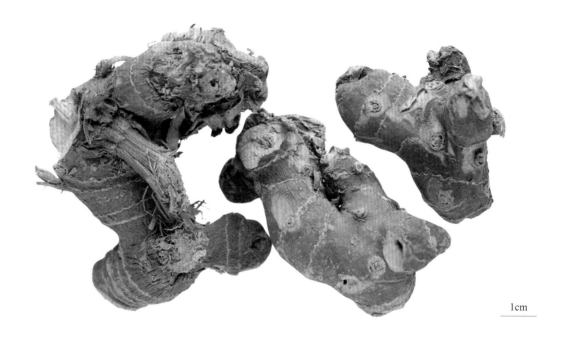

1cm

大高良姜 *Alpinia galanga* Willd. 的根茎

拳 参

Quanshen

BISTORTAE RHIZOMA

本品为蓼科植物拳参 *Polygonum bistorta* L. 的干燥根茎。

产　地 ▶▶

主产于华北、西北，以及山东、江苏、湖北。

采收加工 ▶▶

春初发芽时或秋季茎叶将枯萎时采挖，除去泥沙，晒干，去须根。

药材性状 ▶▶

本品呈扁长条形或扁圆柱形，弯曲，有的对卷弯曲，两端略尖，或一端渐细，长 6~13cm，直径 1~2.5cm。表面紫褐色或紫黑色，粗糙，一面隆起，一面稍平坦或略具凹槽，全体密具粗环纹，有残留须根或根痕。质硬，断面浅棕红色或棕红色，维管束呈黄白色点状，排列成环。气微，味苦、涩。

拳参

炮制规范

除去杂质，洗净，略泡，润透，切薄片，干燥。

饮片性状

本品呈类圆形或近肾形的薄片。外表皮紫褐色或紫黑色。切面棕红色或浅棕红色，平坦，近边缘有一圈黄白色小点（维管束）。气微，味苦、涩。

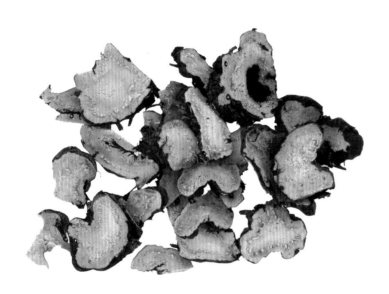

拳参

性味功效

苦、涩，微寒。清热解毒，消肿，止血。用于赤痢热泻，肺热咳嗽，痈肿瘰疬，口舌生疮，血热吐衄，痔疮出血，蛇虫咬伤。

用量用法

5~10g。外用适量。

对比鉴别

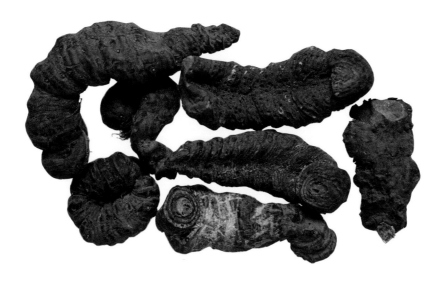

草血竭 *Polygonum paleaceum* Wall. ex Hook. f. 的根茎

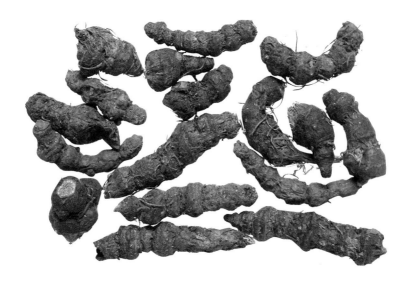

支柱蓼 *Polygonum suffultum* Maxim. 的根茎

粉萆薢

Fenbixie

DIOSCOREAE HYPOGLAUCAE RHIZOMA

本品为薯蓣科植物粉背薯蓣 *Dioscorea hypoglauca* Palibin 的干燥根茎。

产　地

主产于浙江、安徽、湖南。

采收加工

秋、冬二季采挖，除去须根，洗净，切片，晒干。

药材性状

本品为不规则的薄片，边缘不整齐，大小不一，厚约 0.5mm。有的有棕黑色或灰棕色的外皮。切面黄白色或淡灰棕色，维管束呈小点状散在。质松，略有弹性，易折断，新断面近外皮处显淡黄色。气微，味辛、微苦。

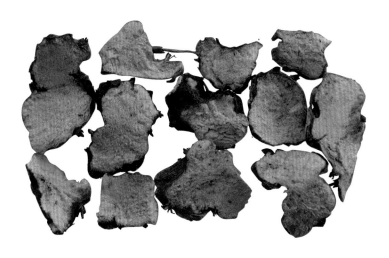

粉萆薢

性味功效

苦，平。利湿去浊，祛风除痹。用于膏淋，白浊，白带过多，风湿痹痛，关节不利，腰膝疼痛。

用量用法

9~15g。

粉 葛

Fenge
PUERARIAE THOMSONII RADIX

本品为豆科植物甘葛藤 *Pueraria thomsonii* Benth. 的干燥根。

产　　地 ▶▶

主产于广西、广东。

采收加工 ▶▶

秋、冬二季采挖，除去外皮，稍干，截段或再纵切两半或斜切成厚片，干燥。

药材性状 ▶▶

本品呈圆柱形、类纺锤形或半圆柱形，长 12~15cm，直径 4~8cm；有的为纵切或斜切的厚片，大小不一。表面黄白色或淡棕色，未去外皮的呈灰棕色。体重，质硬，富粉性，横切面可见由纤维形成的浅棕色同心性环纹，纵切面可见由纤维形成的数条纵纹。气微，味微甜。

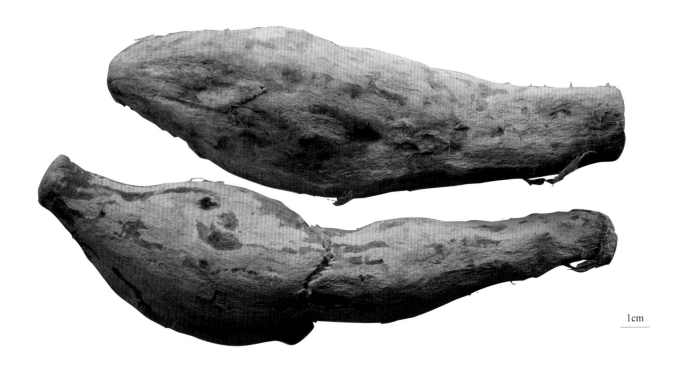

1cm

粉葛

炮制规范

除去杂质，洗净，润透，切厚片或切块，干燥。

饮片性状

本品呈不规则的厚片或立方块状。外表面黄白色或淡棕色。切面黄白色，横切面有时可见由纤维形成的浅棕色同心性环纹，纵切面可见由纤维形成的数条纵纹。体重，质硬，富粉性。气微，味微甜。

粉葛（片状）

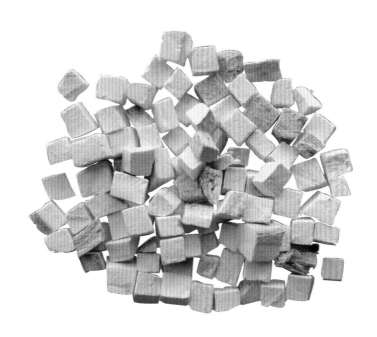

粉葛（块状）

性味功效

　　甘、辛，凉。解肌退热，生津止渴，透疹，升阳止泻，通经活络，解酒毒。用于外感发热头痛，项背强痛，口渴，消渴，麻疹不透，热痢，泄泻，眩晕头痛，中风偏瘫，胸痹心痛，酒毒伤中。

用量用法

　　10~15g。

对比鉴别

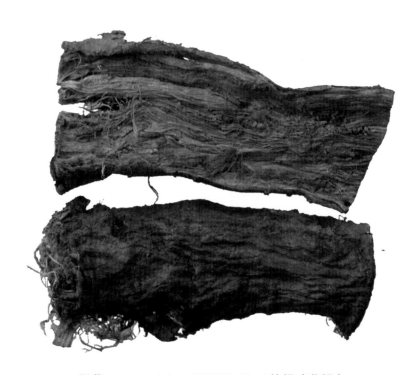

野葛 *Pueraria lobata* (Willd.) Ohwi 的根（葛根）

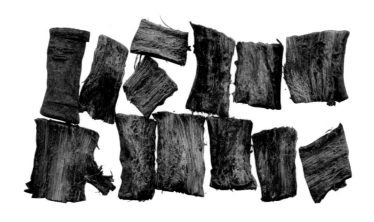

野葛 *Pueraria lobata* (Willd.) Ohwi 的根（葛根，饮片）

益母草

Yimucao
LEONURI HERBA

本品为唇形科植物益母草 *Leonurus japonicus* Houtt. 的新鲜或干燥地上部分。

产　地

产于全国各地，多自产自销。

采收加工

鲜品春季幼苗期至初夏花前期采割；干品夏季茎叶茂盛、花未开或初开时采割，晒干，或切段晒干。

药材性状

鲜益母草　本品幼苗期无茎，基生叶圆心形，5~9 浅裂，每裂片有 2~3 钝齿。花前期茎呈方柱形，上部多分枝，四面凹下成纵沟，长 30~60cm，直径 0.2~0.5cm；表面青绿色；质鲜嫩，断面中部有髓。叶交互对生，有柄；叶片青绿色，质鲜嫩，揉之有汁；下部茎生叶掌状 3 裂，上部叶羽状深裂或浅裂成 3 片，裂片全缘或具少数锯齿。气微，味微苦。

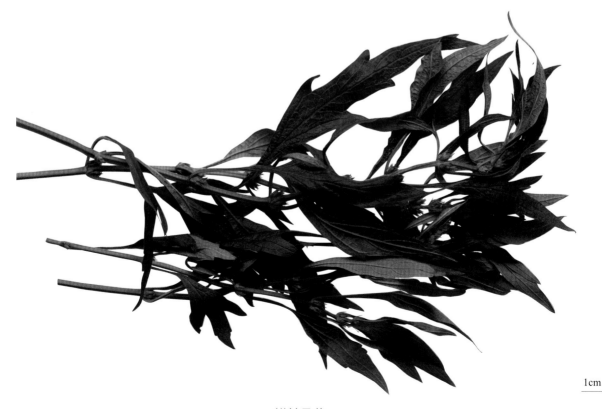

1cm

鲜益母草

干益母草 本品茎表面灰绿色或黄绿色；体轻，质韧，断面中部有髓。叶片灰绿色，多皱缩、破碎，易脱落。轮伞花序腋生，小花淡紫色，花萼筒状，花冠二唇形。切段者长约2cm。

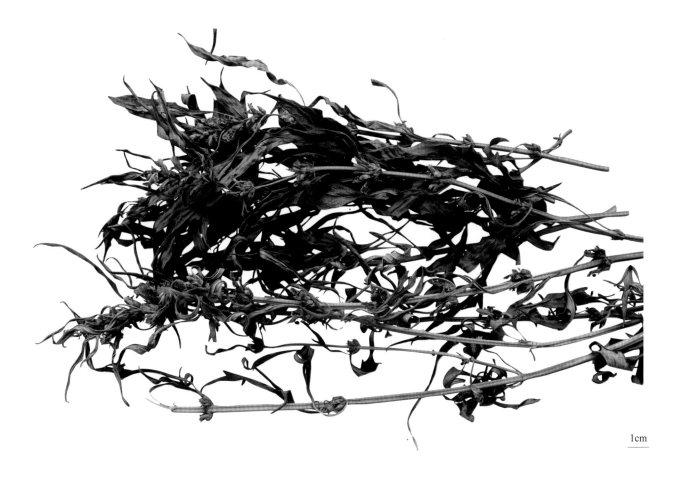

干益母草

炮制规范

鲜益母草 除去杂质，迅速洗净。

干益母草 除去杂质，迅速洗净，略润，切段，干燥。

饮片性状

干益母草 本品呈不规则的段。茎方形，四面凹下成纵沟，灰绿色或黄绿色。切面中部有白髓。叶片灰绿色，多皱缩、破碎。轮伞花序腋生，花黄棕色，花萼筒状，花冠二唇形。气微，味微苦。

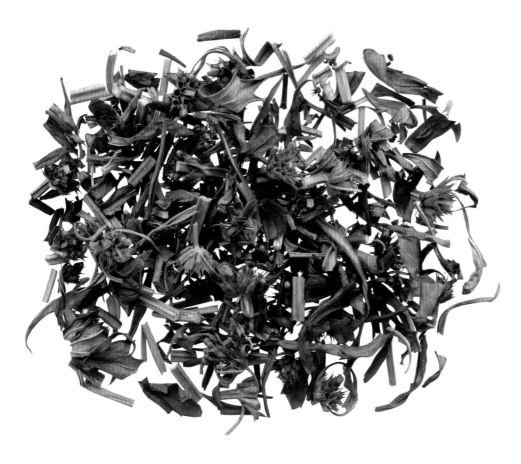

干益母草

性味功效

苦、辛，微寒。活血调经，利尿消肿，清热解毒。用于月经不调，痛经经闭，恶露不尽，水肿尿少，疮疡肿毒。

用量用法

9~30g；鲜品 12~40g。孕妇慎用。

益 智

Yizhi
ALPINIAE OXYPHYLLAE FRUCTUS

本品为姜科植物益智 *Alpinia oxyphylla* Miq. 的干燥成熟果实。

产 地

主产于海南屯昌、澄迈、儋州、保亭、琼中。

采收加工

夏、秋间果实由绿变红时采收，晒干或低温干燥。

药材性状

本品呈椭圆形，两端略尖，长 1.2~2cm，直径 1~1.3cm。表面棕色或灰棕色，有纵向凹凸不平的突起棱线 13~20 条，顶端有花被残基，基部常残存果梗。果皮薄而稍韧，与种子紧贴，种子集结成团，中有隔膜将种子团分为 3 瓣，每瓣有种子 6~11 粒。种子呈不规则的扁圆形，略有钝棱，直径约 3mm，表面灰褐色或灰黄色，外被淡棕色膜质的假种皮；质硬，胚乳白色。有特异香气，味辛、微苦。

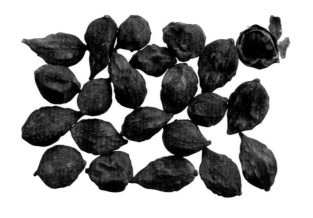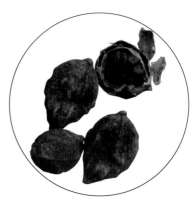

益智

炮制规范

益智仁　除去杂质及外壳。用时捣碎。

盐益智仁　取净益智仁，加盐水拌匀，闷透，置锅内以文火加热，炒干，取出，放凉。用时捣碎。每 100kg 益智仁，用食盐 2kg。

饮片性状

益智仁 本品为不规则扁圆形的种子或种子团残瓣。种子略有钝棱，直径约 3mm；表面灰黄色至灰褐色，具细皱纹；外被淡棕色膜质的假种皮；质硬，胚乳白色。有特异香气，味辛、微苦。

盐益智仁 本品形如益智仁。表面棕褐色至黑褐色，质硬，胚乳白色。有特异香气。味辛、微咸、苦。

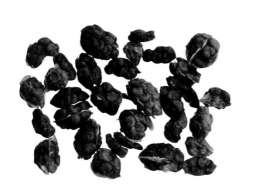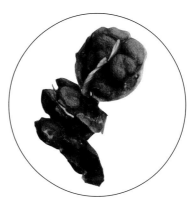

益智仁

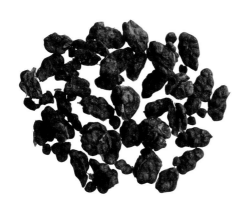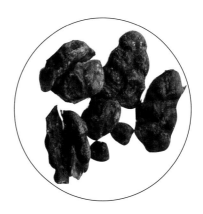

盐益智仁

性味功效

辛，温。暖肾固精缩尿，温脾止泻摄唾。用于肾虚遗尿，小便频数，遗精白浊，脾寒泄泻，腹中冷痛，口多唾涎。

用量用法

3~10g。

浙贝母

Zhebeimu
FRITILLARIAE THUNBERGII BULBUS

本品为百合科植物浙贝母 *Fritillaria thunbergii* Miq. 的干燥鳞茎。

产　　地

主产于浙江鄞州、东阳、磐安、於潜，湖北板桥，安徽，江苏等地。以浙江鄞州、笕桥为道地产区。

采收加工

初夏植株枯萎时采挖，洗净。大小分开，大者除去心芽，习称"大贝"；小者不去心芽，习称"珠贝"。分别撞擦，除去外皮，拌以煅过的贝壳粉，吸去擦出的浆汁，干燥；或取鳞茎，大小分开，洗净，除去心芽，趁鲜切成厚片，洗净，干燥，习称"浙贝片"。

药材性状

大贝　本品为鳞茎外层的单瓣鳞叶，略呈新月形，高 1~2cm，直径 2~3.5cm。外表面类白色至淡黄色，内表面白色或淡棕色，被有白色粉末。质硬而脆，易折断，断面白色至黄白色，富粉性。气微，味微苦。

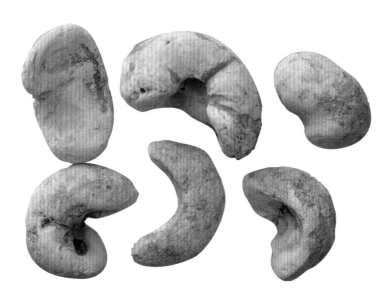

大贝

珠贝　本品为完整的鳞茎，呈扁圆形，高 1~1.5cm，直径 1~2.5cm。表面黄棕色至黄褐色，有不规则的皱纹；或表面类白色至淡黄色，较光滑或被有白色粉末。质硬，不易折断，断面淡黄色或类白色，略带角质状或粉性；外层鳞叶 2 瓣，肥厚，略似肾形，互相抱合，内有小鳞叶 2~3 枚和干缩的残茎。

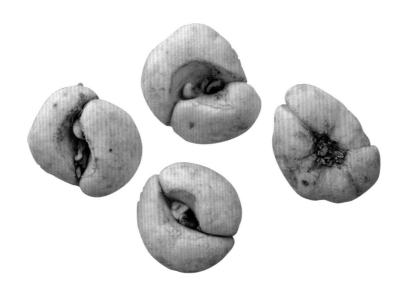

珠贝

浙贝片　本品为椭圆形或类圆形片，大小不一，长 1.5~3.5cm，宽 1~2cm，厚 0.2~0.4cm。外皮黄褐色或灰褐色，略皱缩；或淡黄色，较光滑。切面微鼓起，灰白色；或平坦，粉白色。质脆，易折断，断面粉白色，富粉性。

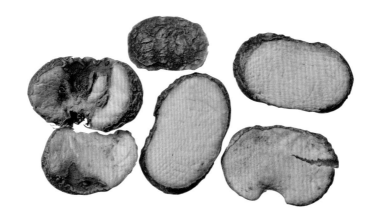

浙贝片

炮制规范

除去杂质。未切片者，洗净，润透，切厚片，干燥；或打成碎块。

饮片性状

浙贝母　本品为类圆形的厚片或碎块，有的具心芽。外皮黄褐色或灰褐色，略皱缩；或淡黄白色，较光滑或被有白色粉末。切面微鼓起或平坦，灰白色或粉白色，略角质状或富粉性。多质坚硬，易折断；或质硬，断面灰白色或白色，有的浅黄棕色。气微，味苦。

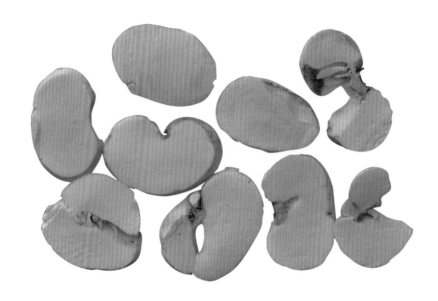

浙贝母

性味功效

苦，寒。清热化痰止咳，解毒散结消痈。用于风热咳嗽，痰火咳嗽，肺痈，乳痈，瘰疬，疮毒。

用量用法

5~10g。不宜与川乌、制川乌、草乌、制草乌、附子同用。

对比鉴别

参见"川贝母"项。

娑罗子

Suoluozi
AESCULI SEMEN

本品为七叶树科植物七叶树 *Aesculus chinensis* Bge.、浙江七叶树 *Aesculus chinensis* Bge. var. *chekiangensis* (Hu et Fang) Fang 或天师栗 *Aesculus wilsonii* Rehd. 的干燥成熟种子。

产　地

七叶树　主产于浙江杭州，江苏宜兴、靖江、溧阳，陕西汉中、安康，河南西峡、嵩县。
天师栗　主产于四川、湖北、贵州。

采收加工

秋季果实成熟时采收，除去果皮，晒干或低温干燥。

药材性状

本品呈扁球形或类球形，似板栗，直径 1.5~4cm。表面棕色或棕褐色，多皱缩，凹凸不平，略具光泽；种脐色较浅，近圆形，占种子面积的 1/4 至 1/2；其一侧有 1 条突起的种脊，有的不甚明显。种皮硬而脆，子叶 2，肥厚，坚硬，形似栗仁，黄白色或淡棕色，粉性。气微，味先苦后甜。

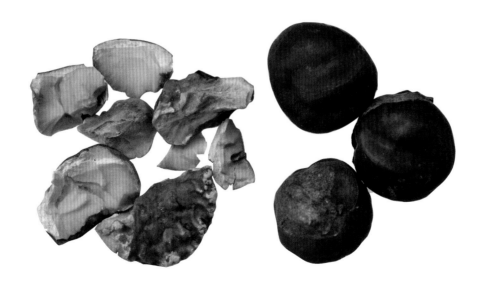

娑罗子（七叶树）

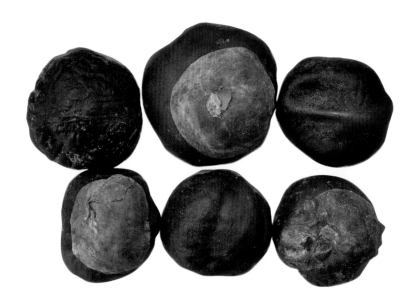

娑罗子（浙江七叶树）

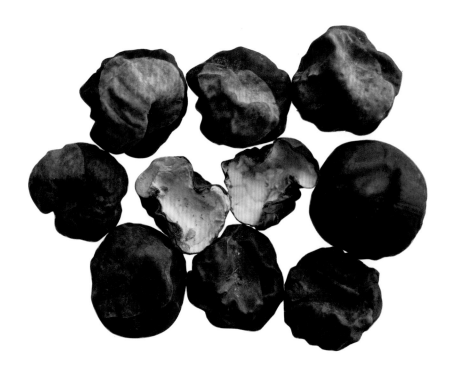

娑罗子（天师栗）

炮制规范

除去外壳和杂质。用时打碎。

饮片性状

同药材。

性味功效

甘，温。疏肝理气，和胃止痛。用于肝胃气滞，胸腹胀闷，胃脘疼痛。

用量用法

3~9g。

海风藤

Haifengteng

PIPERIS KADSURAE CAULIS

本品为胡椒科植物风藤 *Piper kadsura* (Choisy) Ohwi 的干燥藤茎。

产　地

主产于福建、浙江、台湾。

采收加工

夏、秋二季采割，除去根、叶，晒干。

药材性状

本品呈扁圆柱形，微弯曲，长 15~60cm，直径 0.3~2cm。表面灰褐色或褐色，粗糙，有纵向棱状纹理及明显的节，节间长 3~12cm，节部膨大，上生不定根。体轻，质脆，易折断，断面不整齐，皮部窄，木部宽广，灰黄色，导管孔多数，射线灰白色，放射状排列，皮部与木部交界处常有裂隙，中心有灰褐色髓。气香，味微苦、辛。

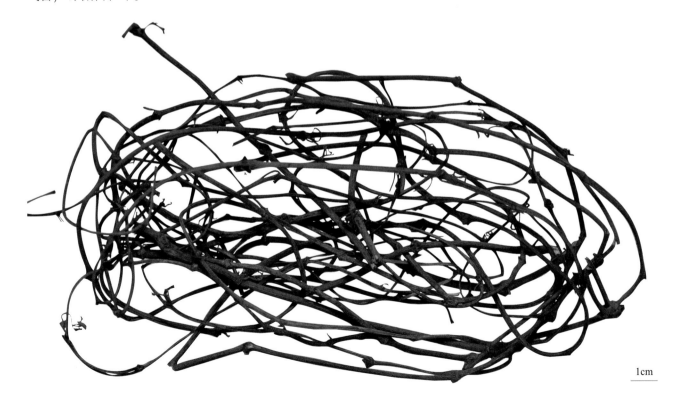

1cm

海风藤

炮制规范

除去杂质，浸泡，润透，切厚片，晒干。

饮片性状

本品呈不规则的扁圆柱形厚片，直径 0.3~2.0cm。表面灰褐色或褐色，有纵向棱状纹理。切面皮部窄，木部宽广呈灰黄色，导管孔多束，有灰黄色与灰白色相间排列的放射状纹理，皮部与木部交界处有裂隙，中心有灰褐色髓。体轻，质脆。气香，味微苦、辛。

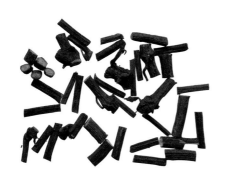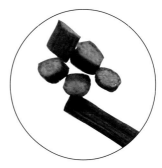

海风藤

性味功效

辛、苦，微温。祛风湿，通经络，止痹痛。用于风寒湿痹，肢节疼痛，筋脉拘挛，屈伸不利。

用量用法

6~12g。

对比鉴别

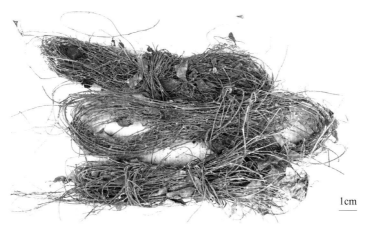

1cm

石南藤（瓦氏胡椒）*Piper wallichii* (Miq.) Hand.-Mazz. 的藤茎

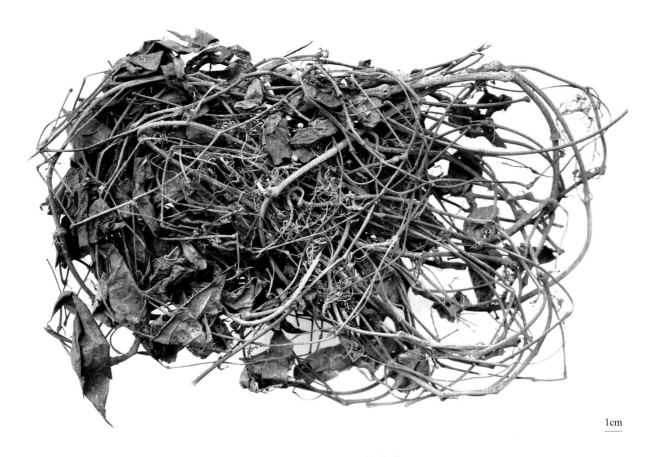

1cm

山蒟 *Piper hancei* Maxim. 的藤茎

海金沙

Haijinsha
LYGODII SPORA

本品为海金沙科植物海金沙 *Lygodium japonicum* (Thunb.) Sw. 的干燥成熟孢子。

产　　地

主产于广东及浙江等地。

采收加工

秋季孢子未脱落时采割藤叶，晒干，搓揉或打下孢子，除去藤叶。

药材性状

本品呈粉末状，棕黄色或浅棕黄色。体轻，手捻有光滑感，置手中易由指缝滑落。气微，味淡。

海金沙

性味功效

甘、咸，寒。清利湿热，通淋止痛。用于热淋，石淋，血淋，膏淋，尿道涩痛。

用量用法

6~15g，包煎。

海藻

Haizao
SARGASSUM

本品为马尾藻科植物海蒿子 *Sargassum pallidum* (Turn.) C. Ag. 或羊栖菜 *Sargassum fusiforme* (Harv.) Setch. 的干燥藻体。前者习称"大叶海藻"，后者习称"小叶海藻"。

产　　地

海蒿子（大叶海藻）　主产于辽宁、山东。
羊栖菜（小叶海藻）　主产于辽宁、山东、浙江、福建、广东。

采收加工

夏、秋二季采捞，除去杂质，洗净，晒干。

药材性状

大叶海藻　本品皱缩卷曲，黑褐色，有的被白霜，长 30~60cm。主干呈圆柱状，具圆锥形突起，主枝自主干两侧生出，侧枝自主枝叶腋生出，具短小的刺状突起。初生叶披针形或倒卵形，长 5~7cm，宽约 1cm，全缘或具粗锯齿；次生叶条形或披针形，叶腋间有着生条状叶的小枝。气囊黑褐色，球形或卵圆形，有的有柄，顶端钝圆，有的具细短尖。质脆，潮润时柔软；水浸后膨胀，肉质，黏滑。气腥，味微咸。

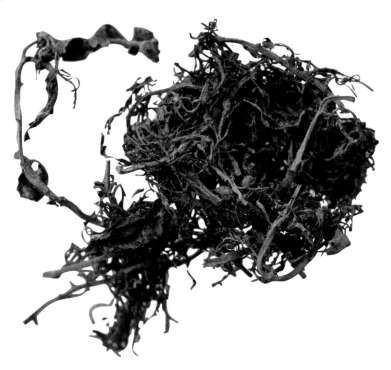

大叶海藻

小叶海藻　本品较小，长 15~40cm。分枝互生，无刺状突起。叶条形或细匙形，先端稍膨大，中空。气囊腋生，纺锤形或球形，囊柄较长。质较硬。

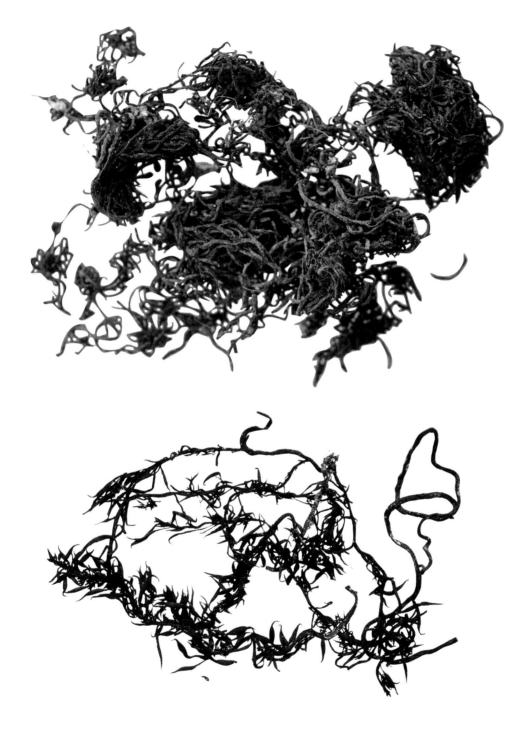

小叶海藻

炮制规范

除去杂质，洗净，稍晾，切段，干燥。

饮片性状

　　大叶海藻　本品为不规则的段，卷曲状，棕褐色至黑褐色，有的被白霜。枝干可见短小的刺状突起；叶缘偶见锯齿。气囊棕褐色至黑褐色，球形或卵圆形，有的有柄。

　　小叶海藻　本品为不规则的段，卷曲状，棕黑色至黑褐色。枝干无刺状突起。叶条形或细匙形，先端稍膨大。气囊腋生，纺锤形或椭圆形，多脱落，囊柄较长。

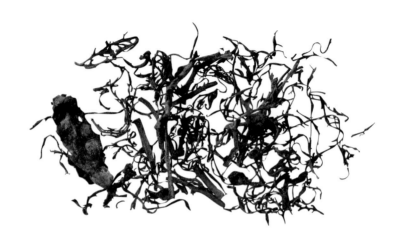

大叶海藻

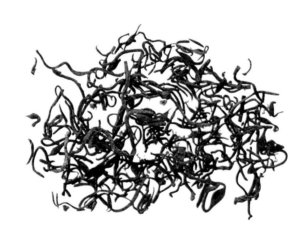

小叶海藻

性味功效

　　苦、咸，寒。消痰软坚散结，利水消肿。用于瘿瘤，瘰疬，睾丸肿痛，痰饮水肿。

用量用法

　　6~12g。不宜与甘草同用。

浮 萍

Fuping

SPIRODELAE HERBA

本品为浮萍科植物紫萍 *Spirodela polyrrhiza* (L.) Schleid. 的干燥全草。

产 地

主产于湖北、江苏、浙江、福建、四川等地。

采收加工

6~9 月采收，洗净，除去杂质，晒干。

药材性状

本品为扁平叶状体，呈卵形或卵圆形，长径 2~5mm。上表面淡绿色至灰绿色，偏侧有 1 小凹陷，边缘整齐或微卷曲。下表面紫绿色至紫棕色，着生数条须根。体轻，手捻易碎。气微，味淡。

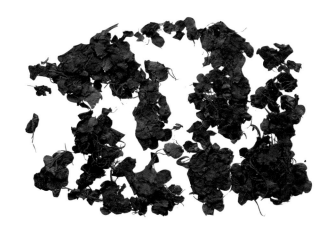

浮萍

性味功效

辛，寒。宣散风热，透疹，利尿。用于麻疹不透，风疹瘙痒，水肿尿少。

用量用法

3~9g。外用适量，煎汤浸洗。

通关藤 Tongguanteng
MARSDENIAE TENACISSIMAE CAULIS

本品为萝藦科植物通关藤 *Marsdenia tenacissima* (Roxb.) Wight et Arn. 的干燥藤茎。

产　地

产于广西、云南、贵州南部及四川。

采收加工

秋、冬二季采收，干燥。

药材性状

本品呈扁圆柱形，略扭曲，直径 2~5cm；节膨大，节间两侧各有 1 条明显纵沟，于节处交互对称。表面灰褐色，粗糙；栓皮松软，稍厚。质硬而韧，粗者难折断。断面不平整，常呈类"8"字形，皮部浅灰色，木部黄白色，密布针眼状细孔。髓部常中空。气微，味苦回甜。

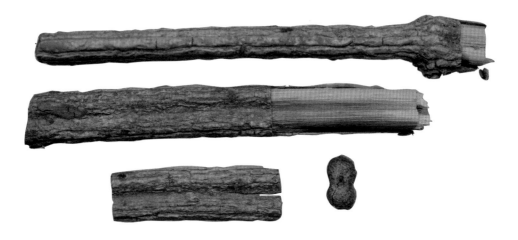

通关藤

性味功效

苦，微寒。止咳平喘，祛痰，通乳，清热解毒。用于喘咳痰多，产后乳汁不通，风湿肿痛，疮痈。

用量用法

20~30g。外用适量。

通 草

Tongcao

TETRAPANACIS MEDULLA

本品为五加科植物通脱木 *Tetrapanax papyrifer* (Hook.) K. Koch 的干燥茎髓。

产 地

主产于江苏、湖南、湖北、四川、浙江、安徽。

采收加工

秋季割取茎，截成段，趁鲜取出髓部，理直，晒干。

药材性状

本品呈圆柱形，长 20~40cm，直径 1~2.5cm。表面白色或淡黄色，有浅纵沟纹。体轻，质松软，稍有弹性，易折断，断面平坦，显银白色光泽，中部有直径 0.3~1.5cm 的空心或半透明的薄膜，纵剖面呈梯状排列，实心者少见。气微，味淡。

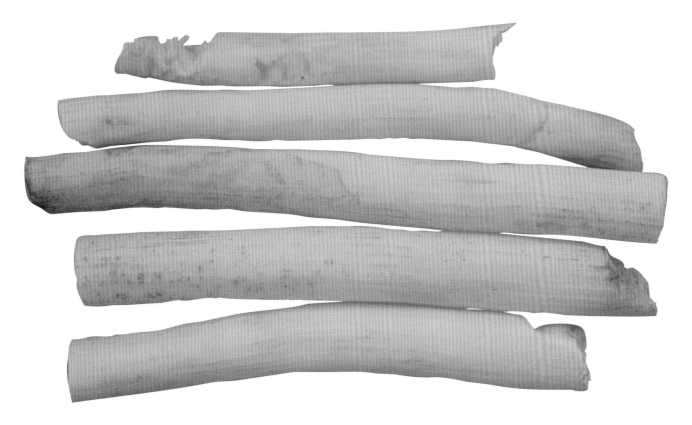

通草

炮制规范

除去杂质，切厚片。

饮片性状

本品为圆形或类圆形厚片。表面白色或淡黄色，有浅纵沟纹。体轻，质松软，稍有弹性，切面平坦，呈银白色光泽，中部空心或有半透明的薄膜，实心者少见。气微，味淡。

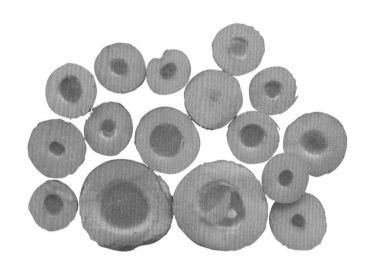

通草

性味功效

甘、淡，微寒。清热利尿，通气下乳。用于湿热淋证，水肿尿少，乳汁不下。

用量用法

3~5g。孕妇慎用。

对比鉴别

参见"小通草"项。

预知子

Yuzhizi

AKEBIAE FRUCTUS

本品为木通科植物木通 *Akebia quinata* (Thunb.) Decne.、三叶木通 *Akebia trifoliata* (Thunb.) Koidz. 或白木通 *Akebia trifoliata* (Thunb.) Koidz. var. *australis* (Diels) Rehd. 的干燥近成熟果实。

产　地

木通　产于陕西、河南、山东、安徽、江苏、江西、湖北、湖南、广东、广西、四川等地。

三叶木通　产于河南、江苏、江西、湖北、湖南、广东、海南、陕西、四川、河北、山西、山东、安徽、甘肃、云南、贵州。

白木通　产于河南、山西、陕西、江苏、浙江、江西、福建、湖北、湖南、贵州、四川、云南、广东、海南。

采收加工

夏、秋二季果实绿黄时采收，晒干，或置沸水中略烫后晒干。

药材性状

本品呈肾形或长椭圆形，稍弯曲，长 3~9cm，直径 1.5~3.5cm。表面黄棕色或黑褐色，有不规则的深皱纹，顶端钝圆，基部有果梗痕。质硬，破开后，果瓤淡黄色或黄棕色；种子多数，扁长卵形，黄棕色或紫褐色，具光泽，有条状纹理。气微香，味苦。

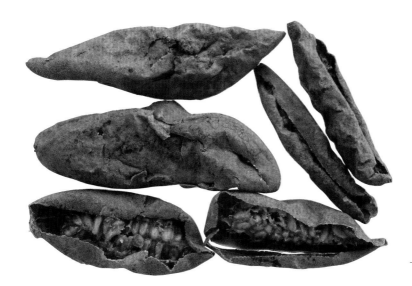

1cm

预知子（木通）

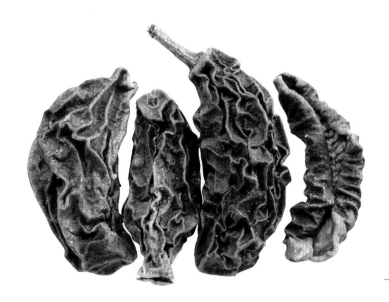

1cm

预知子（三叶木通）

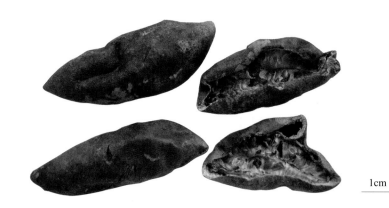

1cm

预知子（白木通）

炮制规范

洗净，晒干。用时打碎。

饮片性状

同药材。

性味功效

苦，寒。疏肝理气，活血止痛，散结，利尿。用于脘胁胀痛，痛经经闭，痰核痞块，小便不利。

用量用法

3~9g。

桑 叶

Sangye
MORI FOLIUM

本品为桑科植物桑 *Morus alba* L. 的干燥叶。

产　　地

主产于安徽、浙江、江苏、四川、湖南等地，以南方育蚕区产量较大。

采收加工

初霜后采收，除去杂质，晒干。

药材性状

本品多皱缩、破碎。完整者有柄，叶片展平后呈卵形或宽卵形，长 8~15cm，宽 7~13cm。先端渐尖，基部截形、圆形或心形，边缘有锯齿或钝锯齿，有的不规则分裂。上表面黄绿色或浅黄棕色，有的有小疣状突起；下表面颜色稍浅，叶脉突出，小脉网状，脉上被疏毛，脉基具簇毛。质脆。气微，味淡、微苦涩。

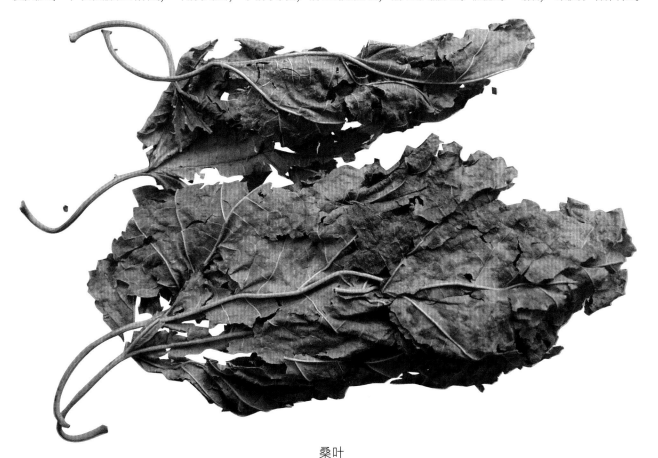

桑叶

炮制规范

除去杂质，搓碎，去柄，筛去灰屑。

饮片性状

本品为不规则的破碎叶片。叶片边缘可见锯齿或钝锯齿，有的有不规则分裂。上表面黄绿色或浅黄棕色；下表面颜色稍浅，叶脉突出，小脉网状，脉上被疏毛，脉基具簇毛。质脆。气微，味淡、微苦涩。

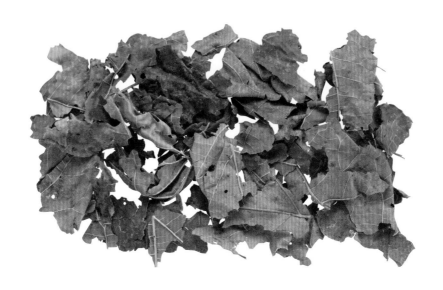

桑叶

性味功效

甘、苦，寒。疏散风热，清肺润燥，清肝明目。用于风热感冒，肺热燥咳，头晕头痛，目赤昏花。

用量用法

5~10g。

桑白皮

Sangbaipi
MORI CORTEX

本品为桑科植物桑 *Morus alba* L. 的干燥根皮。

产　地

主产于河南商丘，安徽阜阳、亳州，重庆涪陵，四川南充，湖南会同、沅陵、怀北，河北涞源、易县，广东顺德、南海，以河南、安徽产量大。

采收加工

秋末叶落时至次春发芽前采挖根部，刮去黄棕色粗皮，纵向剖开，剥取根皮，晒干。

药材性状

本品呈扭曲的卷筒状、槽状或板片状，长短宽窄不一，厚 1~4mm。外表面白色或淡黄白色，较平坦，有的残留橙黄色或棕黄色鳞片状粗皮；内表面黄白色或灰黄色，有细纵纹。体轻，质韧，纤维性强，难折断，易纵向撕裂，撕裂时有粉尘飞扬。气微，味微甘。

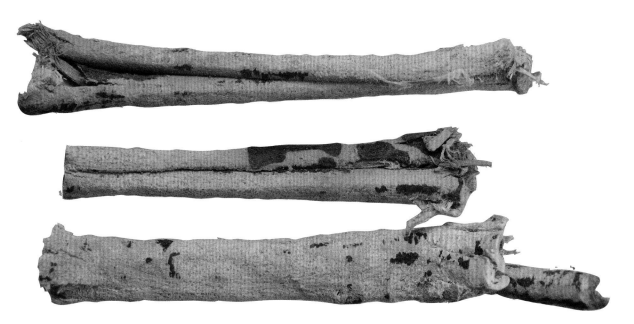

1cm

桑白皮

炮制规范

桑白皮　洗净，稍润，切丝，干燥。

蜜桑白皮　先将炼蜜加适量沸水稀释后，加入净桑白皮丝中拌匀，闷透，置锅内，用文火炒至不粘手时，取出，放凉。每100kg桑白皮，用炼蜜25kg。

饮片性状

桑白皮　本品呈丝条状，外表面白色或淡黄白色，有的残留橙黄色或棕黄色鳞片状粗皮；内表面黄白色或灰黄色，有细纵纹。体轻，质韧，纤维性强。气微，味微甘。

蜜桑白皮　本品呈不规则的丝条状。表面深黄色或棕黄色，略具光泽，滋润，纤维性强，易纵向撕裂。气微，味甜。

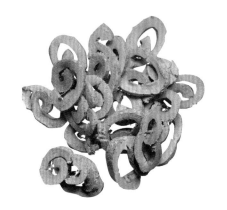

桑白皮

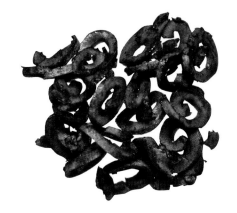

蜜桑白皮

性味功效

甘，寒。泻肺平喘，利水消肿。用于肺热喘咳，水肿胀满尿少，面目肌肤浮肿。

用量用法

6~12g。

桑 枝

Sangzhi
MORI RAMULUS

本品为桑科植物桑 *Morus alba* L. 的干燥嫩枝。

产　　地

主产于安徽、浙江、江苏、四川、湖南等地，以南方育蚕区产量较大。

采收加工

春末夏初采收，去叶，晒干，或趁鲜切片，晒干。

药材性状

本品呈长圆柱形，少有分枝，长短不一，直径 0.5~1.5cm。表面灰黄色或黄褐色，有多数黄褐色点状皮孔及细纵纹，并有灰白色略呈半圆形的叶痕和黄棕色的腋芽。质坚韧，不易折断，断面纤维性。切片厚 0.2~0.5cm，皮部较薄，木部黄白色，射线放射状，髓部白色或黄白色。气微，味淡。

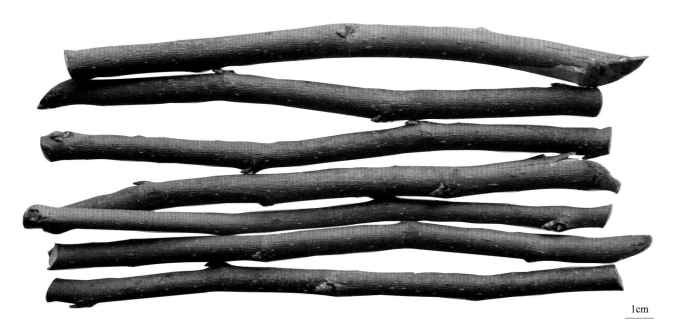

1cm

桑枝

炮制规范

　　桑枝　未切片者，洗净，润透，切厚片，干燥。

　　炒桑枝　取净桑枝片置热锅中，用文火炒至微黄色时，取出，放凉。

饮片性状

　　桑枝　本品呈类圆形或椭圆形的厚片。外表皮灰黄色或黄褐色，有点状皮孔。切面皮部较薄，木部黄白色，射线放射状，髓部白色或黄白色。气微，味淡。

　　炒桑枝　本品形如桑枝片，切面深黄色。微有香气。

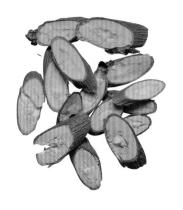

桑枝

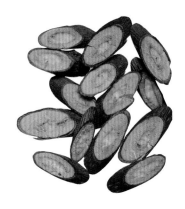

炒桑枝

性味功效

　　微苦，平。祛风湿，利关节。用于风湿痹病，肩臂、关节酸痛麻木。

用量用法

　　9~15g。

桑寄生

Sangjisheng
TAXILLI HERBA

本品为桑寄生科植物桑寄生 *Taxillus chinensis* (DC.) Danser 的干燥带叶茎枝。

产　地

主产于广东三水、南海、顺德、中山，广西容县、苍梧。

采收加工

冬季至次春采割，除去粗茎，切段，干燥，或蒸后干燥。

药材性状

本品茎枝呈圆柱形，长 3~4cm，直径 0.2~1cm；表面红褐色或灰褐色，具细纵纹，并有多数细小突起的棕色皮孔，嫩枝有的可见棕褐色茸毛；质坚硬，断面不整齐，皮部红棕色，木部色较浅。叶多卷曲，具短柄；叶片展平后呈卵形或椭圆形，长 3~8cm，宽 2~5cm；表面黄褐色，幼叶被细茸毛，先端钝圆，基部圆形或宽楔形，全缘；革质。气微，味涩。

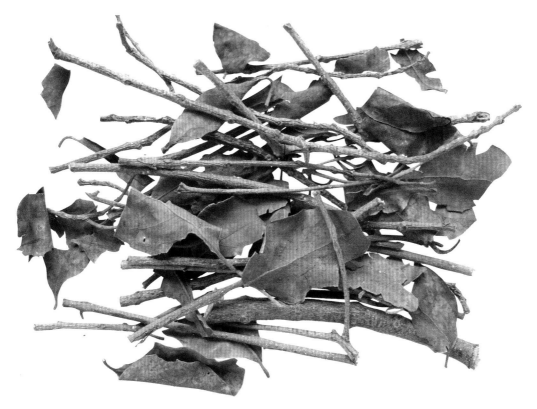

桑寄生

炮制规范

除去杂质，略洗，润透，切厚片或短段，干燥。

饮片性状

本品为厚片或不规则短段。外表皮红褐色或灰褐色，具细纵纹，并有多数细小突起的棕色皮孔，嫩枝有的可见棕褐色茸毛。切面皮部红棕色，木部色较浅。叶多卷曲或破碎，完整者展平后呈卵形或椭圆形，表面黄褐色，幼叶被细茸毛，先端钝圆，基部圆形或宽楔形，全缘；革质。气微，味涩。

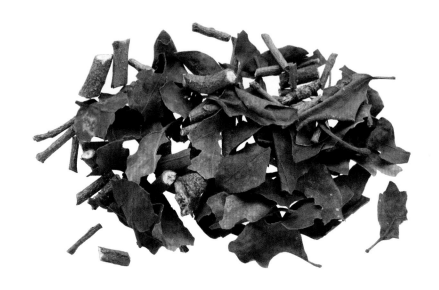

桑寄生

性味功效

苦、甘，平。祛风湿，补肝肾，强筋骨，安胎元。用于风湿痹痛，腰膝酸软，筋骨无力，崩漏经多，妊娠漏血，胎动不安，头晕目眩。

用量用法

9~15g。

对比鉴别

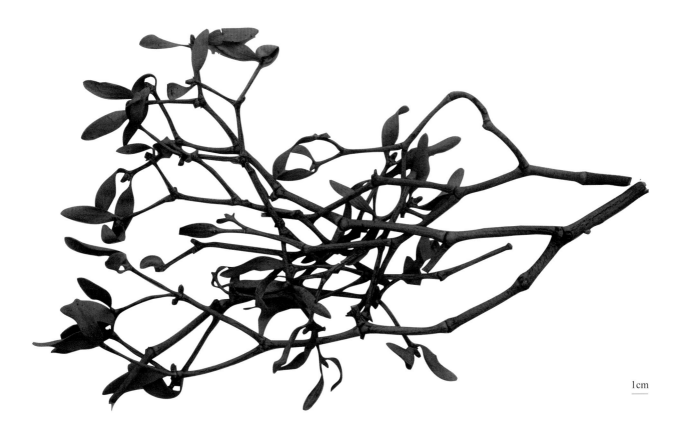

1cm

槲寄生 *Viscum coloratum* (Komar.) Nakai 的带叶茎枝（槲寄生）

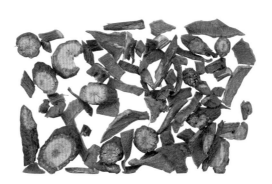

槲寄生 *Viscum coloratum* (Komar.) Nakai 的带叶茎枝（槲寄生，饮片）

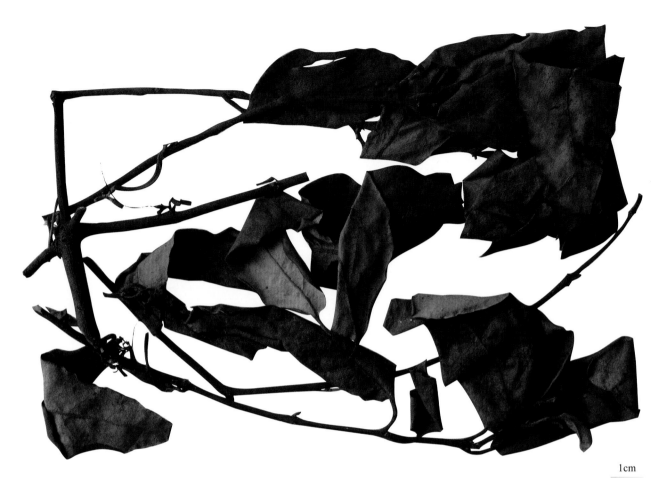

1cm

四川寄生（桑寄生）*Taxillus sutchuenensis* Danser 的带叶茎枝

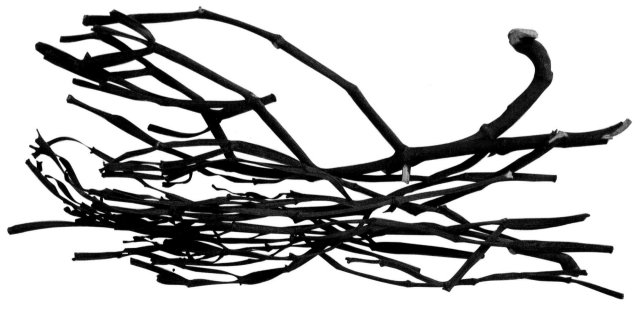

1cm

枫香寄生 *Viscum liquidambaricolum* Hayata 的带叶茎枝

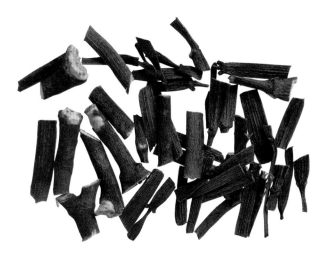

枫香寄生 *Viscum liquidambaricolum* Hayata 的带叶茎枝（断片）

桑椹

Sangshen

MORI FRUCTUS

本品为桑科植物桑 *Morus alba* L. 的干燥果穗。

产　地

主产于四川南充，重庆合川、涪陵，江苏南通、镇江，浙江淳安、开化，山东临朐、菏泽，安徽阜阳、芜湖、蚌埠，辽宁彰武、绥中、凤城，河南商丘、许昌，山西太原等地。

采收加工

4~6 月果实变红时采收，晒干，或略蒸后晒干。

药材性状

本品为聚花果，由多数小瘦果集合而成，呈长圆形，长 1~2cm，直径 0.5~0.8cm。黄棕色、棕红色或暗紫色，有短果序梗。小瘦果卵圆形，稍扁，长约 2mm，宽约 1mm，外具肉质花被片 4 枚。气微，味微酸而甜。

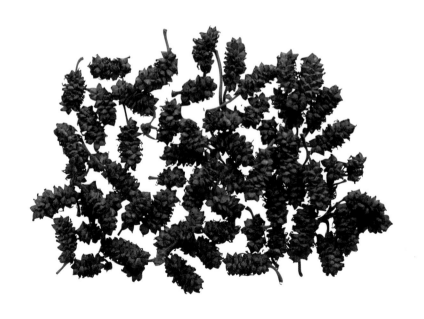

桑椹

性味功效

甘、酸，寒。滋阴补血，生津润燥。用于肝肾阴虚，眩晕耳鸣，心悸失眠，须发早白，津伤口渴，内热消渴，肠燥便秘。

用量用法

9~15g。

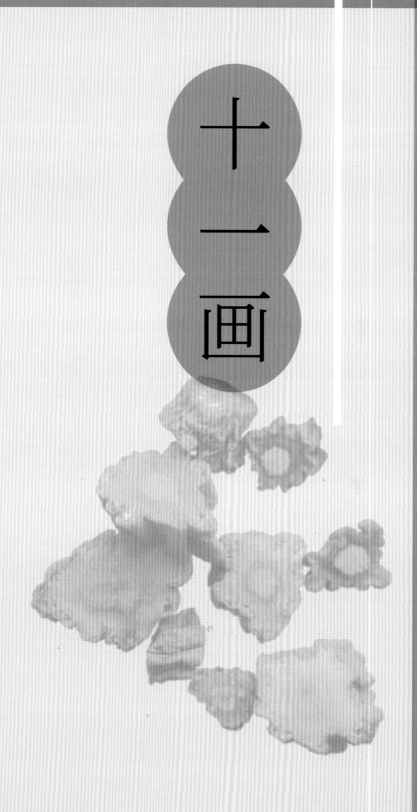

十一画

黄山药

Huangshanyao
DIOSCOREA PANTHAICAE RHIZOMA

本品为薯蓣科植物黄山药 *Dioscorea panthaica* Prain et Burk. 的干燥根茎。

产　地　▶▶

产于湖北恩施、湖南西北部、四川西部、贵州西部、云南。

采收加工　▶▶

秋季采挖，除去须根，洗净，切片，晒干。

药材性状　▶▶

本品呈长圆形或不规则厚片，边缘不整齐，厚 1~5mm。外表皮黄棕色，有纵皱纹，可见稀疏的须根残基。质硬。切面白色或黄白色，黄色点状维管束散在，断面纤维状。气微，味微苦。

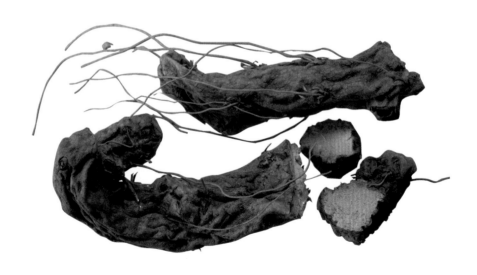

黄山药

性味功效　▶▶

苦、微辛，平。理气止痛，解毒消肿。用于胃痛，吐泻腹痛，跌打损伤；外治疮痈肿毒，瘰疬痰核。

用量用法　▶▶

15~30g。外用适量，捣烂敷患处。

黄 芩

Huangqin
SCUTELLARIAE RADIX

本品为唇形科植物黄芩 *Scutellaria baicalensis* Georgi 的干燥根。

产　地

主产于内蒙古赤峰，河北承德、安国，山西柳林、夏县、平陆、陵川、五台。

采收加工

春、秋二季采挖，除去须根和泥沙，晒后撞去粗皮，晒干。

药材性状

本品呈圆锥形，扭曲，长 8~25cm，直径 1~3cm。表面棕黄色或深黄色，有稀疏的疣状细根痕，上部较粗糙，有扭曲的纵皱或不规则的网纹，下部有顺纹和细皱纹。质硬而脆，易折断，断面黄色，中心红棕色；老根中心呈枯朽状或中空，暗棕色或棕黑色。气微，味苦。

栽培品较细长，多有分枝。表面浅黄棕色，外皮紧贴，纵皱纹较细腻。断面黄色或浅黄色，略呈角质样。味微苦。

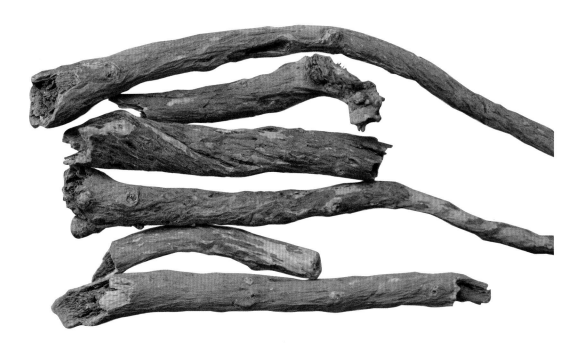

黄芩

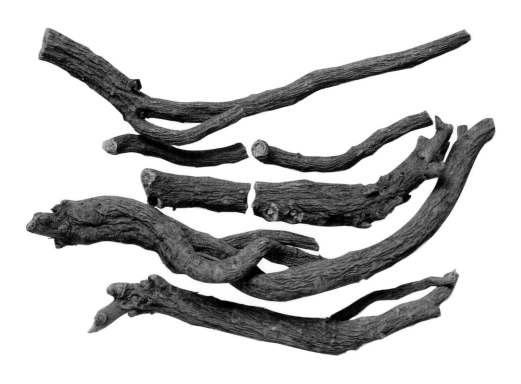

黄芩（栽培品）

炮制规范 ▶▶

黄芩片　除去杂质，置沸水中煮 10 分钟，取出，闷透，切薄片，干燥；或蒸半小时，取出，切薄片，干燥（注意避免暴晒）。

酒黄芩　取净黄芩片，加酒拌匀，闷透，置锅内，用文火炒干，取出，放凉。每 100kg 黄芩片，用黄酒 10kg。

饮片性状 ▶▶

黄芩片　本品为类圆形或不规则形薄片。外表皮黄棕色至棕褐色。切面黄棕色或黄绿色，具放射状纹理。

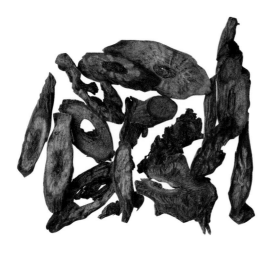
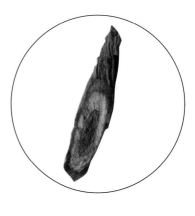

黄芩片

酒黄芩 本品形如黄芩片。略带焦斑，微有酒香气。

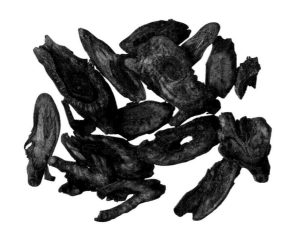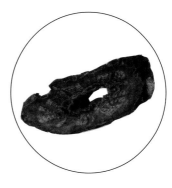

酒黄芩

性味功效

苦，寒。清热燥湿，泻火解毒，止血，安胎。用于湿温、暑温，胸闷呕恶，湿热痞满，泻痢，黄疸，肺热咳嗽，高热烦渴，血热吐衄，痈肿疮毒，胎动不安。

用量用法

3~10g。

黄 芪

Huangqi

ASTRAGALI RADIX

本品为豆科植物蒙古黄芪 *Astragalus membranaceus* (Fisch.) Bge. var. *mongholicus* (Bge.) Hsiao 或膜荚黄芪 *Astragalus membranaceus* (Fisch.) Bge. 的干燥根。

产　地

蒙古黄芪　主产于山西浑源、应县、阳高、天镇、代县，内蒙古武川、固阳、锡盟、赤峰、乌兰察布，河北沽源、张北。以山西浑源、应县、阳高、天镇、代县，内蒙古武川、武东、固阳、锡盟、赤峰、乌兰察布为道地产区。

膜荚黄芪　主产于内蒙古额尔古纳，黑龙江加格达奇、塔河、呼玛、星河、宁安、甘南，河北安国。

采收加工

春、秋二季采挖，除去须根和根头，晒干。

药材性状

本品呈圆柱形，有的有分枝，上端较粗，长 30~90cm，直径 1~3.5cm。表面淡棕黄色或淡棕褐色，有不整齐的纵皱纹或纵沟。质硬而韧，不易折断，断面纤维性强，并显粉性，皮部黄白色，木部淡黄色，有放射状纹理和裂隙，老根中心偶呈枯朽状，黑褐色或呈空洞。气微，味微甜，嚼之微有豆腥味。

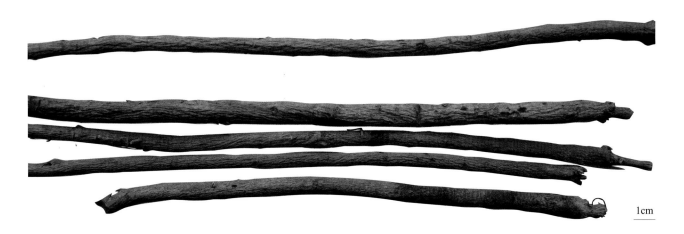

1cm

黄芪（蒙古黄芪）

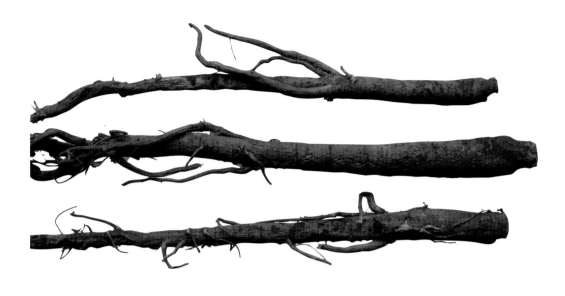

黄芪（膜荚黄芪）

炮制规范

除去杂质，大小分开，洗净，润透，切厚片，干燥。

饮片性状

本品呈类圆形或椭圆形的厚片，外表皮黄白色至淡棕褐色，可见纵皱纹或纵沟。切面皮部黄白色，木部淡黄色，有放射状纹理及裂隙，有的中心偶有枯朽状，黑褐色或呈空洞。气微，味微甜，嚼之有豆腥味。

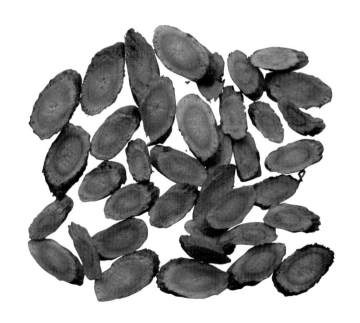

黄芪（蒙古黄芪）

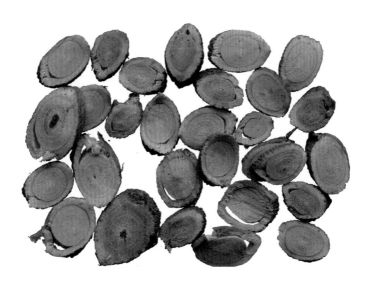

黄芪（膜荚黄芪）

性味功效

甘，微温。补气升阳，固表止汗，利水消肿，生津养血，行滞通痹，托毒排脓，敛疮生肌。用于气虚乏力，食少便溏，中气下陷，久泻脱肛，便血崩漏，表虚自汗，气虚水肿，内热消渴，血虚萎黄，半身不遂，痹痛麻木，痈疽难溃，久溃不敛。

用量用法

9~30g。

炙黄芪

Zhihuangqi

ASTRAGALI RADIX PRAEPARATA CUM MELLE

本品为黄芪的炮制加工品。

炮制规范

先将炼蜜加适量沸水稀释后，加入净黄芪片拌匀，闷透，置锅内，用文火炒至不粘手时，取出，放凉。每 100kg 黄芪片，用炼蜜 25kg。

饮片性状

本品呈圆形或椭圆形的厚片，直径 0.8~3.5cm，厚 0.1~0.4cm。外表皮淡棕黄色或淡棕褐色，略有光泽，可见纵皱纹或纵沟。切面皮部黄白色，木部淡黄色，有放射状纹理和裂隙，有的中心偶有枯朽状，黑褐色或呈空洞。具蜜香气，味甜，略带黏性，嚼之微有豆腥味。

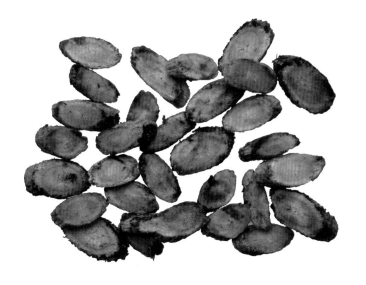

炙黄芪（蒙古黄芪）

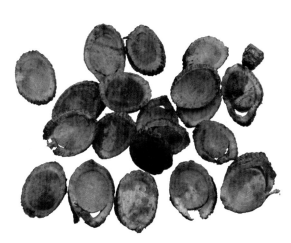

炙黄芪（膜荚黄芪）

性味功效

甘，温。益气补中。用于气虚乏力，食少便溏。

用量用法

9~30g。

黄 连

Huanglian
COPTIDIS RHIZOMA

本品为毛茛科植物黄连 *Coptis chinensis* Franch.、三角叶黄连 *Coptis deltoidea* C. Y. Cheng et Hsiao 或云连 *Coptis teeta* Wall. 的干燥根茎。以上三种分别习称"味连""雅连""云连"。

产　　地

黄连（味连）　主产于四川、湖北。以重庆石柱、涪陵，四川洪雅、乐山、雷波为道地产区。

三角叶黄连（雅连）　主产于四川洪雅、峨眉山。

云连　主产于云南德钦、腾冲、维西、怒江、云龙、剑川。

采收加工

秋季采挖，除去须根和泥沙，干燥，撞去残留须根。

药材性状

味连　本品多集聚成簇，常弯曲，形如鸡爪，单枝根茎长 3~6cm，直径 0.3~0.8cm。表面灰黄色或黄褐色，粗糙，有不规则结节状隆起、须根及须根残基，有的节间表面平滑如茎秆，习称"过桥"。上部多残留褐色鳞叶，顶端常留有残余的茎或叶柄。质硬，断面不整齐，皮部橙红色或暗棕色，木部鲜黄色或橙黄色，呈放射状排列，髓部有的中空。气微，味极苦。

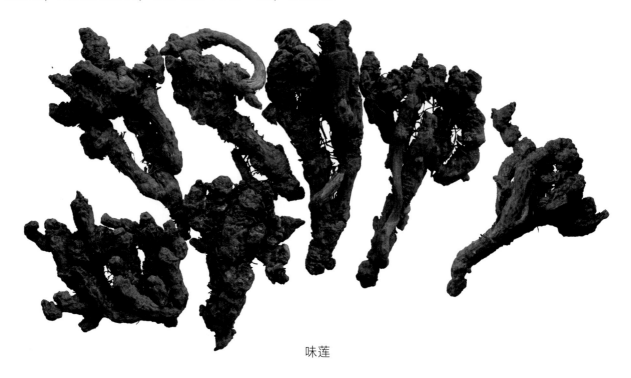

味莲

雅连 本品多为单枝，略呈圆柱形，微弯曲，长4~8cm，直径0.5~1cm。"过桥"较长。顶端有少许残茎。

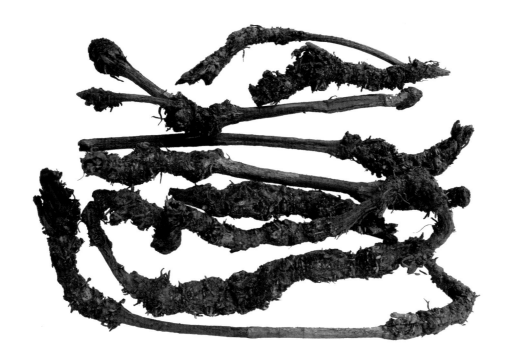

雅连

云连 本品弯曲呈钩状，多为单枝，较细小。

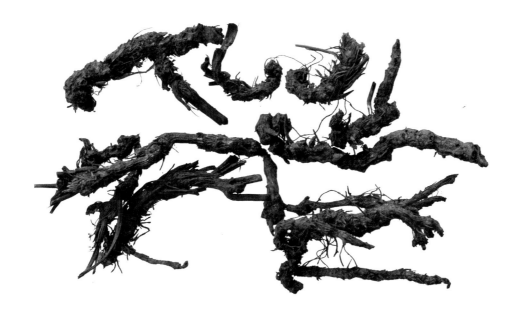

云连

炮制规范

黄连片 除去杂质，润透后切薄片，晾干，或用时捣碎。

酒黄连　取净黄连，加酒拌匀，闷透，置锅内，用文火炒干，取出，放凉。每100kg黄连，用黄酒12.5kg。

姜黄连　姜汁炙时，应先将生姜洗净，捣烂，加水适量，压榨取汁，姜渣再加水适量重复压榨一次，合并汁液，即为"姜汁"。如用干姜，捣碎后加水煎煮二次，合并煎液，滤过，取滤液。取净黄连，加姜汁拌匀，置锅内，用文火炒干，取出，晾干。每100kg黄连，用生姜12.5kg。

萸黄连　取吴茱萸加适量水煎煮，煎液与净黄连拌匀，待液吸尽，炒干。每100kg黄连，用吴茱萸10kg。

饮片性状　　　▶▶

黄连片　本品呈不规则的薄片。外表皮灰黄色或黄褐色，粗糙，有细小的须根。切面或碎断面鲜黄色或红黄色，具放射状纹理。气微，味极苦。

酒黄连　本品形如黄连片，色泽加深。略有酒香气。

姜黄连　本品形如黄连片，表面棕黄色。有姜的辛辣味。

萸黄连　本品形如黄连片，表面棕黄色。有吴茱萸的辛辣香气。

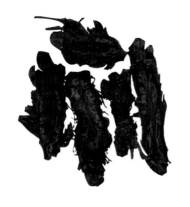

黄连片（黄连）

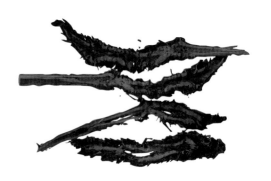

黄连片（三角叶黄连）

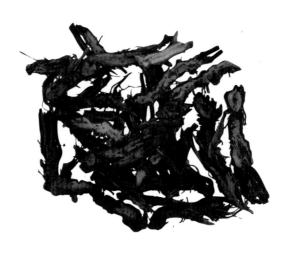

黄连片（云连）

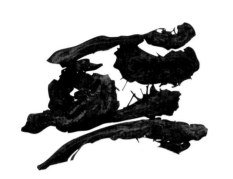

酒黄连（黄连）

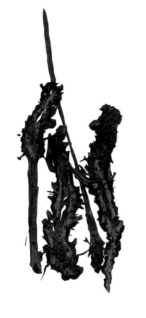

酒黄连（三角叶黄连）

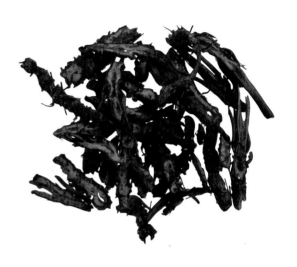

酒黄连（云连）

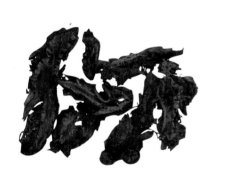

姜黄连（黄连）

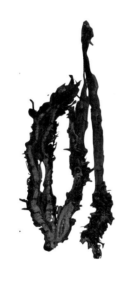

姜黄连（三角叶黄连）

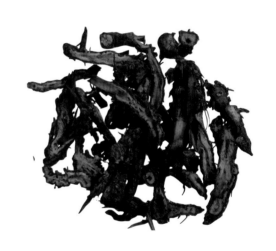

姜黄连（云连）

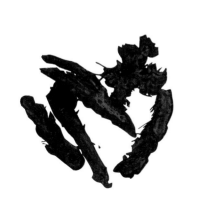

萸黄连（黄连）

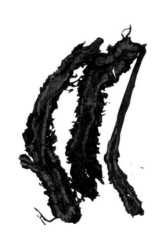

萸黄连（三角叶黄连）

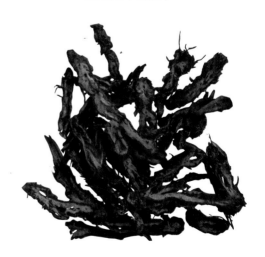

萸黄连（云连）

性味功效　▷▷

　　黄连　苦，寒。清热燥湿，泻火解毒。用于湿热痞满，呕吐吞酸，泻痢，黄疸，高热神昏，心火亢盛，心烦不寐，心悸不宁，血热吐衄，目赤，牙痛，消渴，痈肿疔疮；外治湿疹，湿疮，耳道流脓。

　　酒黄连　善清上焦火热。用于目赤，口疮。

　　姜黄连　清胃和胃止呕。用于寒热互结，湿热中阻，痞满呕吐。

　　萸黄连　舒肝和胃止呕。用于肝胃不和，呕吐吞酸。

用量用法　▷▷

　　2~5g。外用适量。

对比鉴别

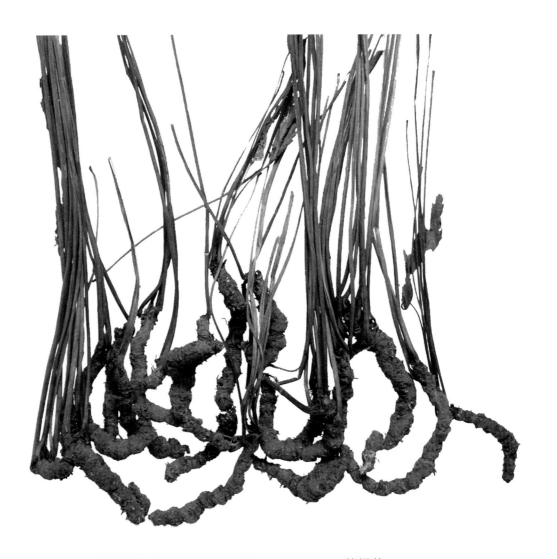

峨眉黄连 *Coptis omeiensis* (Chen) C. Y. Cheng 的根茎

黄 柏

Huangbo
PHELLODENDRI CHINENSIS CORTEX

本品为芸香科植物黄皮树 *Phellodendron chinense* Schneid. 的干燥树皮。习称"川黄柏"。

产　地

主产于四川都江堰、茂县、南充，贵州毕节、遵义、安顺、兴义，陕西凤县、洋县、洛南、安康，湖北竹溪、崇阳，云南昭通、腾冲等地，以四川、贵州产量较大。

采收加工

剥取树皮后，除去粗皮，晒干。

药材性状

本品呈板片状或浅槽状，长宽不一，厚 1~6mm。外表面黄褐色或黄棕色，平坦或具纵沟纹，有的可见皮孔痕及残存的灰褐色粗皮；内表面暗黄色或淡棕色，具细密的纵棱纹。体轻，质硬，断面纤维性，呈裂片状分层，深黄色。气微，味极苦，嚼之有黏性。

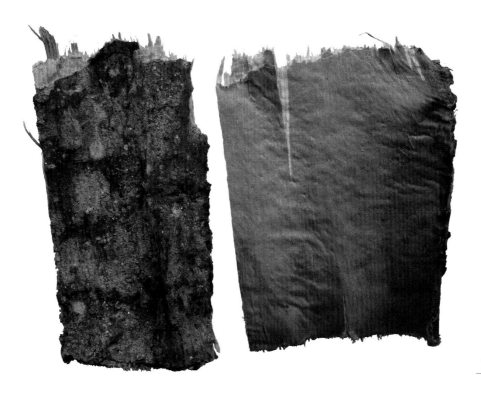

1cm

黄柏

炮制规范

黄柏　除去杂质，喷淋清水，润透，切丝，干燥。

盐黄柏　取净黄柏丝，加盐水拌匀，闷透，置锅内以文火加热，炒干，取出，放凉。每100kg黄柏，用食盐2kg。

黄柏炭　取净黄柏丝，置热锅内，用武火炒至表面焦黑色时，喷淋清水少许，熄灭火星，取出，晾干。

饮片性状

黄柏　本品呈丝条状。外表面黄褐色或黄棕色。内表面暗黄色或淡棕色，具纵棱纹。切面纤维性，呈裂片状分层，深黄色。味极苦。

盐黄柏　本品形如黄柏丝，表面深黄色，偶有焦斑。味极苦，微咸。

黄柏炭　本品形如黄柏丝，表面焦黑色，内部深褐色或棕黑色。体轻，质脆，易折断。味苦涩。

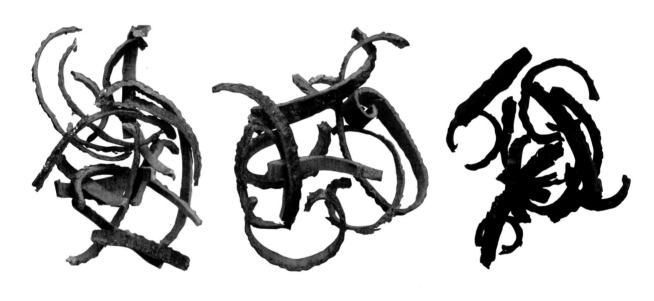

黄柏　　　　　　　　　　盐黄柏　　　　　　　　　　黄柏炭

性味功效

黄柏　苦，寒。清热燥湿，泻火除蒸，解毒疗疮。用于湿热泻痢，黄疸尿赤，带下阴痒，热淋涩痛，脚气痿躄，骨蒸劳热，盗汗，遗精，疮疡肿毒，湿疹湿疮。

盐黄柏　滋阴降火。用于阴虚火旺，盗汗骨蒸。

用量用法

3~12g。外用适量。

对比鉴别

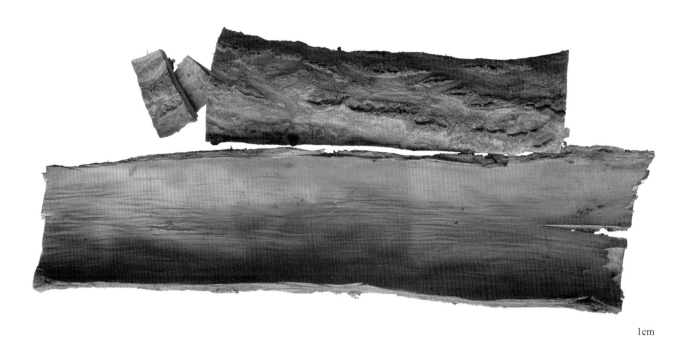

1cm

黄檗 *Phellodendron amurense* Rupr. 的树皮（关黄柏）

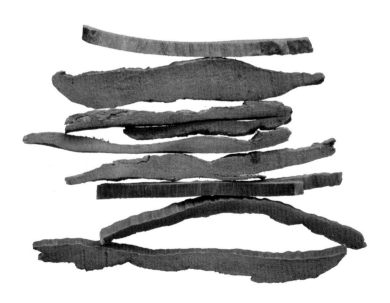

黄檗 *Phellodendron amurense* Rupr. 的树皮（关黄柏，饮片）

黄蜀葵花

Huangshukuihua
ABELMOSCHI COROLLA

本品为锦葵科植物黄蜀葵 *Abelmoschus manihot* (L.) Medic. 的干燥花冠。

产　地

产于河北、山西、陕西、河南、山东、江苏、浙江、福建、江西、湖北、湖南、广东、广西、贵州、云南、四川及西藏。

采收加工

夏、秋二季花开时采摘，及时干燥。

药材性状

本品多皱缩破碎，完整的花瓣呈三角状阔倒卵形，长7~10cm，宽7~12cm，表面有纵向脉纹，呈放射状，淡棕色，边缘浅波状；内面基部紫褐色。雄蕊多数，联合成管状，长1.5~2.5cm，花药近无柄。柱头紫黑色，匙状盘形，5裂。气微香，味甘淡。

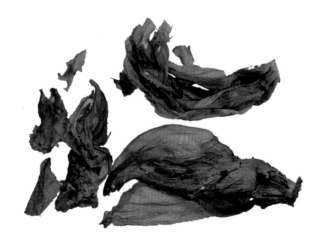

黄蜀葵花

炮制规范

除去杂质及灰屑。

饮片性状

同药材。

性味功效

甘，寒。清利湿热，消肿解毒。用于湿热壅遏，淋浊水肿；外治痈疽肿毒，水火烫伤。

用量用法

10~30g；研末内服，3~5g。外用适量，研末调敷。孕妇慎用。

黄　精

Huangjing
POLYGONATI RHIZOMA

本品为百合科植物滇黄精 *Polygonatum kingianum* Coll. et Hemsl.、黄精 *Polygonatum sibiricum* Red. 或多花黄精 *Polygonatum cyrtonema* Hua 的干燥根茎。按形状不同，习称"大黄精""鸡头黄精""姜形黄精"。

产　地 ▶▶

滇黄精（大黄精）　主产于贵州罗甸、兴义、贞丰，云南曲靖、大姚，广西靖西、德保、隆林、乐业等地。
黄精（鸡头黄精）　主产于河北、陕西。
多花黄精（姜形黄精）　主产于浙江、四川、福建、安徽。

采收加工 ▶▶

春、秋二季采挖，除去须根，洗净，置沸水中略烫或蒸至透心，干燥。

药材性状 ▶▶

大黄精　本品呈肥厚肉质的结节块状，结节长可达 10cm 以上，宽 3~6cm，厚 2~3cm。表面淡黄色至黄棕色，具环节，有皱纹及须根痕，结节上侧茎痕呈圆盘状，圆周凹入，中部突出。质硬而韧，不易折断，断面角质，淡黄色至黄棕色。气微，味甜，嚼之有黏性。

鸡头黄精　本品呈结节状弯柱形，长 3~10cm，直径 0.5~1.5cm。结节长 2~4cm，略呈圆锥形，常有分枝。表面黄白色或灰黄色，半透明，有纵皱纹，茎痕圆形，直径 5~8mm。

姜形黄精　本品呈长条结节块状，长短不等，常数个块状结节相连。表面灰黄色或黄褐色，粗糙，结节上侧有突出的圆盘状茎痕，直径 0.8~1.5cm。

味苦者不可药用。

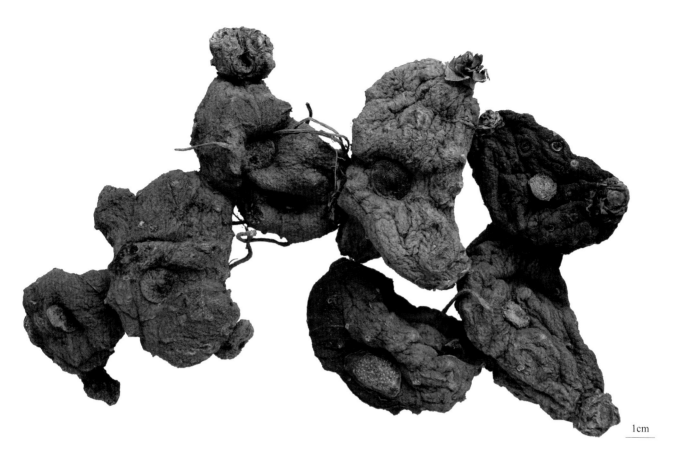

大黄精（滇黄精）

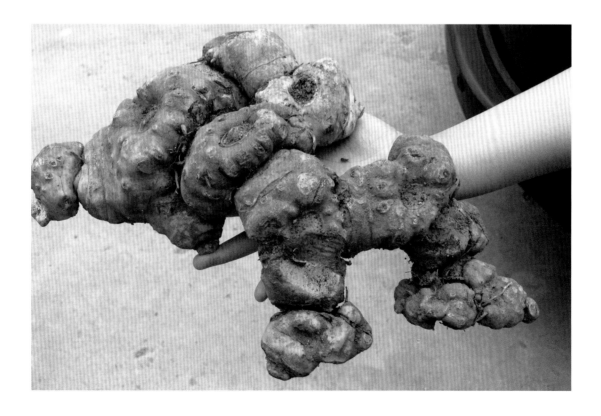

大黄精（新鲜根茎）

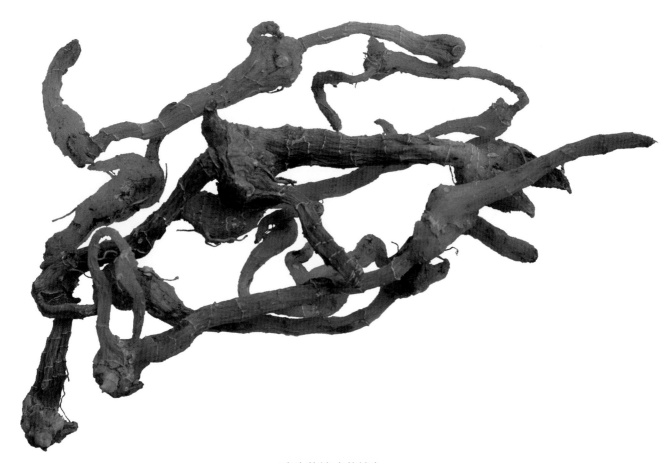

鸡头黄精（黄精）

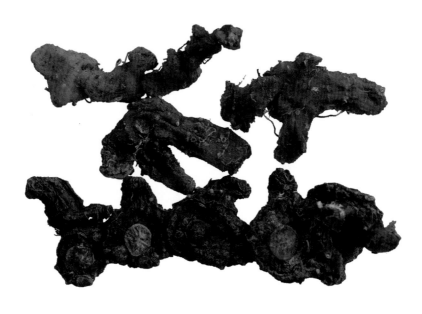

姜形黄精（多花黄精）

炮制规范

黄精　除去杂质，洗净，略润，切厚片，干燥。

酒黄精　取净黄精，加酒拌匀，炖透或蒸透，稍晾，切厚片，干燥。每100kg黄精，用黄酒20kg。

饮片性状

黄精　本品呈不规则的厚片，外表皮淡黄色至黄棕色。切面略呈角质样，淡黄色至黄棕色，可见多数淡黄色筋脉小点。质稍硬而韧。气微，味甜，嚼之有黏性。

酒黄精　本品呈不规则的厚片。表面棕褐色至黑色，有光泽，中心棕色至浅褐色，可见筋脉小点。质较柔软。味甜，微有酒香气。

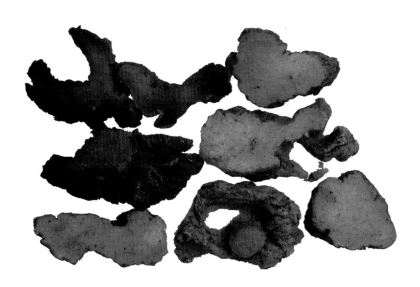

黄精（滇黄精）

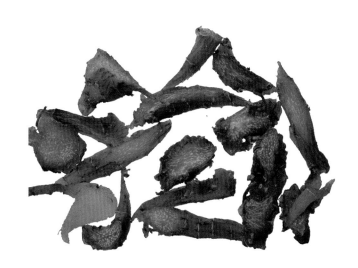

黄精（黄精）

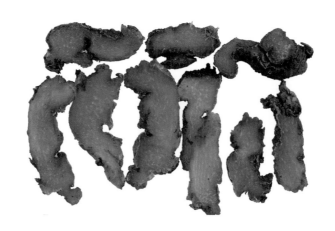

黄精（多花黄精）

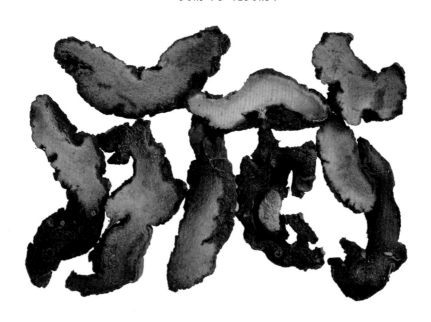

酒黄精（滇黄精）

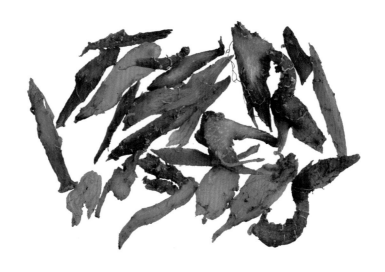

酒黄精（黄精）

性味功效

甘，平。补气养阴，健脾，润肺，益肾。用于脾胃气虚，体倦乏力，胃阴不足，口干食少，肺虚燥咳，劳嗽咳血，精血不足，腰膝酸软，须发早白，内热消渴。

用量用法

9~15g。

对比鉴别

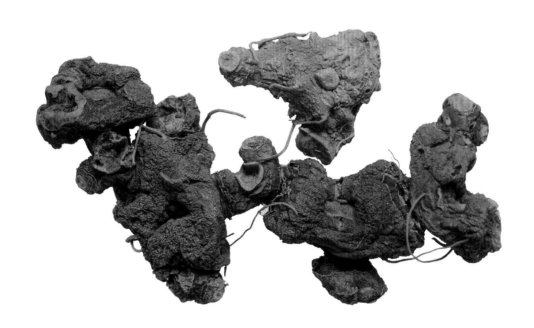

湖北黄精 *Polygonatum zanlanscianense* Pamp. 的根茎

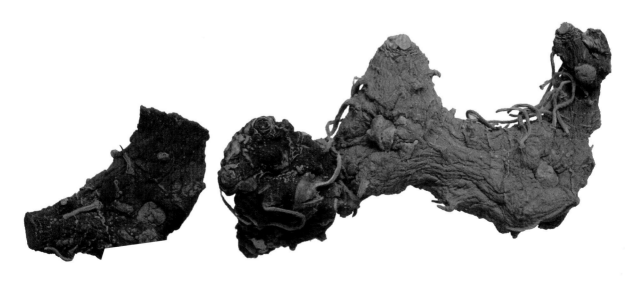

卷叶黄精 *Polygonatum cirrhifolium* (Wall.) Royle 的根茎

黄　藤

Huangteng
FIBRAUREAE CAULIS

本品为防己科植物黄藤 *Fibraurea recisa* Pierre. 的干燥藤茎。

产　　地

主产于云南、广西。

采收加工

秋、冬二季采收，切段，晒干。

药材性状

　　本品呈长圆柱形，稍扭曲，直径 0.6~3cm。表面灰褐色至黄棕色，粗糙，有纵沟和横裂纹，老茎外皮较易剥落。质硬，不易折断，折断时可见大量粉尘飞扬，断面不整齐，黄色，具纤维性，有棕黄色与黄棕色相间排列的放射状纹理，导管呈细孔状，木质部有时具裂隙，中心多为枯黄棕色或空腔。气微，味苦。

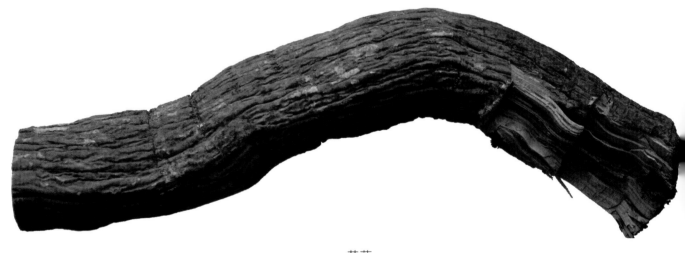

黄藤

性味功效

　　苦，寒。清热解毒，泻火通便。用于热毒内盛，便秘，泻痢，咽喉肿痛，目赤红肿，痈肿疮毒。

用量用法

　　30~60g。外用适量。

菥 蓂

Ximing

THLASPI HERBA

本品为十字花科植物菥蓂 *Thlaspi arvense* L. 的干燥地上部分。

产　　地

产于全国各地，自产自销。

采收加工

夏季果实成熟时采割，除去杂质，干燥。

药材性状

本品茎呈圆柱形，长 20~40cm，直径 0.2~0.5cm；表面黄绿色或灰黄色，有细纵棱线；质脆，易折断，断面髓部白色。叶互生，披针形，基部叶多为倒披针形，多脱落。总状果序生于茎枝顶端和叶腋，果实卵圆形而扁平，直径 0.5~1.3cm；表面灰黄色或灰绿色，中心略隆起，边缘有翅，宽约 0.2cm，两面中间各有 1 条纵棱线，先端凹陷，基部有细果梗，长约 1cm；果实内分 2 室，中间有纵隔膜，每室种子 5~7 粒。种子扁卵圆形。气微，味淡。

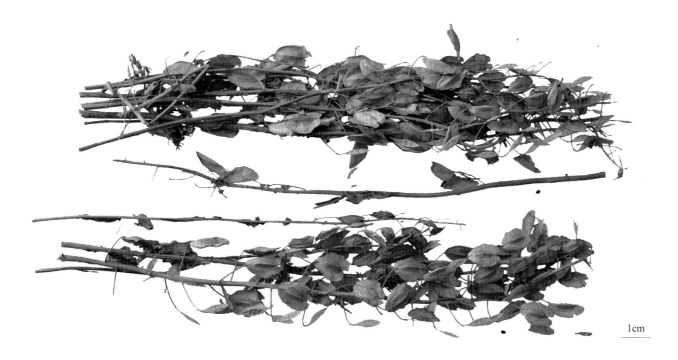

1cm

菥蓂

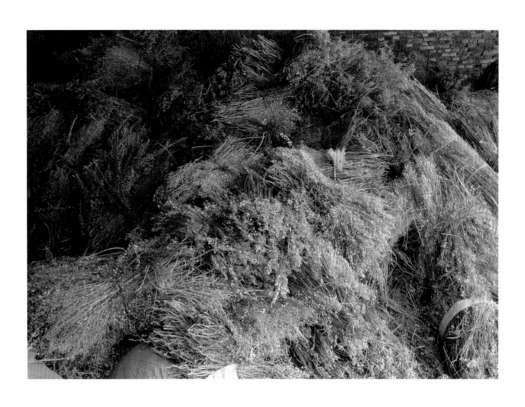

收获的菥蓂药材

炮制规范

除去杂质，稍润，切段，干燥。

饮片性状

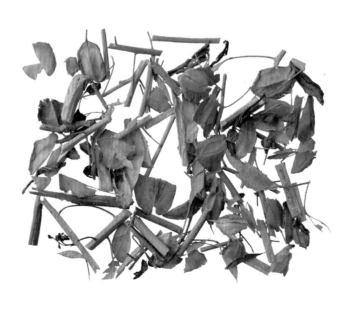

菥蓂

性味功效

辛，微寒。清肝明目，和中利湿，解毒消肿。用于目赤肿痛，脘腹胀痛，胁痛，肠痈，水肿，带下，疮疖痈肿。

用量用法

9~15g。

菝葜

Baqia
SMILACIS CHINAE RHIZOMA

本品为百合科植物菝葜 *Smilax china* L. 的干燥根茎。

产　地 ▶▶

产于陕西、山东、安徽、江苏、浙江、江西、河南、湖北、湖南、四川、广西等地。

采收加工 ▶▶

秋末至次年春采挖，除去须根，洗净，晒干或趁鲜切片，干燥。

药材性状 ▶▶

本品为不规则块状或弯曲扁柱形，有结节状隆起，长 10~20cm，直径 2~4cm。表面黄棕色或紫棕色，具圆锥状突起的茎基痕，并残留坚硬的刺状须根残基或细根。质坚硬，难折断，断面呈棕黄色或红棕色，纤维性，可见点状维管束和多数小亮点。切片呈不规则形，厚 0.3~1cm，边缘不整齐，切面粗纤维性；质硬，折断时有粉尘飞扬。气微，味微苦、涩。

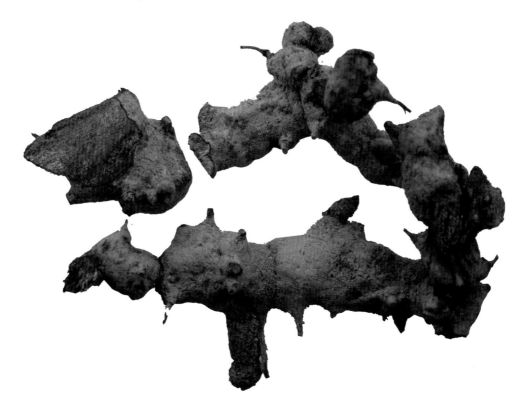

菝葜

炮制规范

除去杂质，洗净，润透，切片，干燥。

饮片性状

本品呈不规则的片。外表皮黄棕色或紫棕色，可见残留刺状须根残基或细根。切面棕黄色或红棕色，纤维性，可见点状维管束。质硬，折断时有粉尘飞扬。气微，味微苦、涩。

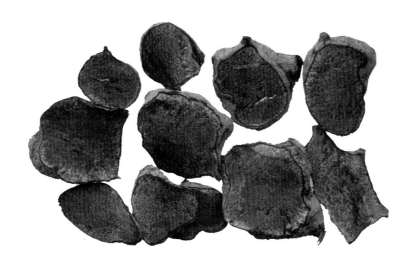

菝葜

性味功效

甘、微苦、涩，平。利湿去浊，祛风除痹，解毒散瘀。用于小便淋浊，带下量多，风湿痹痛，疔疮痈肿。

用量用法

10~15g。

对比鉴别

参见"土茯苓"项。

菟丝子

Tusizi
CUSCUTAE SEMEN

本品为旋花科植物南方菟丝子 *Cuscuta australis* R. Br. 或菟丝子 *Cuscuta chinensis* Lam. 的干燥成熟种子。

产　地

南方菟丝子　主产于内蒙古。

菟丝子　主产于内蒙古、辽宁。

采收加工

秋季果实成熟时采收植株，晒干，打下种子，除去杂质。

药材性状

本品呈类球形，直径1~2mm。表面灰棕色至棕褐色，粗糙，种脐线形或扁圆形。质坚实，不易以指甲压碎。气微，味淡。

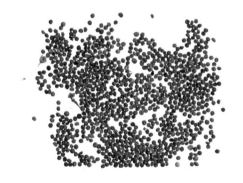
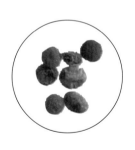

菟丝子（菟丝子）

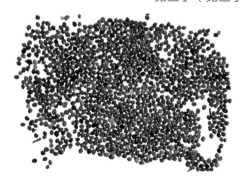
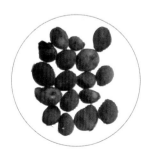

菟丝子（南方菟丝子）

炮制规范

菟丝子 除去杂质，洗净，干燥。

盐菟丝子 取净菟丝子，加盐水拌匀，闷透，置锅内以文火加热，炒至微鼓起时，取出，放凉。每100kg 菟丝子，用食盐 2kg。

饮片性状

菟丝子 同药材。

盐菟丝子 本品形同菟丝子，表面棕黄色，裂开，略有香气。

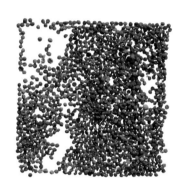 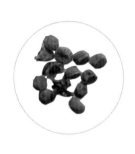

菟丝子（菟丝子）

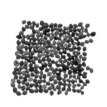 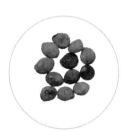

菟丝子（南方菟丝子）

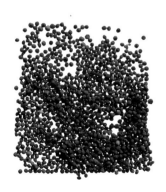 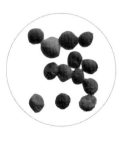

盐菟丝子（菟丝子）

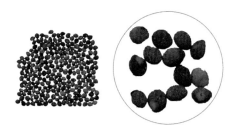

盐菟丝子（南方菟丝子）

性味功效

辛、甘，平。补益肝肾，固精缩尿，安胎，明目，止泻；外用消风祛斑。用于肝肾不足，腰膝酸软，阳痿遗精，遗尿尿频，肾虚胎漏，胎动不安，目昏耳鸣，脾肾虚泻；外治白癜风。

用量用法

6~12g。外用适量。

对比鉴别

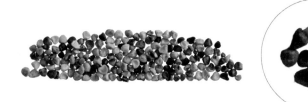

金灯藤（日本菟丝子）*Cuscuta japonica* Choisy 的种子

菊苣

Juju
CICHORII HERBA
CICHORII RADIX

本品系维吾尔族习用药材。为菊科植物毛菊苣 *Cichorium glandulosum* Boiss. et Huet 或菊苣 *Cichorium intybus* L. 的干燥地上部分或根。

产　地

毛菊苣　产于新疆。

菊苣　产于东北、西北及山东、江西等地。

采收加工

夏、秋二季采割地上部分或秋末挖根，除去泥沙和杂质，晒干。

药材性状

毛菊苣　本品茎呈圆柱形，稍弯曲；表面灰绿色或带紫色，具纵棱，被柔毛或刚毛，断面黄白色，中空。叶多破碎，灰绿色，两面被柔毛；茎中部的完整叶片呈长圆形，基部无柄，半抱茎；向上叶渐小，圆耳状抱茎，边缘有刺状齿。头状花序 5~13 个成短总状排列。总苞钟状，直径 5~6mm；苞片 2 层，外层稍短或近等长，被毛；舌状花蓝色。瘦果倒卵形，表面有棱及波状纹理，顶端截形，被鳞片状冠毛，长 0.8~1mm，棕色或棕褐色，密布黑棕色斑。气微，味咸、微苦。

毛菊苣根　本品主根呈圆锥形，有侧根和多数须根，长 10~20cm，直径 0.5~1.5cm。表面棕黄色，具细腻不规则纵皱纹。质硬，不易折断，断面外侧黄白色，中部类白色，有时空心。气微，味苦。

菊苣　本品茎表面近光滑。茎生叶少，长圆状披针形。头状花序少数，簇生；苞片外短内长，无毛或先端被稀毛。瘦果鳞片状，冠毛短，长 0.2~0.3mm。

菊苣根　本品顶端有时有 2~3 叉。表面灰棕色至褐色，粗糙，具深纵纹，外皮常脱落，脱落后显棕色至棕褐色，有少数侧根和须根。嚼之有韧性。

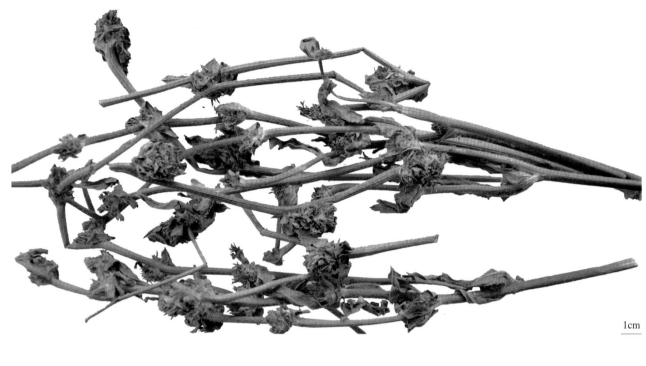

1cm

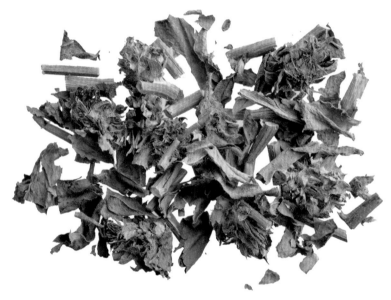

毛菊苣

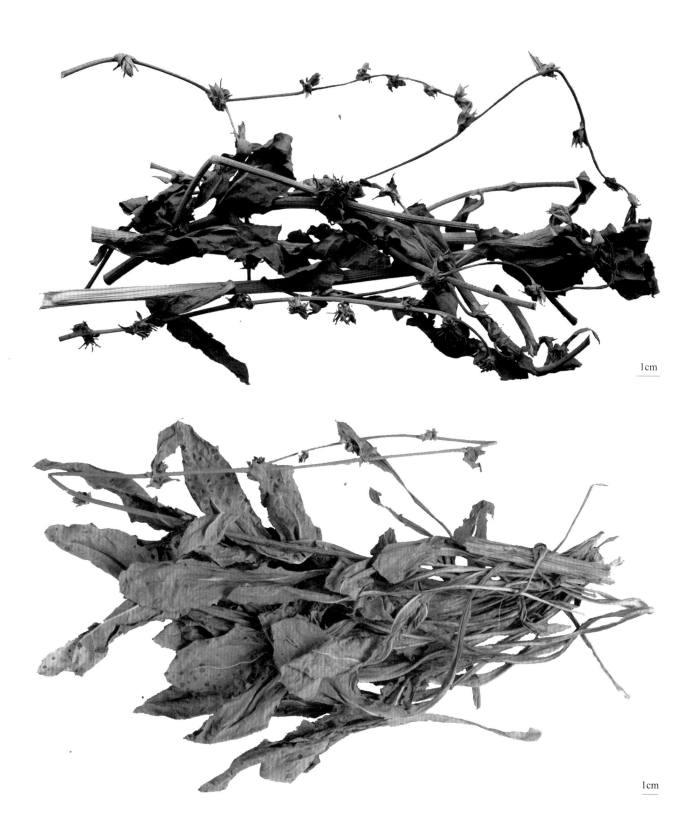

菊苣

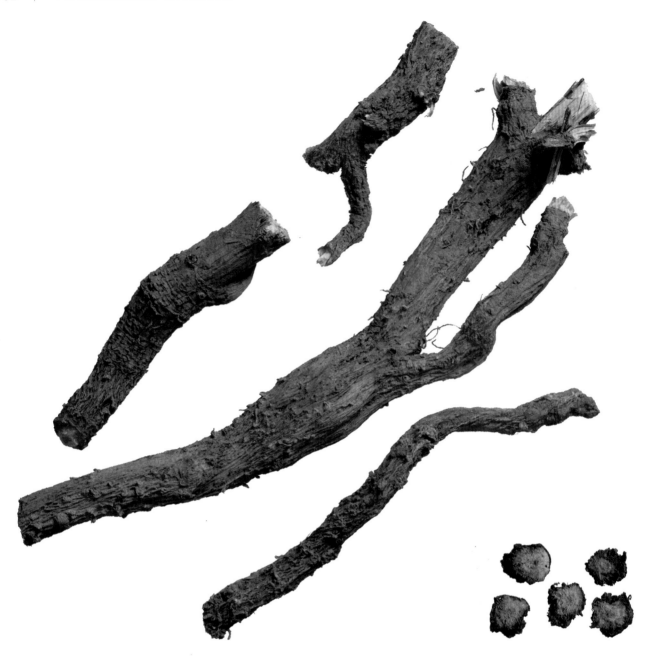

菊苣根

炮制规范

除去杂质，切段。

性味功效

微苦、咸，凉。清肝利胆，健胃消食，利尿消肿。用于湿热黄疸，胃痛食少，水肿尿少。

用量用法

9~18g。

菊 花

Juhua
CHRYSANTHEMI FLOS

本品为菊科植物菊 *Chrysanthemum morifolium* Ramat. 的干燥头状花序。

产　地

"亳菊"主产于安徽亳州，"滁菊"主产于安徽滁州、徽州，"贡菊"主产于安徽歙县，"杭菊"主产于浙江嘉兴、吴兴，"怀菊"主产于河南武陟、博爱、沁阳。

采收加工

9~11月花盛开时分批采收，阴干或焙干，或熏、蒸后晒干。药材按产地和加工方法不同，分为"亳菊""滁菊""贡菊""杭菊""怀菊"。

药材性状

亳菊　本品呈倒圆锥形或圆筒形，有时稍压扁呈扇形，直径1.5~3cm，离散。总苞碟状；总苞片3~4层，卵形或椭圆形，草质，黄绿色或褐绿色，外面被柔毛，边缘膜质。花托半球形，无托片或托毛。舌状花数层，雌性，位于外围，类白色，劲直，上举，纵向折缩，散生金黄色腺点；管状花多数，两性，位于中央，为舌状花所隐藏，黄色，顶端5齿裂。瘦果不发育，无冠毛。体轻，质柔润，干时松脆。气清香，味甘、微苦。

滁菊　本品呈不规则球形或扁球形，直径1.5~2.5cm。舌状花类白色，不规则扭曲，内卷，边缘皱缩，有时可见淡褐色腺点；管状花大多隐藏。

贡菊　本品呈扁球形或不规则球形，直径1.5~2.5cm。舌状花白色或类白色，斜升，上部反折，边缘稍内卷而皱缩，通常无腺点；管状花少，外露。

杭菊　本品呈碟形或扁球形，直径2.5~4cm，常数个相连成片。舌状花类白色或黄色，平展或微折叠，彼此粘连，通常无腺点；管状花多数，外露。

怀菊　本品呈不规则球形或扁球形，直径1.5~2.5cm。多数为舌状花，舌状花类白色或黄色，不规则扭曲，内卷，边缘皱缩，有时可见腺点；管状花大多隐藏。

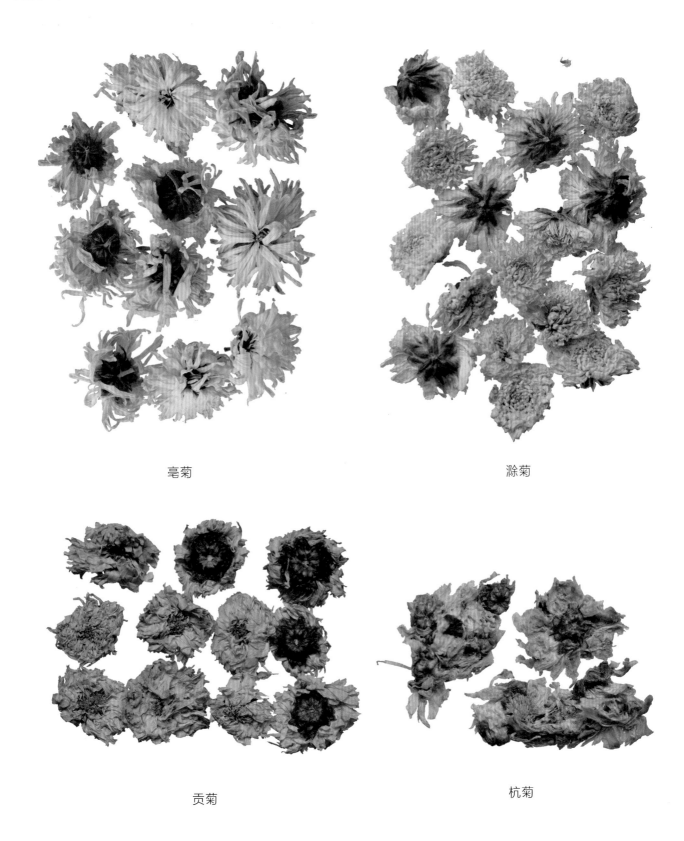

亳菊

滁菊

贡菊

杭菊

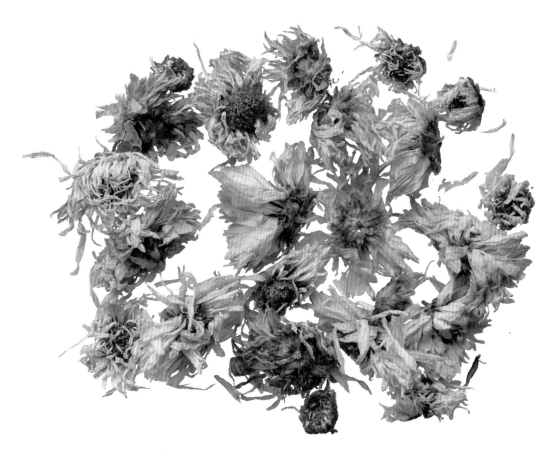

怀菊

性味功效

甘、苦，微寒。散风清热，平肝明目，清热解毒。用于风热感冒，头痛眩晕，目赤肿痛，眼目昏花，疮痈肿毒。

用量用法

5~10g。

梅 花

Meihua
MUME FLOS

本品为蔷薇科植物梅 *Prunus mume* (Sieb.) Sieb. et Zucc. 的干燥花蕾。

产　地

主产于重庆江津、綦江，四川邛崃、岳池，福建永泰、上杭、武夷山，浙江长兴、萧山，云南大理。以福建永泰、上杭、武夷山，浙江长兴、萧山为道地产区。白梅花主产于浙江杭州、江苏苏州；红梅花主产于重庆万州、湖北襄阳、安徽宿州等地。

采收加工

初春花未开放时采摘，及时低温干燥。

药材性状

本品呈类球形，直径 3~6mm，有短梗。苞片数层，鳞片状，棕褐色。花萼 5，灰绿色或棕红色。花瓣 5 或多数，黄白色或淡粉红色。雄蕊多数；雌蕊 1，子房密被细柔毛。质轻。气清香，味微苦、涩。

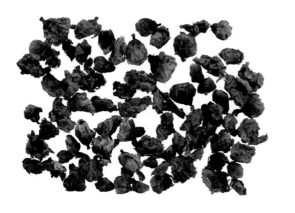
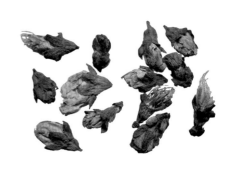

梅花

性味功效

微酸，平。疏肝和中，化痰散结。用于肝胃气痛，郁闷心烦，梅核气，瘰疬疮毒。

用量用法

3~5g。

救必应

Jiubiying
ILICIS ROTUNDAE CORTEX

本品为冬青科植物铁冬青 *Ilex rotunda* Thunb. 的干燥树皮。

产　地

产于江苏、浙江、安徽、江西、湖南、广东、广西、福建、台湾、云南等地。

采收加工

夏、秋二季剥取，晒干。

药材性状

本品呈卷筒状、半卷筒状或略卷曲的板状，长短不一，厚1~15mm。外表面灰白色至浅褐色，较粗糙，有皱纹。内表面黄绿色、黄棕色或黑褐色，有细纵纹。质硬而脆，断面略平坦。气微香，味苦、微涩。

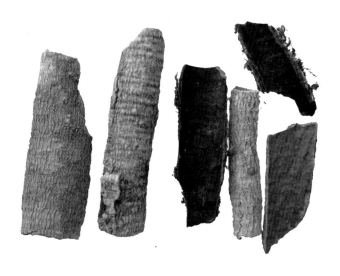

救必应

炮制规范

除去杂质，洗净，润透，切片，干燥。

饮片性状

　　本品为卷筒状、半卷筒状或略卷曲的板状的横切片，切片宽 0.5~1.5cm。外表面灰白色至浅褐色，较粗糙，有细纵裂纹及横向纹理，有的可见白色斑点状皮孔。内表面黄绿色、黄棕色或黑褐色，有细纵纹。质硬而脆，切面略平坦。气微香，味苦、微涩。

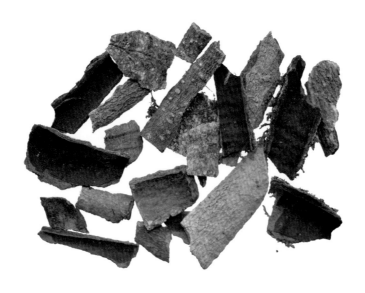

救必应

性味功效

　　苦，寒。清热解毒，利湿止痛。用于暑湿发热，咽喉肿痛，湿热泻痢，脘腹胀痛，风湿痹痛，湿疹，疮疖，跌打损伤。

用量用法

　　9~30g。外用适量，煎浓汤涂敷患处。

常 山

Changshan
DICHROAE RADIX

本品为虎耳草科植物常山 *Dichroa febrifuga* Lour. 的干燥根。

产　地

主产于重庆、湖南。

采收加工

秋季采挖，除去须根，洗净，晒干。

药材性状

本品呈圆柱形，常弯曲扭转，或有分枝，长 9~15cm，直径 0.5~2cm。表面棕黄色，具细纵纹，外皮易剥落，剥落处露出淡黄色木部。质坚硬，不易折断，折断时有粉尘飞扬；横切面黄白色，射线类白色，呈放射状。气微，味苦。

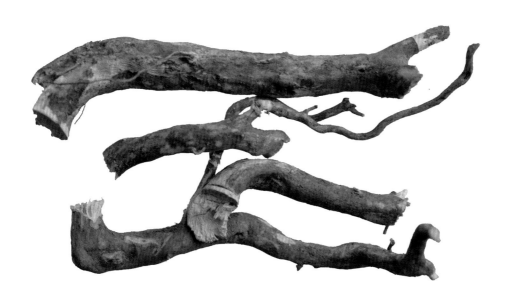

常山

炮制规范

常山　除去杂质，分开大小，浸泡，润透，切薄片，晒干。

炒常山　取净常山片置热锅中，用文火炒至色变深时，取出，放凉。

饮片性状

常山　本品呈不规则的薄片。外表皮淡黄色，无外皮。切面黄白色，有放射状纹理。质硬。气微，味苦。

炒常山　本品形如常山片，表面黄色。

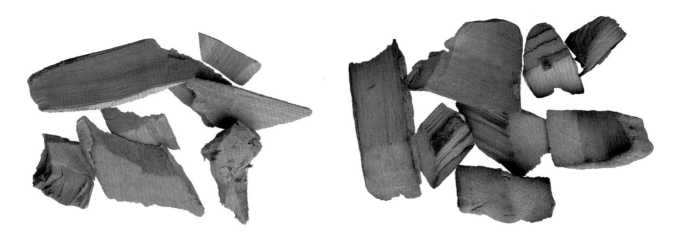

常山　　　　　　　　　　　　　　　　　　　炒常山

性味功效

苦、辛，寒；有毒。涌吐痰涎，截疟。用于痰饮停聚，胸膈痞塞，疟疾。

用量用法

5~9g。有催吐副作用，用量不宜过大；孕妇慎用。

野马追

Yemazhui
EUPATORII LINDLEYANI HERBA

本品为菊科植物轮叶泽兰 *Eupatorium lindleyanum* DC. 的干燥地上部分。

产　　地

产于东北、华北、华东各地。

采收加工

秋季花初开时采割，晒干。

药材性状

本品茎呈圆柱形，长 30~90cm，直径 0.2~0.5cm；表面黄绿色或紫褐色，有纵棱，密被灰白色茸毛；质硬，易折断，断面纤维性，髓部白色。叶对生，无柄；叶片多皱缩，展平后叶片 3 全裂，似轮生，裂片条状披针形，中间裂片较长；先端钝圆，边缘具疏锯齿，上表面绿褐色，下表面黄绿色，两面被毛，有腺点。头状花序顶生。气微，叶味苦、涩。

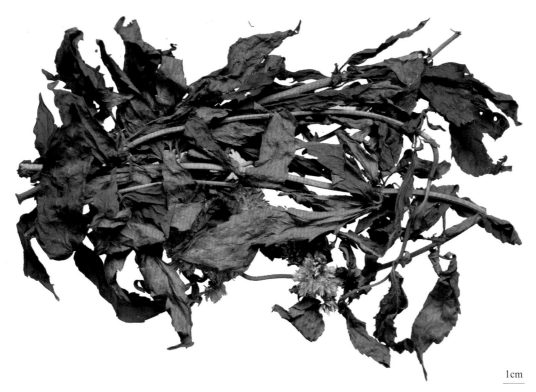

1cm

野马追

炮制规范

除去杂质，喷淋清水，稍润，切段，干燥。

饮片性状

本品为不规则的短段。茎圆柱形，直径0.2~0.5cm，表面黄绿色或紫褐色，有纵棱，密被灰白色茸毛；质硬，易折断，断面纤维性，髓部白色。叶皱缩，多破碎，表面黄绿色至绿褐色，两面被毛，有腺点。头状花序。气微，叶味苦、涩。

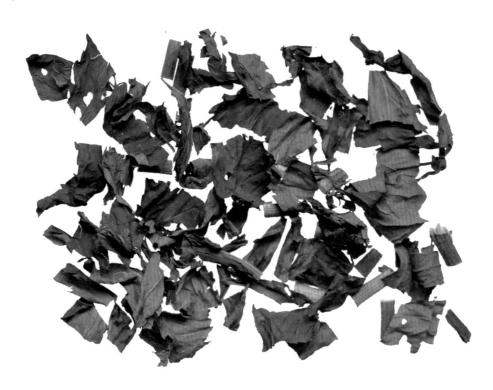

野马追

性味功效

苦，平。化痰止咳平喘。用于痰多咳嗽气喘。

用量用法

30~60g。

对比鉴别

参见"佩兰"项。

野木瓜

Yemugua
STAUNTONIAE CAULIS ET FOLIUM

本品为木通科植物野木瓜 *Stauntonia chinensis* DC. 的干燥带叶茎枝。

产　　地

产于广东、广西、香港、湖南、贵州、云南、安徽、浙江、江西、福建等地。

采收加工

全年均可采割，洗净，切段，干燥。

药材性状

本品茎呈圆柱形，长 3~5cm，直径 0.2~3cm。粗茎表面灰黄色或灰棕色，有粗纵纹，外皮常块状脱落；细茎表面深棕色，具光泽，纵纹明显，可见小枝痕或叶痕。切面皮部狭窄，深棕色，木部宽广，浅棕黄色，有密集的放射状纹理和成行小孔，髓部明显。质硬或稍韧。掌状复叶互生，小叶片长椭圆形，革质，长 5~10cm，宽 2~4cm，先端尖，基部近圆形，全缘，上表面深棕绿色，有光泽；下表面浅棕绿色，网脉明显；小叶柄长约 1.5cm。气微，味微苦涩。

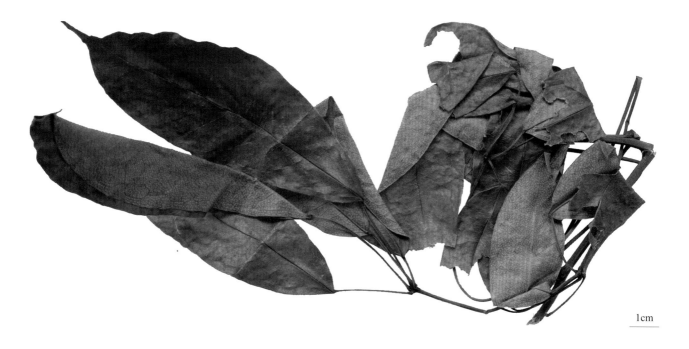

1cm

野木瓜

性味功效 ▶▶

微苦，平。祛风止痛，舒筋活络。用于风湿痹痛，腰腿疼痛，头痛，牙痛，痛经，跌打伤痛。

用量用法 ▶▶

9~15g。

野菊花

Yejuhua
CHRYSANTHEMI INDICI FLOS

本品为菊科植物野菊 *Chrysanthemum indicum* L. 的干燥头状花序。

产　　地

产于全国大部分地区。主产于华南。

采收加工

秋、冬二季花初开放时采摘，晒干，或蒸后晒干。

药材性状

本品呈类球形，直径 0.3~1cm，棕黄色。总苞由 4~5 层苞片组成，外层苞片卵形或条形，外表面中部灰绿色或浅棕色，通常被白毛，边缘膜质；内层苞片长椭圆形，膜质，外表面无毛。总苞基部有的残留总花梗。舌状花 1 轮，黄色至棕黄色，皱缩卷曲；管状花多数，深黄色。体轻。气芳香，味苦。

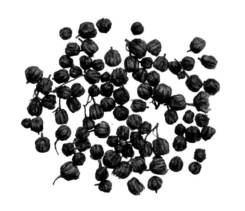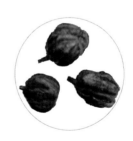

野菊花

性味功效

苦、辛，微寒。清热解毒，泻火平肝。用于疔疮痈肿，目赤肿痛，头痛眩晕。

用量用法

9~15g。外用适量，煎汤外洗或制膏外涂。

对比鉴别

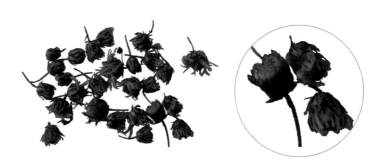

甘菊 *Chrysanthemum lavandulifolium* (Fischer ex Trautvetter) Makino. 的头状花序

蛇床子

Shechuangzi
CNIDII FRUCTUS

本品为伞形科植物蛇床 *Cnidium monnieri* (L.) Cuss. 的干燥成熟果实。

产　地

主产于河北保定、邯郸、沧州，浙江金华，江苏扬州、镇江、盐城、徐州，四川温江、金堂、崇州等地，多自产自销。

采收加工

夏、秋二季果实成熟时采收，除去杂质，晒干。

药材性状

本品为双悬果，呈椭圆形，长 2~4mm，直径约 2mm。表面灰黄色或灰褐色，顶端有 2 枚向外弯曲的柱基，基部偶有细梗。分果的背面有薄而突起的纵棱 5 条，接合面平坦，有 2 条棕色略突起的纵棱线。果皮松脆，揉搓易脱落。种子细小，灰棕色，显油性。气香，味辛凉，有麻舌感。

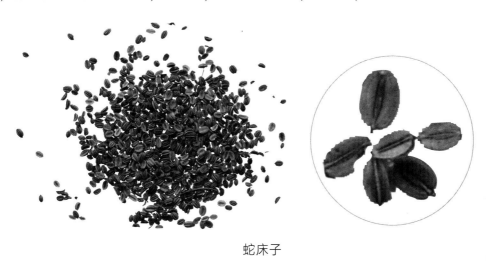

蛇床子

性味功效

辛、苦，温；有小毒。燥湿祛风，杀虫止痒，温肾壮阳。用于阴痒带下，湿疹瘙痒，湿痹腰痛，肾虚阳痿，宫冷不孕。

用量用法

3~10g。外用适量，多煎汤熏洗，或研末调敷。

银杏叶

Yinxingye
GINKGO FOLIUM

本品为银杏科植物银杏 *Ginkgo biloba* L. 的干燥叶。

产　地

主产于河南、山东、湖北、广西、江苏、四川、安徽等地。

采收加工

秋季叶尚绿时采收，及时干燥。

药材性状

本品多皱折或破碎，完整者呈扇形，长 3~12cm，宽 5~15cm。黄绿色或浅棕黄色，上缘呈不规则的波状弯曲，有的中间凹入，深者可达叶长的 4/5。具二叉状平行叶脉，细而密，光滑无毛，易纵向撕裂。叶基楔形，叶柄长 2~8cm。体轻。气微，味微苦。

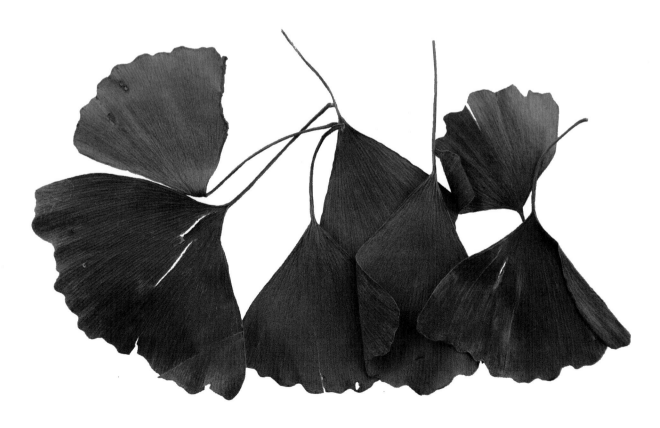

银杏叶

性味功效

甘、苦、涩，平。活血化瘀，通络止痛，敛肺平喘，化浊降脂。用于瘀血阻络，胸痹心痛，中风偏瘫，肺虚咳喘，高脂血症。

用量用法

9~12g。有实邪者忌用。

银柴胡

Yinchaihu
STELLARIAE RADIX

本品为石竹科植物银柴胡 *Stellaria dichotoma* L. var. *lanceolata* Bge. 的干燥根。

产　地

主产于内蒙古鄂托克前旗、乌审旗、阿巴嘎旗、苏尼特左旗，宁夏盐池、灵武、同心、中卫、陶乐，陕西定边。

采收加工

春、夏间植株萌发或秋后茎叶枯萎时采挖；栽培品于种植后第三年 9 月中旬或第四年 4 月中旬采挖，除去残茎、须根及泥沙，晒干。

药材性状

本品呈类圆柱形，偶有分枝，长 15~40cm，直径 0.5~2.5cm。表面浅棕黄色至浅棕色，有扭曲的纵皱纹和支根痕，多具孔穴状或盘状凹陷，习称"砂眼"，从砂眼处折断可见棕色裂隙中有细砂散出。根头部略膨大，有密集的呈疣状突起的芽苞、茎或根茎的残基，习称"珍珠盘"。质硬而脆，易折断，断面不平坦，较疏松，有裂隙，皮部甚薄，木部有黄、白色相间的放射状纹理。气微，味甘。

栽培品有分枝，下部多扭曲，直径 0.6~1.2cm。表面浅棕黄色或浅黄棕色，纵皱纹细腻明显，细支根痕多呈点状凹陷。几无砂眼。根头部有多数疣状突起。折断面质地较紧密，几无裂隙，略显粉性，木部放射状纹理不甚明显。味微甜。

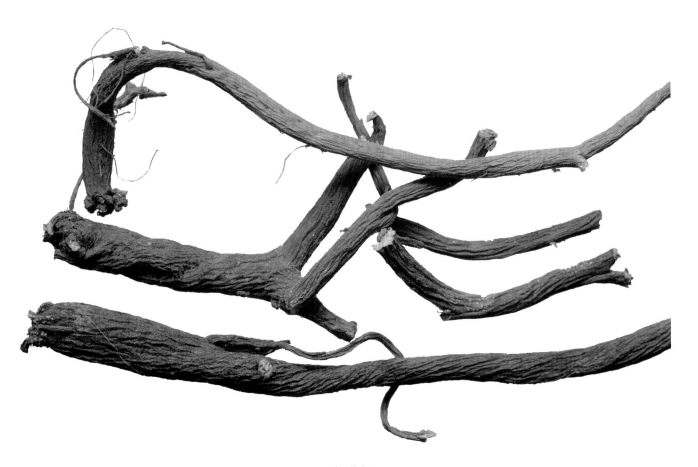

银柴胡

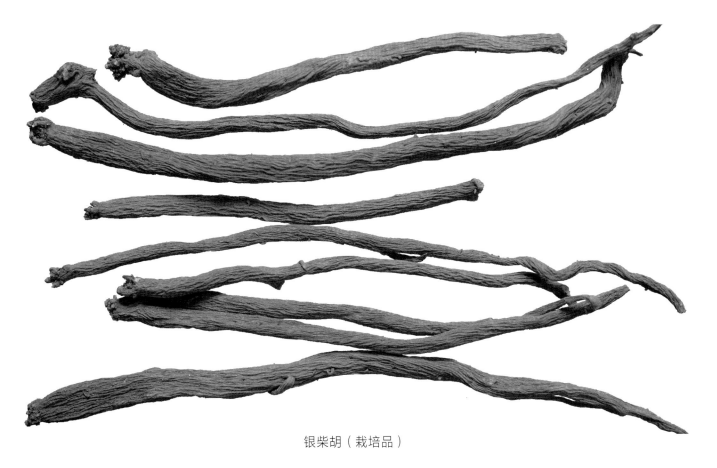

银柴胡（栽培品）

炮制规范

　　除去杂质，洗净，润透，切厚片，干燥。

饮片性状

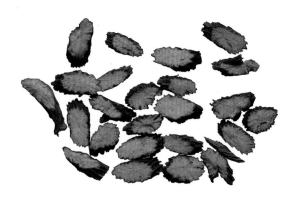

银柴胡

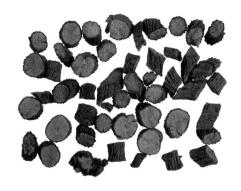

银柴胡（栽培品）

性味功效

　　甘，微寒。清虚热，除疳热。用于阴虚发热，骨蒸劳热，小儿疳热。

用量用法

　　3~10g。

甜瓜子

Tianguazi
MELO SEMEN

本品为葫芦科植物甜瓜 *Cucumis melo* L. 的干燥成熟种子。

产　地

产于全国各地。

采收加工

夏、秋二季果实成熟时收集，洗净，晒干。

药材性状

本品呈扁平长卵形，长 5~9mm，宽 2~4mm。表面黄白色、浅棕红色或棕黄色，平滑，微有光泽。一端稍尖，另端钝圆。种皮较硬而脆，内有膜质胚乳和子叶 2 片。气微，味淡。

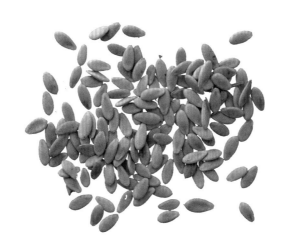

甜瓜子

炮制规范

除去杂质，洗净，晒干，用时捣碎。

饮片性状

同药材。

性味功效

甘，寒。清肺，润肠，化瘀，排脓，疗伤止痛。用于肺热咳嗽，便秘，肺痈，肠痈，跌打损伤，筋骨折伤。

用量用法

9~30g。

猪牙皂

Zhuyazao
GLEDITSIAE FRUCTUS ABNORMALIS

本品为豆科植物皂荚 *Gleditsia sinensis* Lam. 的干燥不育果实。

产　　地

产于华北、华东、中南、西南地区，以及陕西、甘肃等地。主产于山东、四川。

采收加工

秋季采收，除去杂质，干燥。

药材性状

本品呈圆柱形，略扁而弯曲，长 5~11cm，宽 0.7~1.5cm。表面紫棕色或紫褐色，被灰白色蜡质粉霜，擦去后有光泽，并有细小的疣状突起和线状或网状的裂纹。顶端有鸟喙状花柱残基，基部具果梗残痕。质硬而脆，易折断，断面棕黄色，中间疏松，有淡绿色或淡棕黄色的丝状物，偶有发育不全的种子。气微，有刺激性，味先甜而后辣。

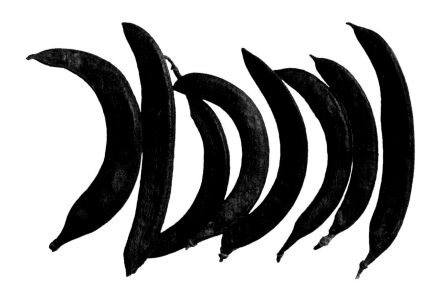

猪牙皂

炮制规范

除去杂质，洗净，晒干。用时捣碎。

饮片性状

同药材。

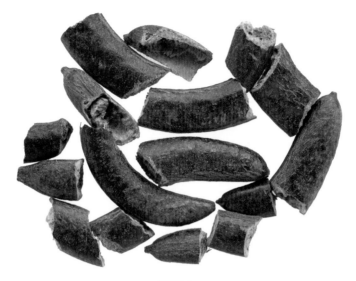

猪牙皂

性味功效

辛、咸，温；有小毒。祛痰开窍，散结消肿。用于中风口噤，昏迷不醒，癫痫痰盛，关窍不通，喉痹痰阻，顽痰喘咳，咯痰不爽，大便燥结；外治痈肿。

用量用法

1~1.5g，多入丸散用。外用适量，研末吹鼻取嚏或研末调敷患处。孕妇及咯血、吐血患者禁用。

对比鉴别

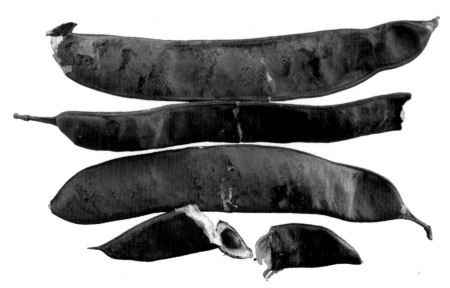

1cm

皂荚 *Gleditsia sinensis* Lam. 的成熟果实（大皂角）

猪 苓

Zhuling
POLYPORUS

本品为多孔菌科真菌猪苓 *Polyporus umbellatus* (Pers.) Fries 的干燥菌核。

产　地

产于全国大部分地区。主产于陕西、甘肃、山西、河北、云南等地。

采收加工

春、秋二季采挖，除去泥沙，干燥。

药材性状

本品呈条形、类圆形或扁块状，有的有分枝，长 5~25cm，直径 2~6cm。表面黑色、灰黑色或棕黑色，皱缩或有瘤状突起。体轻，质硬，断面类白色或黄白色，略呈颗粒状。气微，味淡。

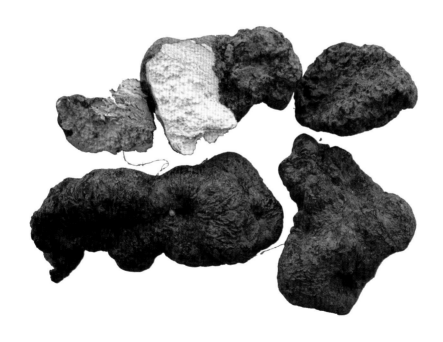

猪苓

炮制规范

除去杂质，浸泡，洗净，润透，切厚片，干燥。

饮片性状

本品呈类圆形或不规则的厚片。外表皮黑色或棕黑色，皱缩。切面类白色或黄白色，略呈颗粒状。气微，味淡。

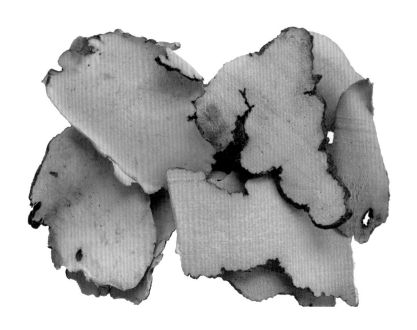

猪苓

性味功效

甘、淡，平。利水渗湿。用于小便不利，水肿，泄泻，淋浊，带下。

用量用法

6~12g。

猫爪草

Maozhaocao
RANUNCULI TERNATI RADIX

本品为毛茛科植物小毛茛 *Ranunculus ternatus* Thunb. 的干燥块根。

产　地

主产于河南信阳、正阳、确山，江苏、浙江等地亦产。

采收加工

春季采挖，除去须根和泥沙，晒干。

药材性状

本品由数个至数十个纺锤形的块根簇生，形似猫爪，长 3~10mm，直径 2~3mm，顶端有黄褐色残茎或茎痕。表面黄褐色或灰黄色，久存色泽变深，微有纵皱纹，并有点状须根痕和残留须根。质坚实，断面类白色或黄白色，空心或实心，粉性。气微，味微甘。

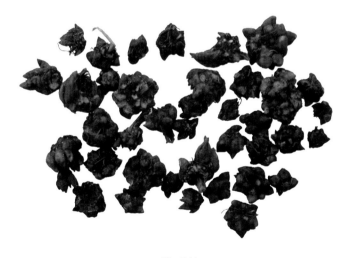

猫爪草

性味功效

甘、辛，温。化痰散结，解毒消肿。用于瘰疬痰核，疔疮肿毒，蛇虫咬伤。

用量用法

15~30g，单味药可用至 120g。

麻 黄

Mahuang
EPHEDRAE HERBA

本品为麻黄科植物草麻黄 *Ephedra sinica* Stapf、中麻黄 *Ephedra intermedia* Schrenk et C. A. Mey. 或木贼麻黄 *Ephedra equisetina* Bge. 的干燥草质茎。

产 地

草麻黄 主产于内蒙古通辽、鄂尔多斯，山西大同，河北蔚县、怀安、围场。

中麻黄 主产于甘肃、青海、新疆、宁夏。

木贼麻黄 主产于陕西、新疆、宁夏、山西。

采收加工

秋季采割绿色的草质茎，晒干。

药材性状

草麻黄 本品呈细长圆柱形，少分枝，直径 1~2mm。有的带少量棕色木质茎。表面淡绿色至黄绿色，有细纵脊线，触之微有粗糙感。节明显，节间长 2~6cm。节上有膜质鳞叶，长 3~4mm；裂片 2(稀 3)，锐三角形，先端灰白色，反曲，基部联合成筒状，红棕色。体轻，质脆，易折断，断面略呈纤维性，周边绿黄色，髓部红棕色，近圆形。气微香，味涩、微苦。

中麻黄 本品多分枝，直径 1.5~3mm，有粗糙感。节上膜质鳞叶长 2~3mm，裂片 3(稀 2)，先端锐尖。断面髓部呈三角状圆形。

木贼麻黄 本品较多分枝，直径 1~1.5mm，无粗糙感。节间长 1.5~3cm。膜质鳞叶长 1~2mm；裂片 2(稀 3)，上部为短三角形，灰白色，先端多不反曲，基部棕红色至棕黑色。

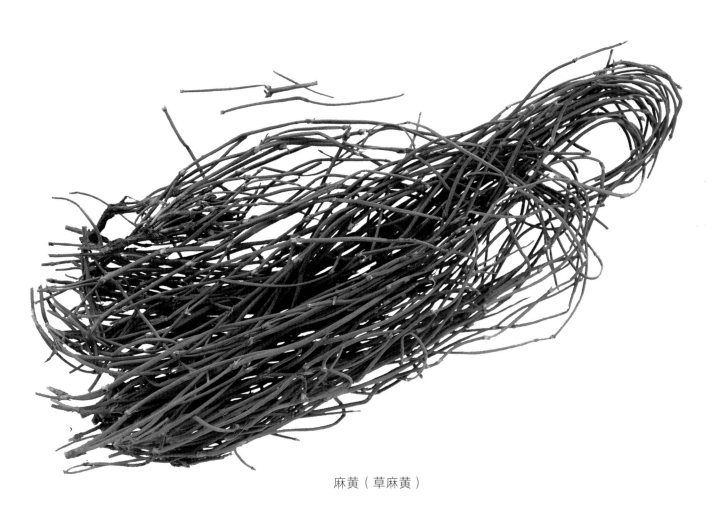

麻黄（草麻黄）

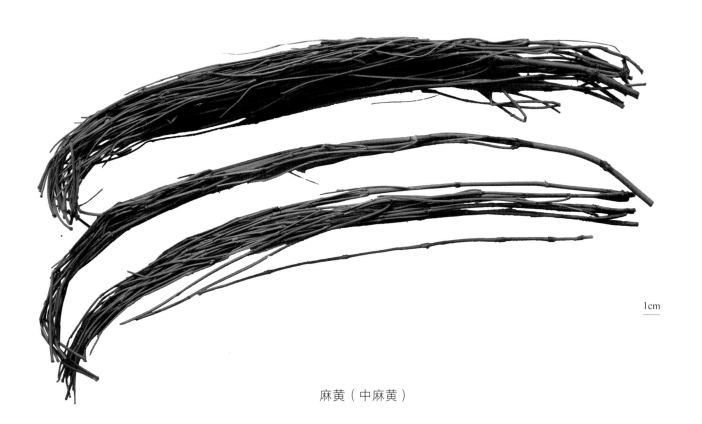

1cm

麻黄（中麻黄）

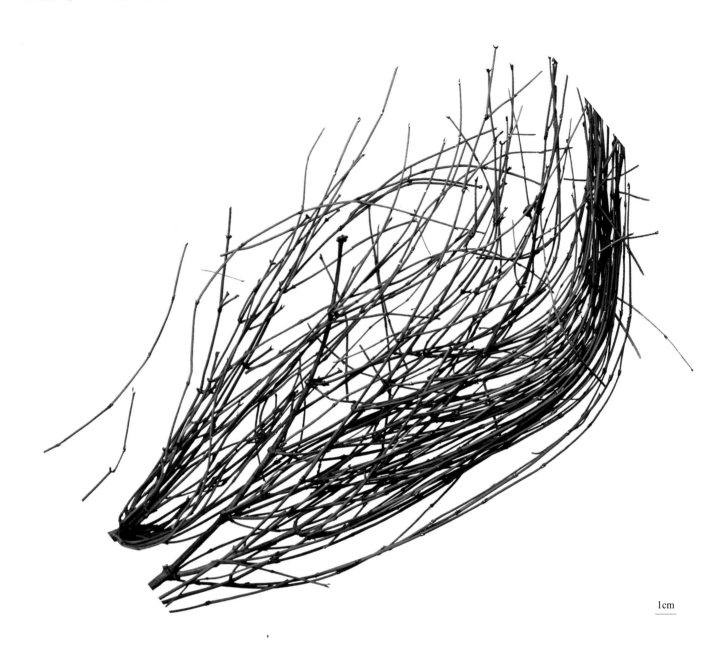

1cm

麻黄（木贼麻黄）

炮制规范 ▶▶

　　麻黄　除去木质茎、残根及杂质，切段。

　　蜜麻黄　先将炼蜜加适量沸水稀释后，加入净麻黄段中拌匀，闷透，置锅内，用文火炒至不粘手时，取出，放凉。每 100kg 麻黄，用炼蜜 20kg。

饮片性状 ▶▶

　　麻黄　本品呈圆柱形的段。表面淡黄绿色至黄绿色，粗糙，有细纵脊线，节上有细小鳞叶。切面中心显红黄色。气微香，味涩、微苦。

　　蜜麻黄　本品形如麻黄段。表面深黄色，微有光泽，略具黏性。有蜜香气，味甜。

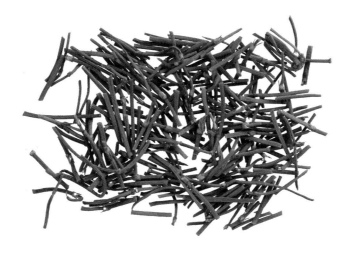

麻黄（草麻黄）

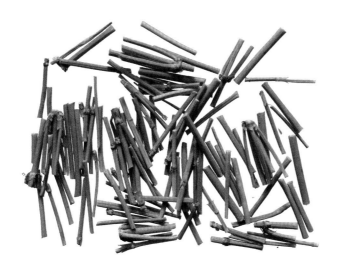

麻黄（中麻黄）

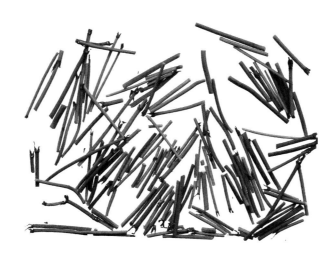

麻黄（木贼麻黄）

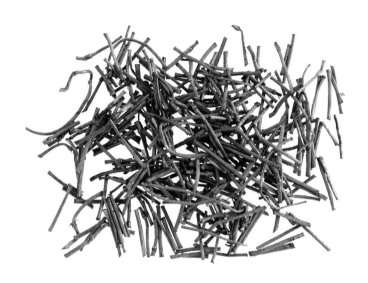

蜜麻黄（草麻黄）

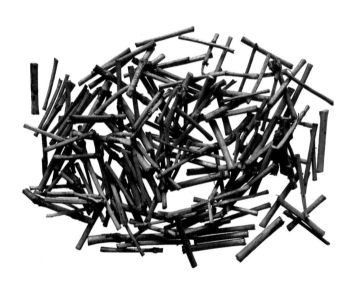

蜜麻黄（中麻黄）

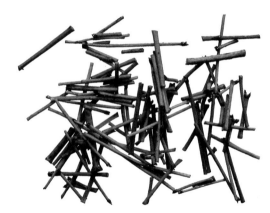

蜜麻黄（木贼麻黄）

性味功效

麻黄　辛、微苦，温。发汗散寒，宣肺平喘，利水消肿。用于风寒感冒，胸闷喘咳，风水浮肿。
蜜麻黄　润肺止咳。多用于表证已解，气喘咳嗽。

用量用法

2~10g。

麻黄根

Mahuanggen

EPHEDRAE RADIX ET RHIZOMA

本品为麻黄科植物草麻黄 *Ephedra sinica* Stapf 或中麻黄 *Ephedra intermedia* Schrenk et C. A. Mey. 的干燥根和根茎。

产　地

草麻黄　主产于内蒙古通辽、鄂尔多斯，山西大同，河北蔚县、怀安、围场。
中麻黄　主产于甘肃、青海、新疆、宁夏。

采收加工

秋末采挖，除去残茎、须根和泥沙，干燥。

药材性状

本品呈圆柱形，略弯曲，长 8~25cm，直径 0.5~1.5cm。表面红棕色或灰棕色，有纵皱纹和支根痕。外皮粗糙，易成片状剥落。根茎具节，节间长 0.7~2cm，表面有横长突起的皮孔。体轻，质硬而脆，断面皮部黄白色，木部淡黄色或黄色，射线放射状，中心有髓。气微，味微苦。

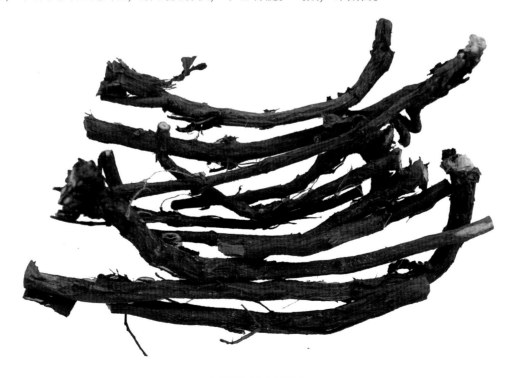

麻黄根（草麻黄）

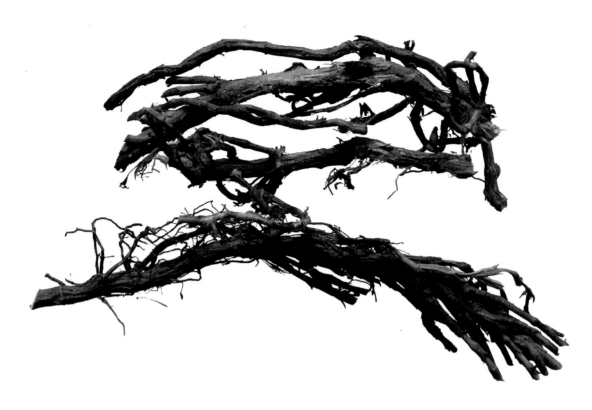

麻黄根（中麻黄）

炮制规范 ▶▶

　　除去杂质，洗净，润透，切厚片，干燥。

饮片性状 ▶▶

　　本品呈类圆形的厚片。外表面红棕色或灰棕色，有纵皱纹及支根痕。切面皮部黄白色，木部淡黄色或黄色，纤维性，具放射状纹，有的中心有髓。气微，味微苦。

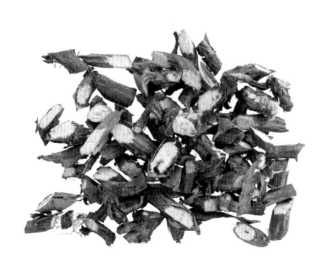

麻黄根（草麻黄）

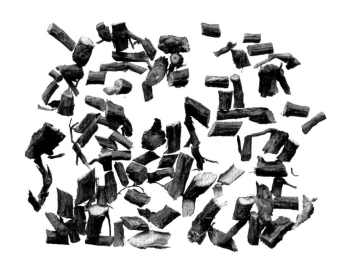

麻黄根（中麻黄）

性味功效

甘、涩，平。固表止汗。用于自汗，盗汗。

用量用法

3~9g。外用适量，研粉撒扑。

鹿衔草

Luxiancao

PYROLAE HERBA

本品为鹿蹄草科植物鹿蹄草 *Pyrola calliantha* H. Andres 或普通鹿蹄草 *Pyrola decorata* H. Andres 的干燥全草。

产　　地　▶▶

主产于浙江东阳、缙云、天台、余姚、青田、黄岩，安徽六安、安庆，陕西凤县。

采收加工　▶▶

全年均可采挖，除去杂质，晒至叶片较软时，堆置至叶片变紫褐色，晒干。

药材性状　▶▶

本品根茎细长。茎圆柱形或具纵棱，长 10~30cm。叶基生，长卵圆形或近圆形，长 2~8cm，暗绿色或紫褐色，先端圆或稍尖，全缘或有稀疏的小锯齿，边缘略反卷，上表面有时沿脉具白色的斑纹，下表面有时具白粉。总状花序有花 4 至 10 余朵；花半下垂，萼片 5，舌形或卵状长圆形；花瓣 5，早落，雄蕊 10，花药基部有小角，顶孔开裂；花柱外露，有环状突起的柱头盘。蒴果扁球形，直径 7~10mm，5 纵裂，裂瓣边缘有蛛丝状毛。气微，味淡、微苦。

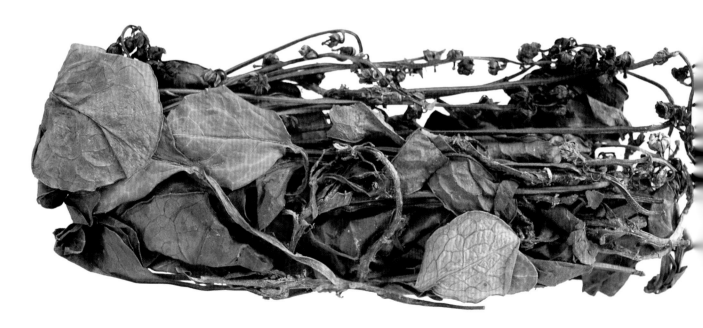

鹿衔草（鹿蹄草）

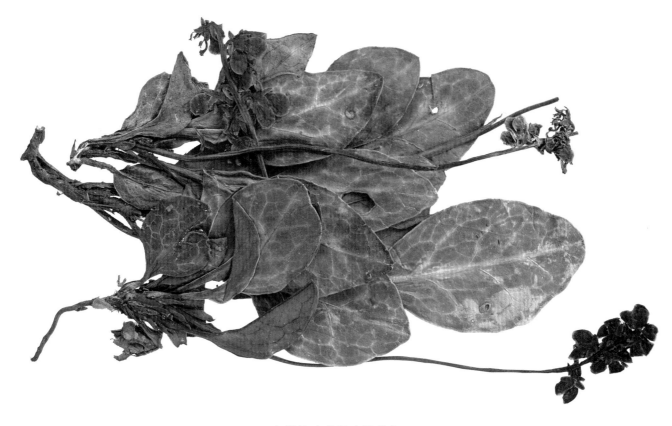

鹿衔草（普通鹿蹄草）

炮制规范

除去杂质，切段。

饮片性状

本品为不规则的段或碎片。茎圆柱形，表面棕褐色至黑褐色，有的具纵棱。叶多破碎，完整者长卵圆形或近圆形，表面黄褐色至紫褐色，先端圆或稍尖，全缘或有稀疏的小锯齿，边缘略反卷，上表面有时沿脉具白色的斑纹。气微，味淡、微苦。

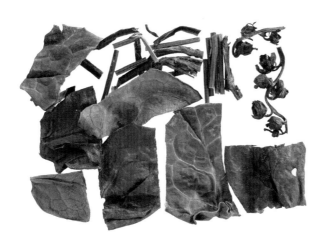

鹿衔草（鹿蹄草）

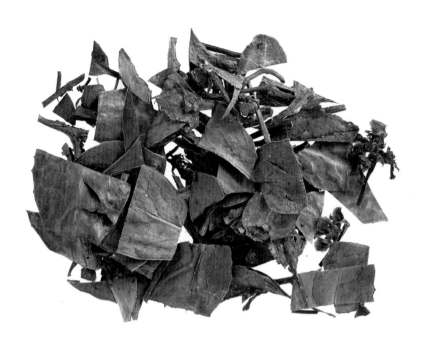

鹿衔草（普通鹿蹄草）

性味功效

甘、苦，温。祛风湿，强筋骨，止血，止咳。用于风湿痹痛，肾虚腰痛，腰膝无力，月经过多，久咳劳嗽。

用量用法

9~15g。

商 陆

Shanglu
PHYTOLACCAE RADIX

本品为商陆科植物商陆 *Phytolacca acinosa* Roxb. 或垂序商陆 *Phytolacca americana* L. 的干燥根。

产　地

主产于河南南阳、安阳，湖北恩施，安徽芜湖。

采收加工

秋季至次春采挖，除去须根和泥沙，切成块或片，晒干或阴干。

药材性状

本品为横切或纵切的不规则块片，厚薄不等。外皮灰黄色或灰棕色。横切片弯曲不平，边缘皱缩，直径 2~8cm；切面浅黄棕色或黄白色，木部隆起，形成数个突起的同心性环轮。纵切片弯曲或卷曲，长5~8cm，宽 1~2cm，木部呈平行条状突起。质硬。气微，味稍甜，久嚼麻舌。

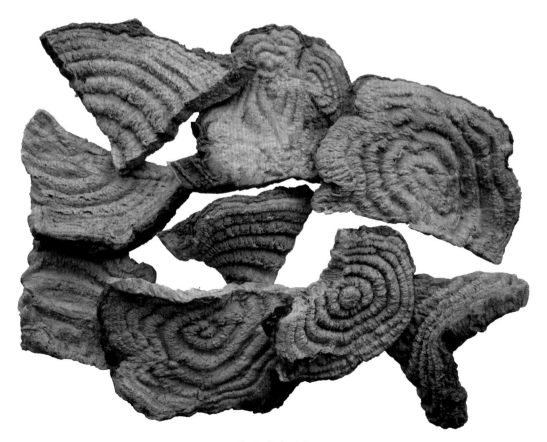

商陆（商陆）

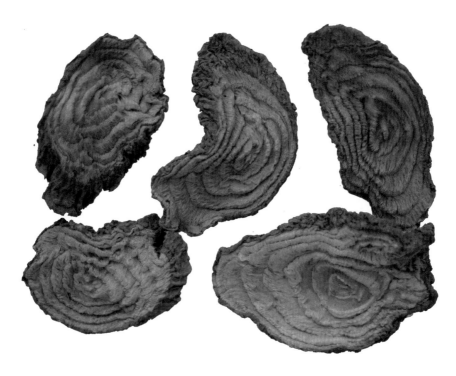

商陆（垂序商陆）

炮制规范

生商陆　除去杂质，洗净，润透，切厚片或块，干燥。

醋商陆　取净商陆，加醋拌匀，闷透，置锅内，炒干，取出，放凉。每100kg商陆，用醋30kg。

饮片性状

醋商陆　本品形如商陆片（块）。表面黄棕色，微有醋香气，味稍甜，久嚼麻舌。

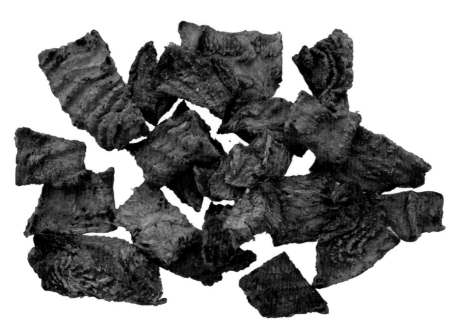

醋商陆（商陆）

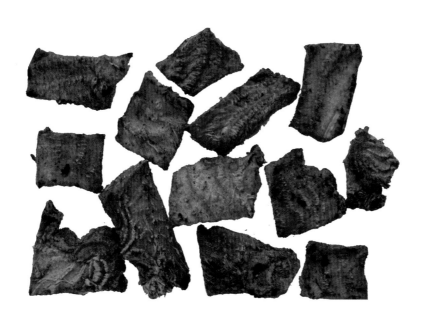

醋商陆（垂序商陆）

性味功效

苦，寒；有毒。逐水消肿，通利二便；外用解毒散结。用于水肿胀满，二便不通；外治痈肿疮毒。

用量用法

3~9g。外用适量，煎汤熏洗。孕妇禁用。

旋覆花

Xuanfuhua
INULAE FLOS

本品为菊科植物旋覆花 *Inula japonica* Thunb. 或欧亚旋覆花 *Inula britannica* L. 的干燥头状花序。

产　　地

主产于河南信阳、洛阳、南阳、禹州，江苏南通，河北保定，浙江杭州、宁波、温州，安徽滁州、芜湖。

采收加工

夏、秋二季花开放时采收，除去杂质，阴干或晒干。

药材性状

本品呈扁球形或类球形，直径 1~2cm。总苞由多数苞片组成，呈覆瓦状排列，苞片披针形或条形，灰黄色，长 4~11mm；总苞基部有时残留花梗，苞片及花梗表面被白色茸毛，舌状花 1 列，黄色，长约 1cm，多卷曲，常脱落，先端 3 齿裂；管状花多数，棕黄色，长约 5mm，先端 5 齿裂；子房顶端有多数白色冠毛，长 5~6mm。有的可见椭圆形小瘦果。体轻，易散碎。气微，味微苦。

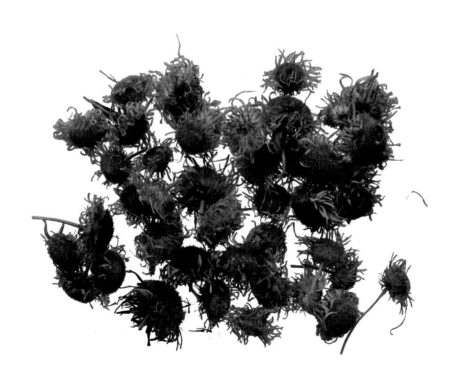

旋覆花（旋覆花）

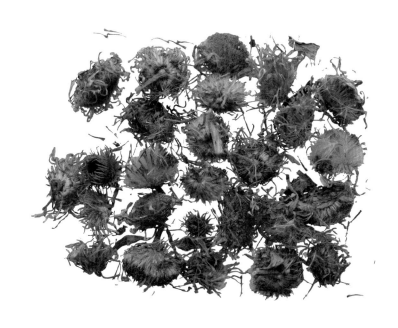

旋覆花（欧亚旋覆花）

炮制规范

旋覆花　除去梗、叶及杂质。

蜜旋覆花　先将炼蜜加适量沸水稀释后，加入净旋覆花中拌匀，闷透，置锅内，用文火炒至不粘手时，取出，放凉。每100kg旋覆花，用炼蜜25kg。

饮片性状

旋覆花　同药材。

蜜旋覆花　本品形如旋覆花，深黄色。手捻稍粘手。具蜜香气，味甜。

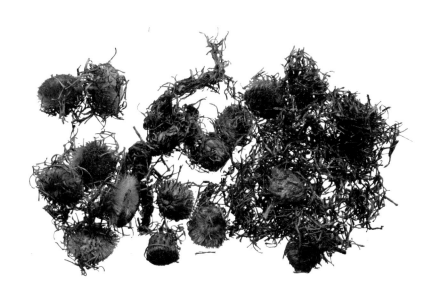

蜜旋覆花（旋覆花）

性味功效

　　苦、辛、咸，微温。降气，消痰，行水，止呕。用于风寒咳嗽，痰饮蓄结，胸膈痞闷，喘咳痰多，呕吐噫气，心下痞硬。

用量用法

　　3~9g，包煎。

断血流

Duanxueliu
CLINOPODII HERBA

本品为唇形科植物灯笼草 *Clinopodium polycephalum* (Vaniot) C. Y. Wu et Hsuan 或风轮菜 *Clinopodium chinense* (Benth.) O. Kuntze 的干燥地上部分。

产　　地

主产于安徽霍山、金寨。

采收加工

夏季开花前采收，除去泥沙，晒干。

药材性状

本品茎呈方柱形，四面凹下呈槽，分枝对生，长 30~90cm，直径 1.5~4mm；上部密被灰白色茸毛，下部较稀疏或近于无毛，节间长 2~8cm，表面灰绿色或绿褐色；质脆，易折断，断面不平整，中央有髓或中空。叶对生，有柄，叶片多皱缩、破碎，完整者展平后呈卵形，长 2~5cm，宽 1.5~3.2cm；边缘具疏锯齿，上表面绿褐色，下表面灰绿色，两面均密被白色茸毛。气微香，味涩、微苦。

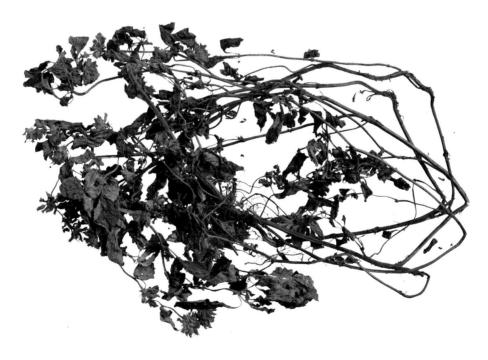

1cm

断血流（灯笼草）

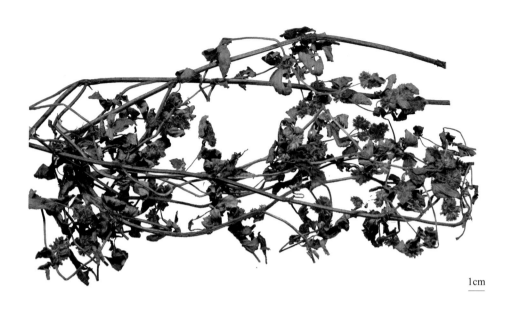

1cm

断血流（风轮菜）

炮制规范 ▶▶

除去杂质，喷淋清水，稍润，切段，干燥。

饮片性状 ▶▶

本品呈不规则的段。茎呈方柱形，四面凹下呈槽。表面灰绿色或绿褐色，有的被灰白色茸毛。切面中央有髓或中空。叶片多皱缩、破碎，完整者展平后呈卵形，边缘具疏锯齿，上表面绿褐色，下表面灰绿色，两面均密被白色茸毛。气微香，味涩、微苦。

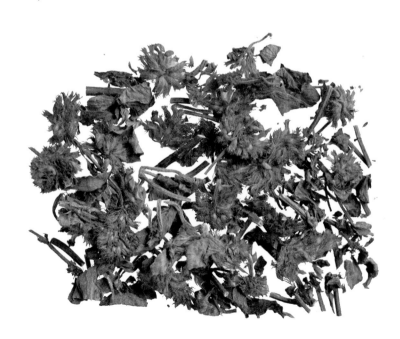

断血流（灯笼草）

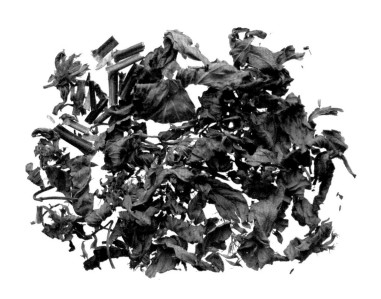

断血流（风轮菜）

性味功效

微苦、涩，凉。收敛止血。用于崩漏，尿血，鼻衄，牙龈出血，创伤出血。

用量用法

9~15g。外用适量，研末敷患处。

淫羊藿

Yinyanghuo
EPIMEDII FOLIUM

本品为小檗科植物淫羊藿 *Epimedium brevicornu* Maxim.、箭叶淫羊藿 *Epimedium sagittatum* (Sieb. et Zucc.) Maxim.、 柔毛淫羊藿 *Epimedium pubescens* Maxim. 或朝鲜淫羊藿 *Epimedium koreanum* Nakai 的干燥叶。

产　　地

淫羊藿　主产于陕西、山西、河南。

箭叶淫羊藿　主产于陕西、湖北、四川、浙江、安徽、湖南、江西。

柔毛淫羊藿　主产于四川、陕西。

朝鲜淫羊藿　主产于辽宁、吉林。

采收加工

夏、秋二季茎叶茂盛时采收，晒干或阴干。

药材性状

淫羊藿　本品二回三出复叶；小叶片卵圆形，长 3~8cm，宽 2~6cm；先端微尖，顶生小叶基部心形，两侧小叶较小，偏心形，外侧较大，呈耳状，边缘具黄色刺毛状细锯齿；上表面黄绿色，下表面灰绿色，主脉7~9条，基部有稀疏细长毛，细脉两面突起，网脉明显；小叶柄长 1~5cm。叶片近革质。气微，味微苦。

箭叶淫羊藿　本品一回三出复叶，小叶片长卵形至卵状披针形，长 4~12cm，宽 2.5~5cm；先端渐尖，两侧小叶基部明显偏斜，外侧呈箭形。下表面疏被粗短伏毛或近无毛。叶片革质。

柔毛淫羊藿　本品一回三出复叶；叶下表面及叶柄密被绒毛状柔毛。

朝鲜淫羊藿　本品二回三出复叶；小叶较大，长 4~10cm，宽 3.5~7cm，先端长尖。叶片较薄。

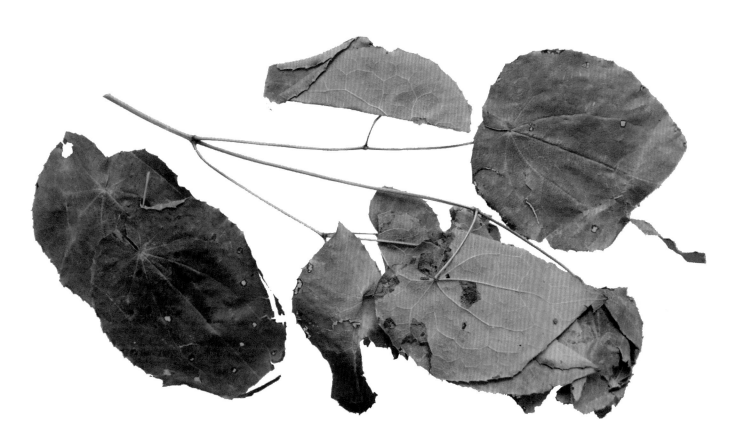

淫羊藿（淫羊藿）

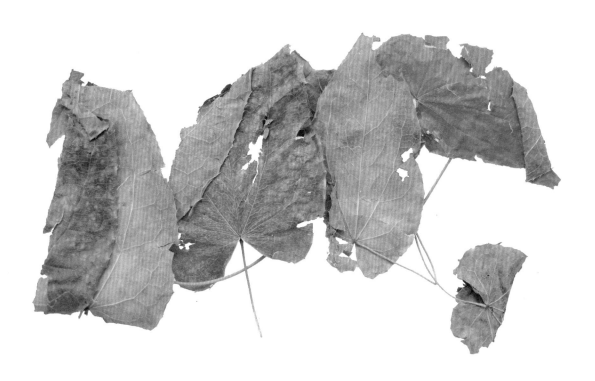

淫羊藿（箭叶淫羊藿）

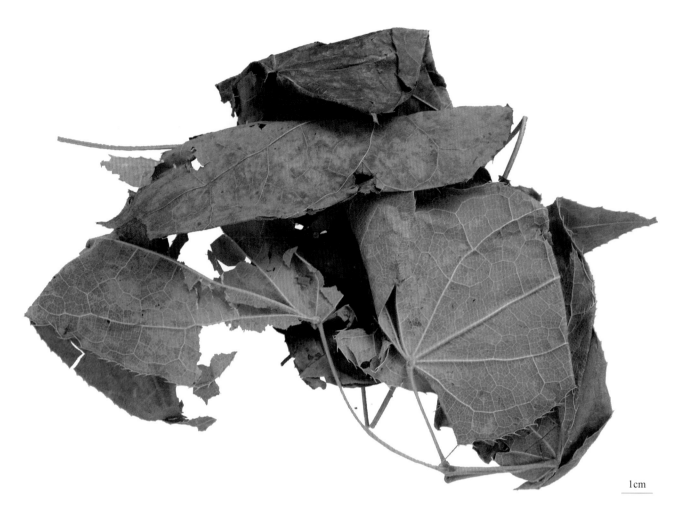

1cm

淫羊藿（柔毛淫羊藿）

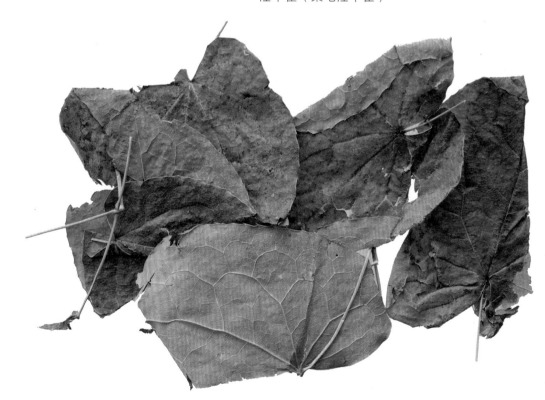

1cm

淫羊藿（朝鲜淫羊藿）

炮制规范

淫羊藿　除去杂质，摘取叶片，喷淋清水，稍润，切丝，干燥。

炙淫羊藿　取羊脂油加热熔化，加入淫羊藿丝，用文火炒至均匀有光泽，取出，放凉。每100kg淫羊藿，用羊脂油（炼油）20kg。

饮片性状

淫羊藿　本品呈丝片状。上表面绿色、黄绿色或浅黄色，下表面灰绿色，网脉明显，中脉及细脉凸出，边缘具黄色刺毛状细锯齿。近革质。气微，味微苦。

炙淫羊藿　本品形如淫羊藿丝。表面浅黄色显油亮光泽。微有羊脂油气。

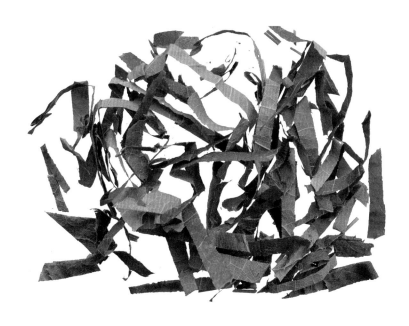

淫羊藿（淫羊藿）

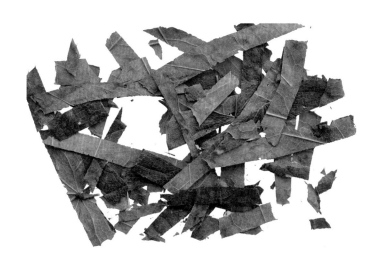

淫羊藿（箭叶淫羊藿）

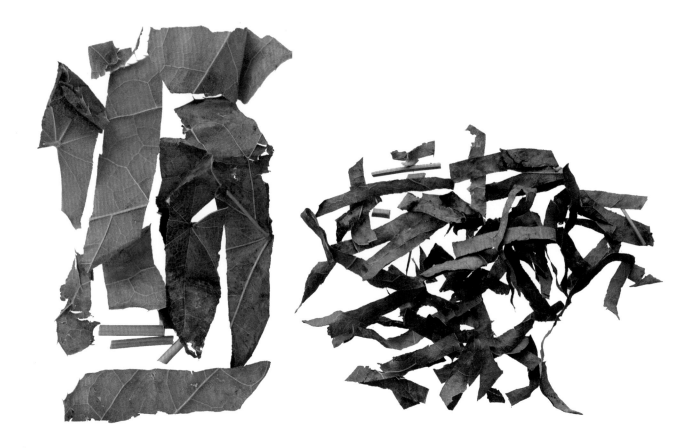

淫羊藿（柔毛淫羊藿）　　　　　　　　　淫羊藿（朝鲜淫羊藿）

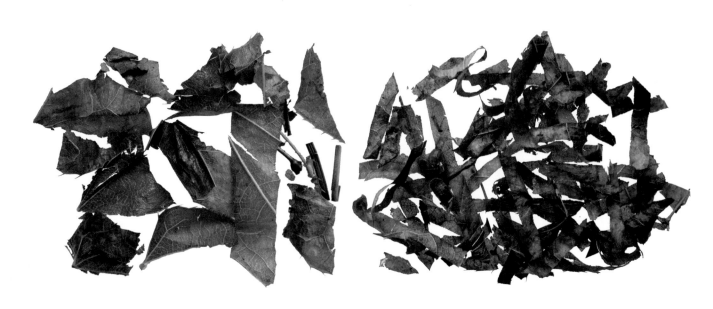

炙淫羊藿（柔毛淫羊藿）　　　　　　　　炙淫羊藿（朝鲜淫羊藿）

性味功效

辛、甘，温。补肾阳，强筋骨，祛风湿。用于肾阳虚衰，阳痿遗精，筋骨痿软，风湿痹痛，麻木拘挛。

用量用法

6~10g。

对比鉴别

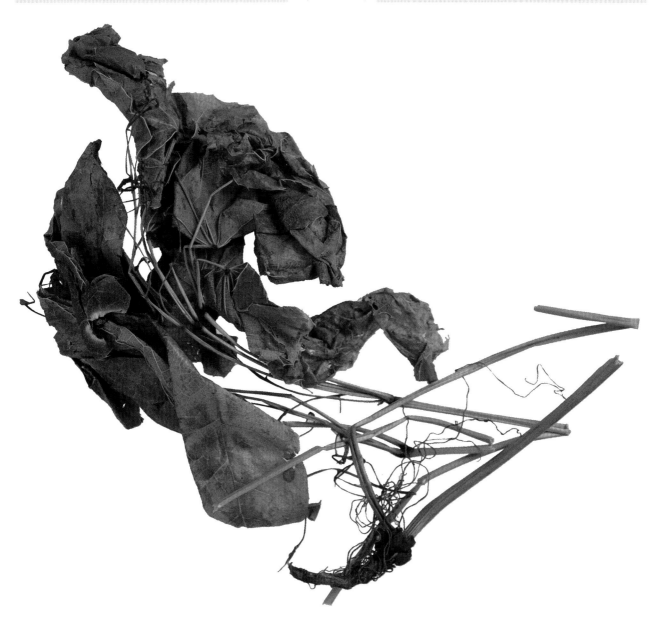

尖叶淫羊藿（粗毛淫羊藿）*Epimedium acuminatum* Franch. 的叶（淫羊藿）

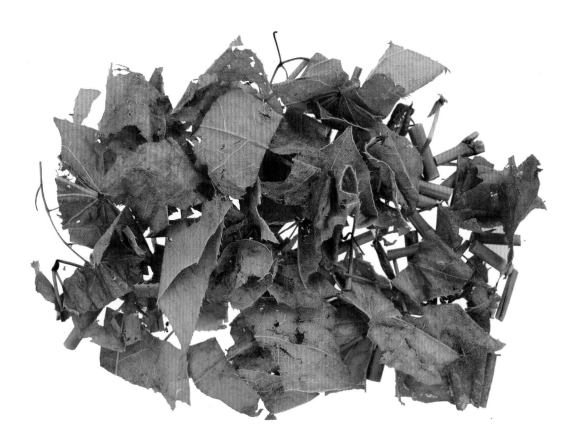

尖叶淫羊藿（粗毛淫羊藿）*Epimedium acuminatum* Franch. 的叶（炙淫羊藿）

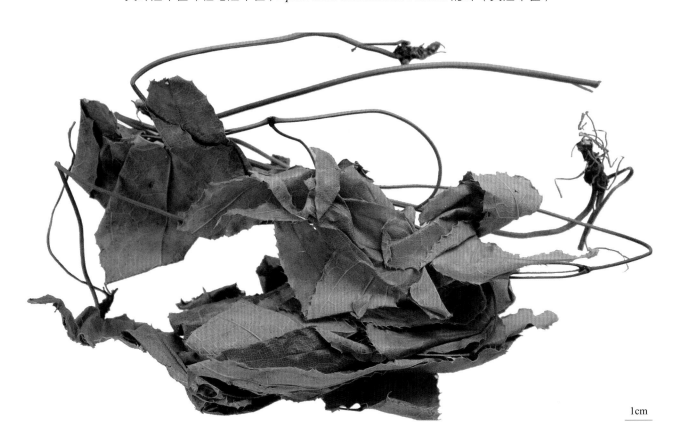

1cm

巫山淫羊藿 *Epimedium wushanense* T. S. Ying 的叶（巫山淫羊藿）

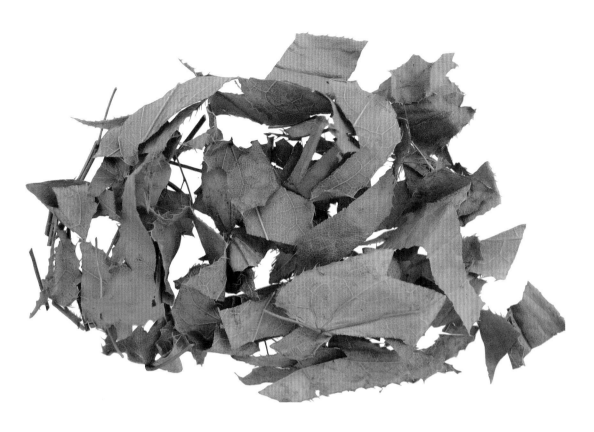

巫山淫羊藿 *Epimedium wushanense* T. S. Ying 的叶（巫山淫羊藿，饮片）

淡竹叶

Danzhuye

LOPHATHERI HERBA

本品为禾本科植物淡竹叶 *Lophatherum gracile* Brongn. 的干燥茎叶。

产　　地 ▶▶

主产于浙江余姚、奉化、临海，安徽霍山、歙县，湖南洪江、邵阳、衡阳，四川温江、雅安等地。

采收加工 ▶▶

夏季未抽花穗前采割，晒干。

药材性状 ▶▶

本品长25~75cm。茎呈圆柱形，有节，表面淡黄绿色，断面中空。叶鞘开裂。叶片披针形，有的皱缩卷曲，长5~20cm，宽1~3.5cm；表面浅绿色或黄绿色。叶脉平行，具横行小脉，形成长方形的网格状，下表面尤为明显。体轻，质柔韧。气微，味淡。

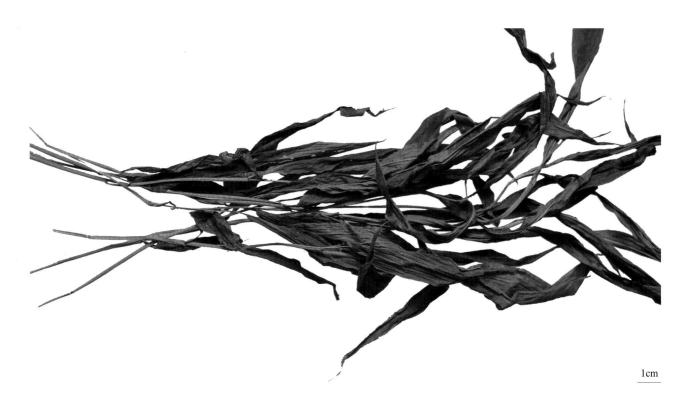

1cm

淡竹叶

炮制规范

除去杂质，切段。

饮片性状

本品呈不规则的段、片，可见茎碎片、节和开裂的叶鞘。叶碎片浅绿色或黄绿色，有的皱缩卷曲，叶脉平行，具横行小脉，形成长方形的网格状，下表面尤为明显。体轻，质柔韧。气微，味淡。

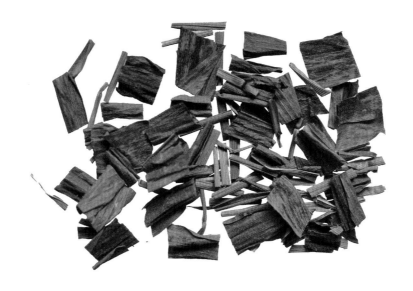

淡竹叶

性味功效

甘、淡，寒。清热泻火，除烦止渴，利尿通淋。用于热病烦渴，小便短赤涩痛，口舌生疮。

用量用法

6~10g。

淡豆豉

Dandouchi

SOJAE SEMEN PRAEPARATUM

本品为豆科植物大豆 *Glycine max* (L.) Merr. 的干燥成熟种子（黑豆）的发酵加工品。

产　地

产于全国各地。主产于东北、华北。

制　法

取桑叶、青蒿各 70~100g，加水煎煮，滤过，煎液拌入净大豆 1000g 中，俟吸尽后，蒸透，取出，稍晾，再置容器内，用煎过的桑叶、青蒿渣覆盖，闷使发酵至黄衣上遍时，取出，除去药渣，洗净，置容器内再闷 15~20 日，至充分发酵、香气溢出时，取出，略蒸，干燥，即得。

药材性状

本品呈椭圆形，略扁，长 0.6~1cm，直径 0.5~0.7cm。表面黑色，皱缩不平。质柔软，断面棕黑色。气香，味微甘。

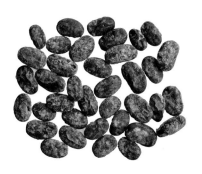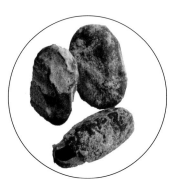

淡豆豉

性味功效

苦、辛，凉。解表，除烦，宣发郁热。用于感冒，寒热头痛，烦躁胸闷，虚烦不眠。

用量用法

6~12g。

密蒙花

Mimenghua

BUDDLEJAE FLOS

本品为马钱科植物密蒙花 *Buddleja officinalis* Maxim. 的干燥花蕾和花序。

产　地

主产于湖北宜昌、襄阳、沙市、巴东，四川金堂、广汉、江油、广元，河南商城，陕西安康，云南楚雄等地。

采收加工

春季花未开放时采收，除去杂质，干燥。

药材性状

本品多为花蕾密聚的花序小分枝，呈不规则圆锥状，长 1.5~3cm。表面灰黄色或棕黄色，密被茸毛。花蕾呈短棒状，上端略大，长 0.3~1cm，直径 0.1~0.2cm；花萼钟状，先端 4 齿裂；花冠筒状，与萼等长或稍长，先端 4 裂，裂片卵形；雄蕊 4，着生在花冠管中部。质柔软。气微香，味微苦、辛。

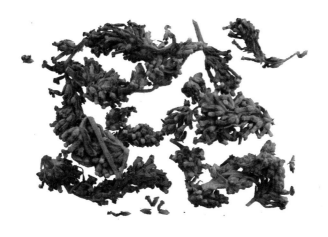

密蒙花

性味功效

甘，微寒。清热泻火，养肝明目，退翳。用于目赤肿痛，多泪羞明，目生翳膜，肝虚目暗，视物昏花。

用量用法

3~9g。

对比鉴别

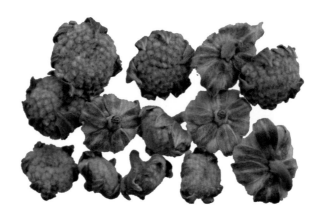

结香 *Edgeworthia chrysantha* Lindl. 的花序

续 断

Xuduan
DIPSACI RADIX

本品为川续断科植物川续断 *Dipsacus asper* Wall. ex Henry 的干燥根。

产 地

主产于重庆涪陵、湖北鹤峰、湖南桑植、贵州毕节。

采收加工

秋季采挖，除去根头和须根，用微火烘至半干，堆置"发汗"至内部变绿色时，再烘干。

药材性状

本品呈圆柱形，略扁，有的微弯曲，长 5~15cm，直径 0.5~2cm。表面灰褐色或黄褐色，有稍扭曲或明显扭曲的纵皱及沟纹，可见横裂的皮孔样斑痕和少数须根痕。质软，久置后变硬，易折断，断面不平坦，皮部墨绿色或棕色，外缘褐色或淡褐色，木部黄褐色，导管束呈放射状排列。气微香，味苦、微甜而后涩。

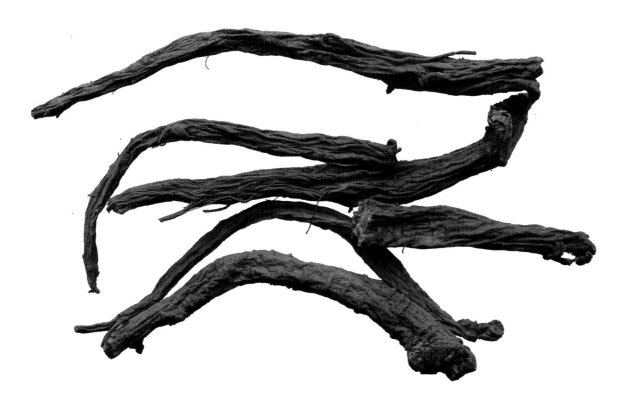

续断

炮制规范

续断片　洗净，润透，切厚片，干燥。

酒续断　取净续断片，加酒拌匀，闷透，置锅内，用文火炒至微带黑色时，取出，放凉。每100kg续断片，用黄酒10kg。

盐续断　取净续断片，加盐水拌匀，闷透，置锅内以文火加热，炒干，取出，放凉。每100kg续断片，用食盐2kg。

饮片性状

续断片　本品呈类圆形或椭圆形的厚片。外表皮灰褐色至黄褐色，有纵皱。切面皮部墨绿色或棕褐色，木部灰黄色或黄褐色，可见放射状排列的导管束纹，形成层部位多有深色环。气微，味苦、微甜而涩。

酒续断　本品形如续断片，表面浅黑色或灰褐色，略有酒香气。

盐续断　本品形如续断片，表面黑褐色，味微咸。

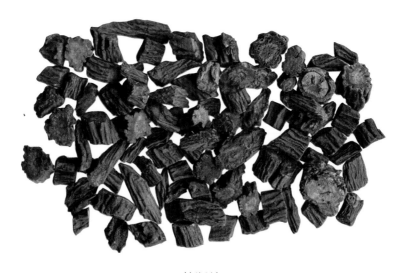

续断片

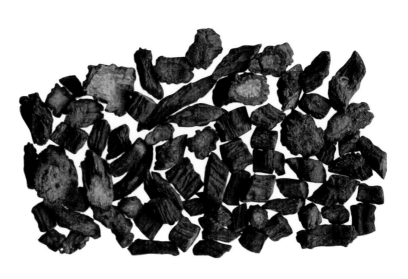

酒续断

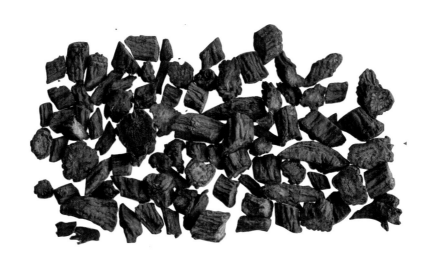

盐续断

性味功效

续断　苦、辛，微温。补肝肾，强筋骨，续折伤，止崩漏。用于肝肾不足，腰膝酸软，风湿痹痛，跌扑损伤，筋伤骨折，崩漏，胎漏。

酒续断　多用于风湿痹痛，跌扑损伤，筋伤骨折。

盐续断　多用于腰膝酸软。

用量用法

9~15g。

绵马贯众

Mianmaguanzhong

DRYOPTERIDIS CRASSIRHIZOMATIS RHIZOMA

本品为鳞毛蕨科植物粗茎鳞毛蕨 *Dryopteris crassirhizoma* Nakai 的干燥根茎和叶柄残基。

产　地 ▶▶

主产于黑龙江、辽宁、吉林。

采收加工 ▶▶

秋季采挖，削去叶柄，须根，除去泥沙，晒干。

药材性状 ▶▶

本品呈长倒卵形，略弯曲，上端钝圆或截形，下端较尖，有的纵剖为两半，长 7~20cm，直径 4~8cm。表面黄棕色至黑褐色，密被排列整齐的叶柄残基及鳞片，并有弯曲的须根。叶柄残基呈扁圆形，长 3~5cm，直径 0.5~1.0cm；表面有纵棱线，质硬而脆，断面略平坦，棕色，有黄白色维管束 5~13 个，环列；每个叶柄残基的外侧常有 3 条须根，鳞片条状披针形，全缘，常脱落。质坚硬，断面略平坦，深绿色至棕色，有黄白色维管束 5~13 个，环列，其外散有较多的叶迹维管束。气特异，味初淡而微涩，后渐苦、辛。

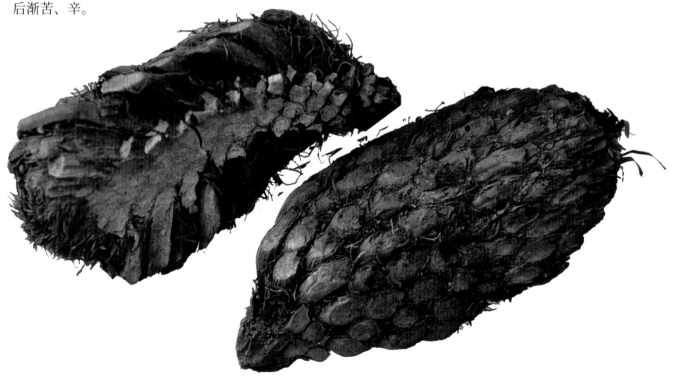

绵马贯众

炮制规范

除去杂质，喷淋清水，洗净，润透，切厚片，干燥，筛去灰屑，即得。

饮片性状

本品呈不规则的厚片或碎块，根茎外表皮黄棕色至黑褐色，多被有叶柄残基，有的可见棕色鳞片，切面淡棕色至红棕色，有黄白色维管束小点，环状排列。气特异，味初淡而微涩，后渐苦、辛。

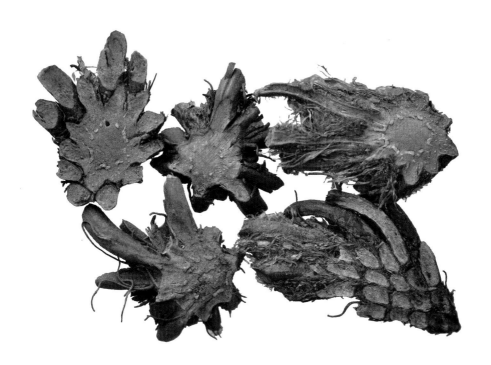

绵马贯众

性味功效

苦，微寒；有小毒。清热解毒，驱虫。用于虫积腹痛，疮疡。

用量用法

4.5~9g。

对比鉴别

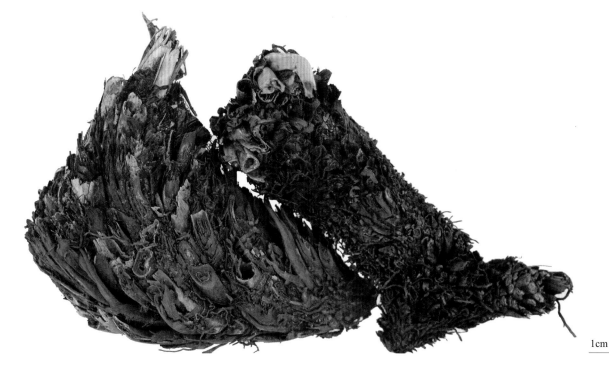

1cm

紫萁 *Osmunda japonica* Thunb. 的根茎

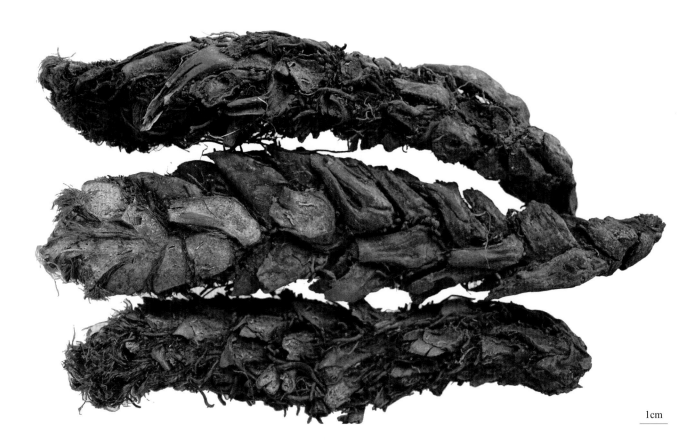

1cm

顶芽狗脊（单芽狗脊）*Woodwardia unigemmata* (Makino) Nakai 的根茎

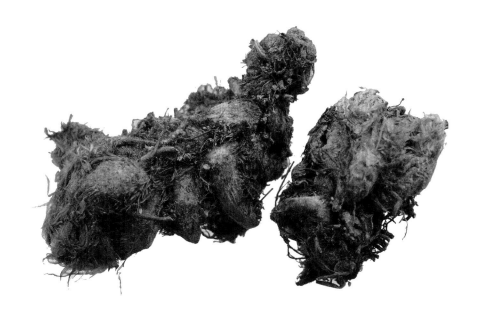

狗脊 *Woodwardia japonica* (L. F.) Sm. 的根茎

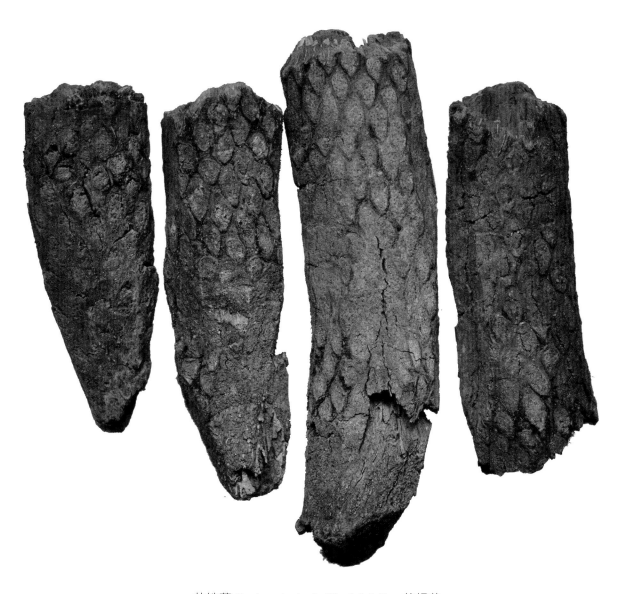

苏铁蕨 *Brainea insignis* (Hook.) J. Sm. 的根茎

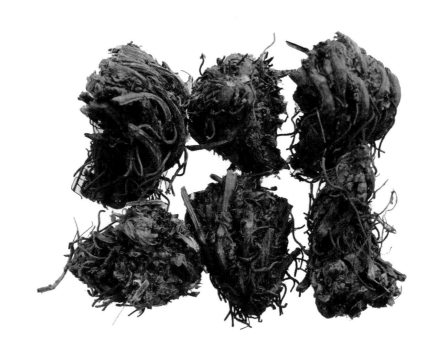

贯众 *Cyrtomium fortunei* J. Sm. 的根茎

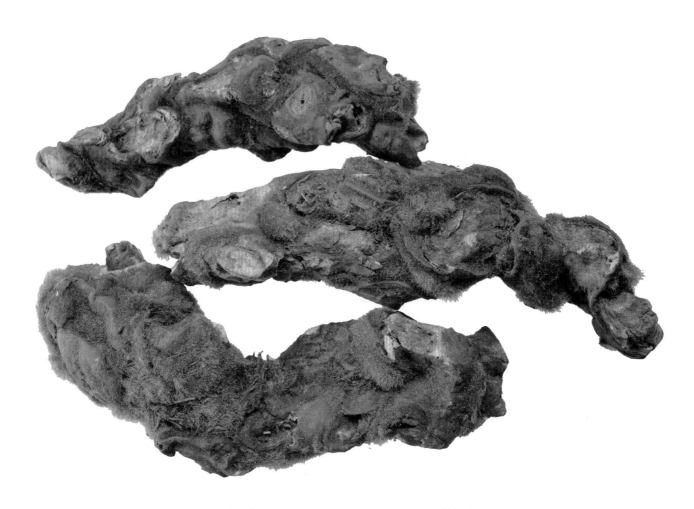

金毛狗脊 *Cibotium barometz* (L.) J. Sm. 的根茎

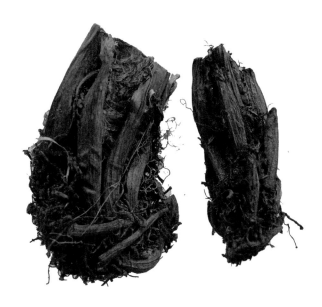

荚果蕨 *Matteuccia struthiopteris* (L.) Todaro 的根茎

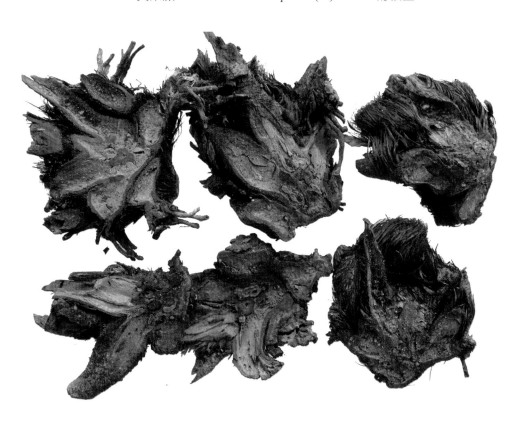

乌毛蕨 *Blechnum orientale* L. 的根茎

绵马贯众炭

Mianmaguanzhongtan
DRYOPTERIDIS CRASSIRHIZOMATIS RHIZOMA
CARBONISATUM

本品为绵马贯众的炮制加工品。

炮制规范 ▶▶

取净绵马贯众片，置热锅内，用武火炒至表面焦黑色时，喷淋清水少许，熄灭火星，取出，晾干。

饮片性状 ▶▶

本品为不规则的厚片或碎片。表面焦黑色，内部焦褐色。味涩。

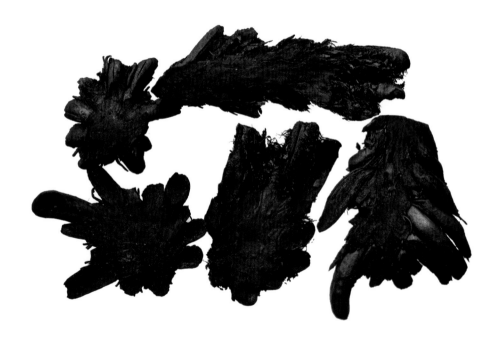

绵马贯众炭

性味功效 ▶▶

苦、涩，微寒；有小毒。收涩止血。用于崩漏下血。

用量用法 ▶▶

5~10g。

绵萆薢

Mianbixie
DIOSCOREAE SPONGIOSAE RHIZOMA

本品为薯蓣科植物绵萆薢 *Dioscorea spongiosa* J. Q. Xi, M. Mizuno et W. L. Zhao 或福州薯蓣 *Dioscorea futschauensis* Uline ex R. Kunth 的干燥根茎。

产　　地

绵萆薢　主产于浙江、江西、福建。

福州薯蓣　主产于浙江、福建。

采收加工

秋、冬二季采挖，除去须根，洗净，切片，晒干。

药材性状

本品为不规则的斜切片，边缘不整齐，大小不一，厚2~5mm。外皮黄棕色至黄褐色，有稀疏的须根残基，呈圆锥状突起。质疏松，略呈海绵状，切面灰白色至浅灰棕色，黄棕色点状维管束散在。气微，味微苦。

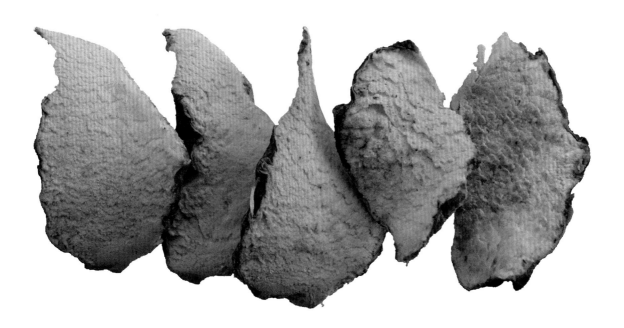

绵萆薢（绵萆薢）

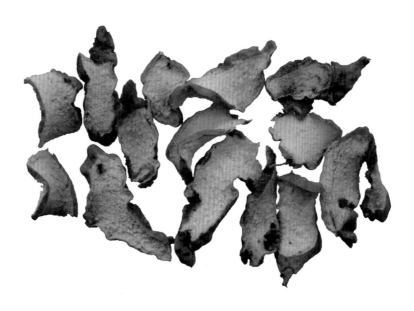

绵萆薢（福州薯蓣）

性味功效

苦，平。利湿去浊，祛风除痹。用于膏淋，白浊，白带过多，风湿痹痛，关节不利，腰膝疼痛。

用量用法

9~15g。

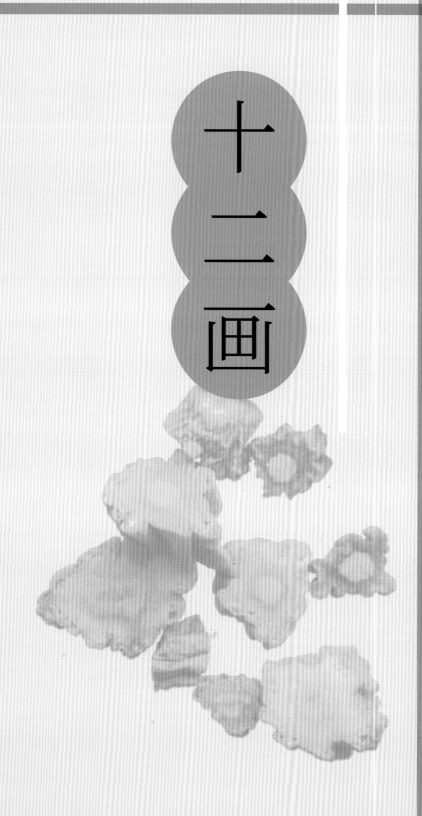

十二画

款冬花

Kuandonghua
FARFARAE FLOS

本品为菊科植物款冬 *Tussilago farfara* L. 的干燥花蕾。

产　　地

主产于四川旺苍、南江，重庆巫溪、城口，陕西府谷、宁强、子长、镇巴，河北蔚县。

采收加工

12 月或地冻前当花尚未出土时采挖，除去花梗和泥沙，阴干。

药材性状

本品呈长圆棒状。单生或 2~3 个基部连生，长 1~2.5cm，直径 0.5~1cm。上端较粗，下端渐细或带有短梗，外面被有多数鱼鳞状苞片。苞片外表面紫红色或淡红色，内表面密被白色絮状茸毛。体轻，撕开后可见白色茸毛。气香，味微苦而辛。

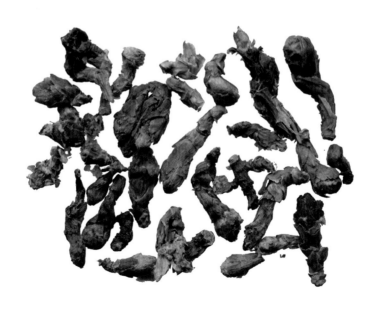

款冬花

炮制规范

款冬花　除去杂质及残梗。

蜜款冬花　先将炼蜜加适量沸水稀释后，加入净款冬花中拌匀，闷透，置锅内，用文火炒至不粘手时，取出，放凉。每100kg款冬花，用炼蜜25kg。

饮片性状

款冬花　同药材。

蜜款冬花　本品形如款冬花，表面棕黄色或棕褐色，稍带黏性。具蜜香气，味微甜。

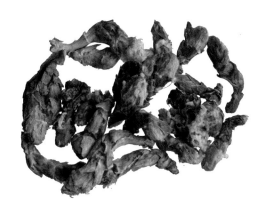
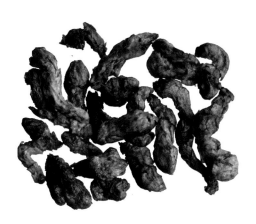

款冬花　　　　　　　　　　　　　　　　蜜款冬花

性味功效

辛、微苦，温。润肺下气，止咳化痰。用于新久咳嗽，喘咳痰多，劳嗽咳血。

用量用法

5~10g。

葛 根

Gegen

PUERARIAE LOBATAE RADIX

本品为豆科植物野葛 *Pueraria lobata* (Willd.) Ohwi 的干燥根。

产　地　▶▶

产于全国大部分地区。主产于湖南、河南、广东、浙江、四川、江西。

采收加工　▶▶

秋、冬二季采挖，趁鲜切成厚片或小块，干燥。

药材性状　▶▶

本品呈纵切的长方形厚片或小方块，长 5~35cm，厚 0.5~1cm。外皮淡棕色至棕色，有纵皱纹，粗糙。切面黄白色至淡黄棕色，有的纹理明显。质韧，纤维性强。气微，味微甜。

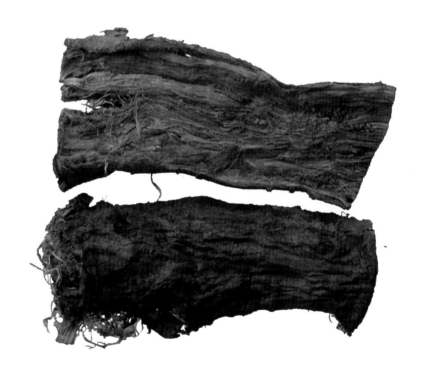

葛根

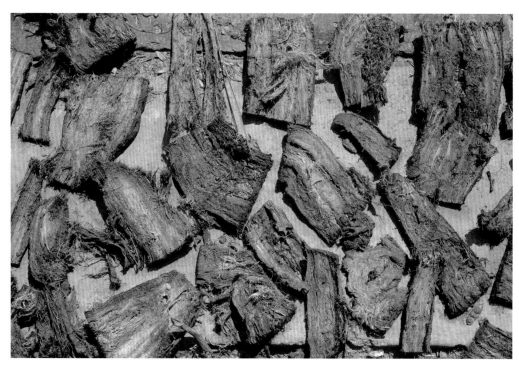

1cm

葛根晾晒

炮制规范

除去杂质，洗净，润透，切厚片，晒干。

饮片性状

本品呈不规则的厚片、粗丝或边长为0.5~1.2cm的方块。切面浅黄棕色至棕黄色。质韧，纤维性强。气微，味微甜。

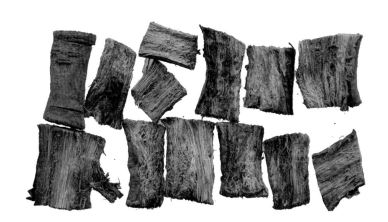

葛根

性味功效

　　甘、辛，凉。解肌退热，生津止渴，透疹，升阳止泻，通经活络，解酒毒。用于外感发热头痛，项背强痛，口渴，消渴，麻疹不透，热痢，泄泻，眩晕头痛，中风偏瘫，胸痹心痛，酒毒伤中。

用量用法

　　10~15g。

对比鉴别

　　参见"粉葛"项。

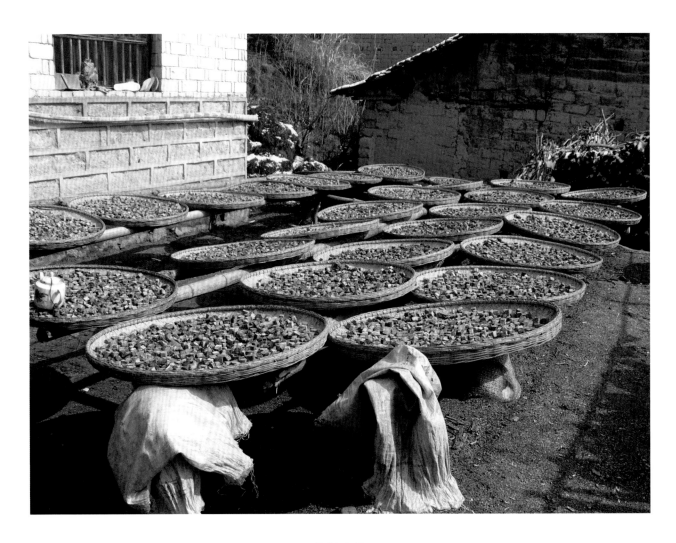

葛根晾晒

葶苈子

Tinglizi
DESCURAINIAE SEMEN
LEPIDII SEMEN

本品为十字花科植物播娘蒿 *Descurainia sophia* (L.) Webb. ex Prantl. 或独行菜 *Lepidium apetalum* Willd. 的干燥成熟种子。前者习称"南葶苈子"，后者习称"北葶苈子"。

产　　地

播娘蒿（南葶苈子）　主产于江苏邳州、淮阴、南通，山东聊城，安徽滁州、明光。

独行菜（北葶苈子）　主产于河北沧州、保定、承德，北京郊区，辽宁海城、凤城，内蒙古乌兰浩特。

采收加工

夏季果实成熟时采割植株，晒干，搓出种子，除去杂质。

药材性状

南葶苈子　本品呈长圆形略扁，长约 0.8~1.2mm，宽约 0.5mm。表面棕色或红棕色，微有光泽，具纵沟 2 条，其中 1 条较明显。一端钝圆，另端微凹或较平截，种脐类白色，位于凹入端或平截处。气微，味微辛、苦，略带黏性。

北葶苈子　本品呈扁卵形，长 1~1.5mm，宽 0.5~1mm。一端钝圆，另端尖而微凹，种脐位于凹入端。味微辛辣，黏性较强。

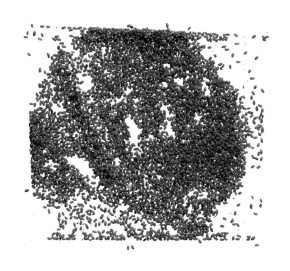
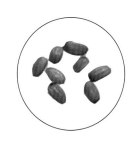

南葶苈子（播娘蒿）

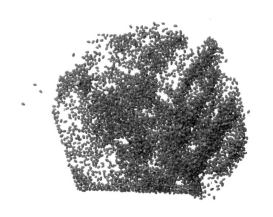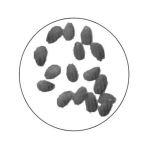

北葶苈子（独行菜）

▷▷

炮制规范

葶苈子　除去杂质和灰屑。

炒葶苈子　取净葶苈子置热锅中，用文火炒至有爆声时，取出，放凉。

▷▷

饮片性状

葶苈子　同药材。

炒葶苈子　本品形如葶苈子，微鼓起，表面棕黄色。有油香气，不带黏性。

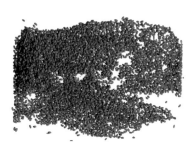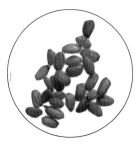

南葶苈子（播娘蒿）

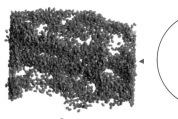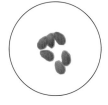

北葶苈子（独行菜）

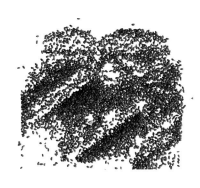
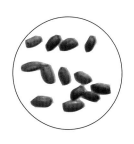

炒葶苈子（播娘蒿）

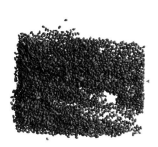
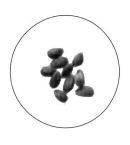

炒葶苈子（独行菜）

性味功效

辛、苦，大寒。泻肺平喘，行水消肿。用于痰涎壅肺，喘咳痰多，胸胁胀满，不得平卧，胸腹水肿，小便不利。

用量用法

3~10g，包煎。

萹 蓄

Bianxu

POLYGONI AVICULARIS HERBA

本品为蓼科植物萹蓄 *Polygonum aviculare* L. 的干燥地上部分。

产 地 ▶▶

产于全国大部分地区，以河南、四川、浙江、山东产量大。

采收加工 ▶▶

夏季叶茂盛时采收，除去根和杂质，晒干。

药材性状 ▶▶

本品茎呈圆柱形而略扁，有分枝，长 15~40cm，直径 0.2~0.3cm。表面灰绿色或棕红色，有细密微突起的纵纹；节部稍膨大，有浅棕色膜质的托叶鞘，节间长约 3cm；质硬，易折断，断面髓部白色。叶互生，近无柄或具短柄，叶片多脱落或皱缩、破碎，完整者展平后呈披针形，全缘，两面均呈棕绿色或灰绿色。气微，味微苦。

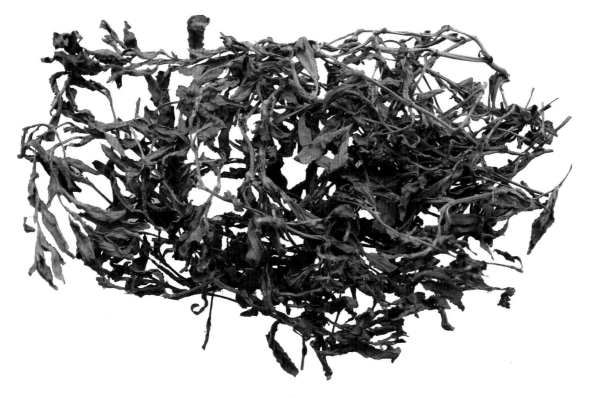

1cm

萹蓄

炮制规范

除去杂质，洗净，切段，干燥。

饮片性状

本品呈不规则的段。茎呈圆柱形而略扁，表面灰绿色或棕红色，有细密微突起的纵纹；节部稍膨大，有浅棕色膜质的托叶鞘。切面髓部白色。叶片多破碎，完整者展平后呈披针形，全缘。气微，味微苦。

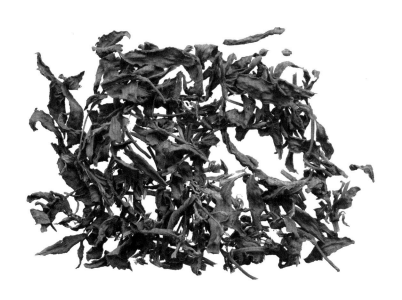

萹蓄

性味功效

苦，微寒。利尿通淋，杀虫，止痒。用于热淋涩痛，小便短赤，虫积腹痛，皮肤湿疹，阴痒带下。

用量用法

9~15g。外用适量，煎洗患处。

楮实子

Chushizi

BROUSSONETIAE FRUCTUS

本品为桑科植物构树 *Broussonetia papyrifera* (L.) Vent. 的干燥成熟果实。

产　地

主产于河南商丘、南阳、洛阳，湖北孝感、襄阳，湖南衡阳，山西灵丘、宁武，甘肃西和、礼县。

采收加工

秋季果实成熟时采收，洗净，晒干，除去灰白色膜状宿萼和杂质。

药材性状

本品略呈球形或卵圆形，稍扁，直径约 1.5mm。表面红棕色，有网状皱纹或颗粒状突起，一侧有棱，一侧有凹沟，有的具果梗。质硬而脆，易压碎。胚乳类白色，富油性。气微，味淡。

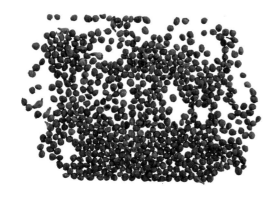 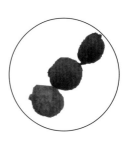

楮实子

炮制规范

除去杂质和灰屑。

饮片性状

同药材。

性味功效

甘，寒。补肾清肝，明目，利尿。用于肝肾不足，腰膝酸软，虚劳骨蒸，头晕目昏，目生翳膜，水肿胀满。

用量用法

6~12g。

棕 榈

Zonglü

TRACHYCARPI PETIOLUS

本品为棕榈科植物棕榈 *Trachycarpus fortunei* (Hook. f.) H. Wendl. 的干燥叶柄。

产 地

主产于江苏、浙江、湖南、湖北、福建、江西、广东、广西、云南、四川。

采收加工

采棕时割取旧叶柄下延部分和鞘片，除去纤维状的棕毛，晒干。

药材性状

本品呈长条板状，一端较窄而厚，另端较宽而稍薄，大小不等。表面红棕色，粗糙，有纵直皱纹；一面有明显的凸出纤维，纤维的两侧着生多数棕色茸毛。质硬而韧，不易折断，断面纤维性。气微，味淡。

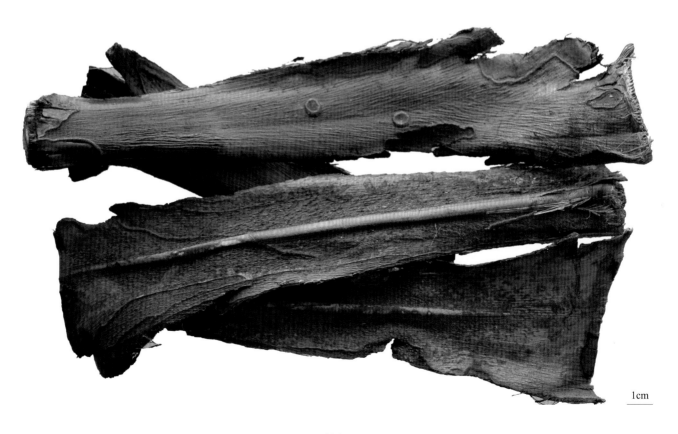

1cm

棕榈

炮制规范

棕榈　除去杂质，洗净，干燥。

棕榈炭　取净棕榈，置煅锅内，密封，焖煅至透，放凉，取出。

饮片性状

棕榈　同药材。

棕榈炭　本品呈不规则块状，大小不一。表面黑褐色至黑色，有光泽，有纵直皱纹；触之有黑色炭粉。内部焦黄色，纤维性。略具焦香气，味苦涩。

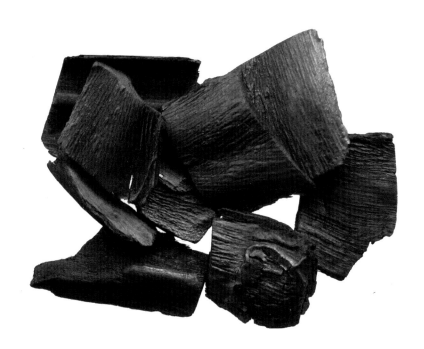

棕榈炭

性味功效

苦、涩，平。收涩止血。用于吐血，衄血，尿血，便血，崩漏。

用量用法

3~9g，一般炮制后用。

紫花地丁

Zihuadiding
VIOLAE HERBA

本品为堇菜科植物紫花地丁 *Viola yedoensis* Makino 的干燥全草。

产　　地 ▶▶

主产于江苏、安徽、浙江、陕西、上海。

采收加工 ▶▶

春、秋二季采收，除去杂质，晒干。

药材性状 ▶▶

本品多皱缩成团。主根长圆锥形，直径 1~3mm；淡黄棕色，有细纵皱纹。叶基生，灰绿色，展平后叶片呈披针形或卵状披针形，长 1.5~6cm，宽 1~2cm；先端钝，基部截形或稍心形，边缘具钝锯齿，两面有毛；叶柄细，长 2~6cm，上部具明显狭翅。花茎纤细；花瓣 5，紫堇色或淡棕色；花距细管状。蒴果椭圆形或 3 裂，种子多数，淡棕色。气微，味微苦而稍黏。

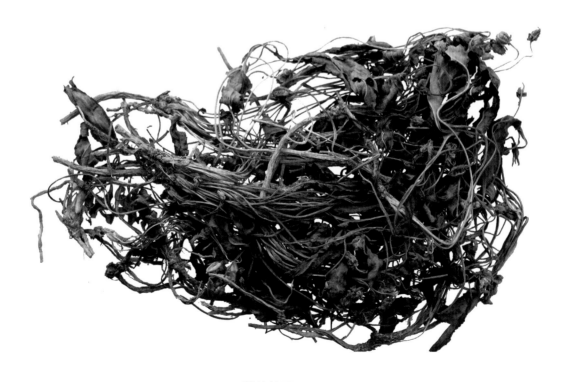

紫花地丁

炮制规范

除去杂质，洗净，切碎，干燥。

饮片性状

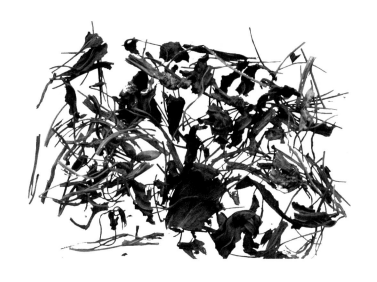

紫花地丁

性味功效

苦、辛，寒。清热解毒，凉血消肿。用于疔疮肿毒，痈疽发背，丹毒，毒蛇咬伤。

用量用法

15~30g。

对比鉴别

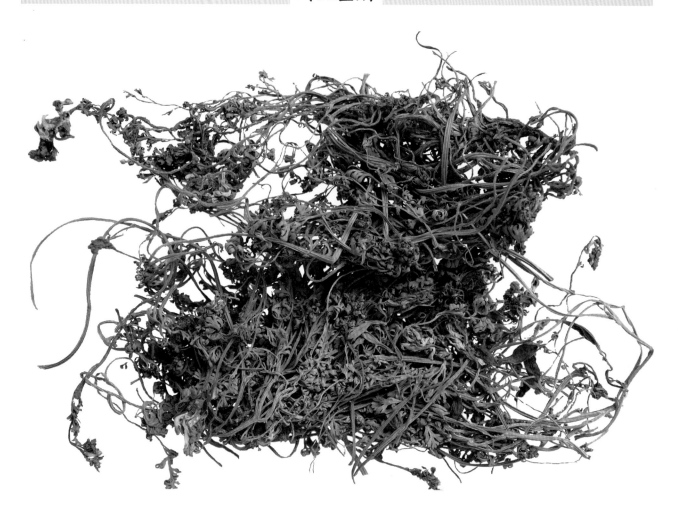

地丁草 *Corydalis bungeana* Turcz. 的全草（苦地丁）

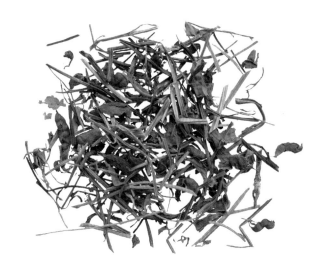

地丁草 *Corydalis bungeana* Turcz. 的全草（苦地丁，饮片）

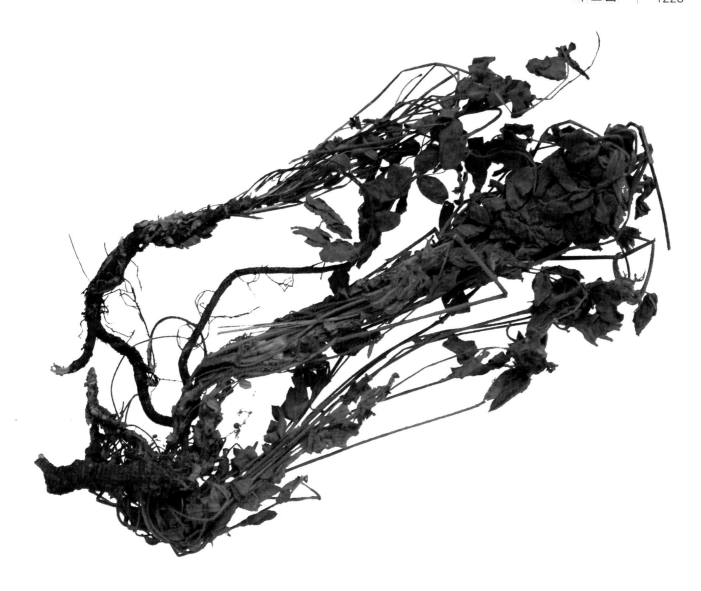

少花米口袋 *Gueldenstaedtia verna* (Georgi) Boriss. 的全草

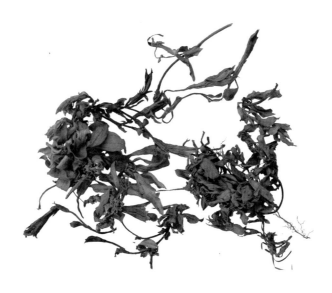

华南龙胆 *Gentiana loureiroi* (G. Don) Grisebach 的全草

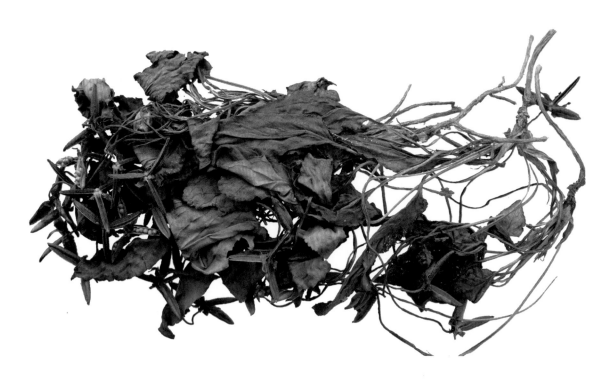

早开堇菜 *Viola prionantha* Bunge 的全草

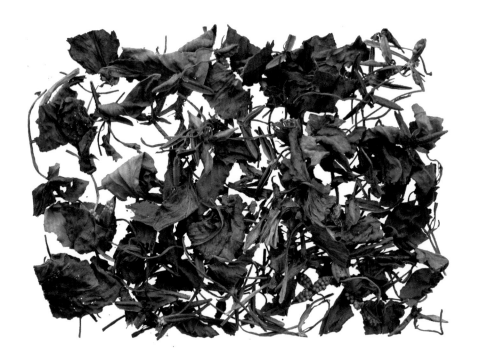

早开堇菜 *Viola prionantha* Bunge 的全草（断片）

紫花前胡

Zihuaqianhu
PEUCEDANI DECURSIVI RADIX

本品为伞形科植物紫花前胡 *Peucedanum decursivum* (Miq.) Maxim. 的干燥根。

产　地

主产于浙江、河南、江西、安徽、湖南、广西、湖北。

采收加工

秋、冬二季地上部分枯萎时采挖，除去须根，晒干。

药材性状

本品多呈不规则圆柱形、圆锥形或纺锤形，主根较细，有少数支根，长 3~15cm，直径 0.8~1.7cm。表面棕色至黑棕色，根头部偶有残留茎基和膜状叶鞘残基，有浅直细纵皱纹，可见灰白色横向皮孔样突起和点状须根痕。质硬，断面类白色，皮部较窄，散有少数黄色油点。气芳香，味微苦、辛。

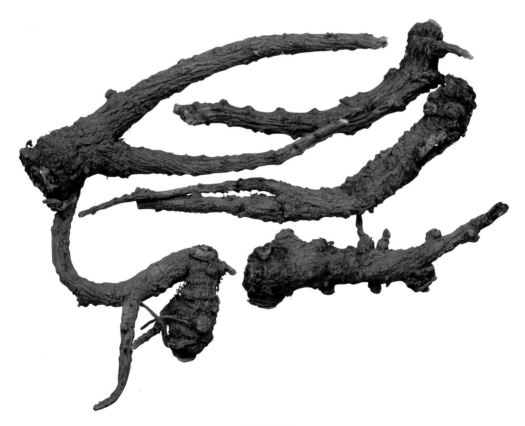

紫花前胡

炮制规范 ▸▸

除去杂质，洗净，润透，切薄片，晒干。

饮片性状 ▸▸

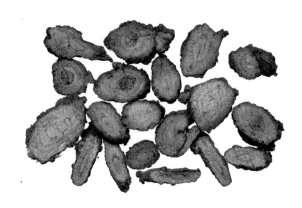

紫花前胡

性味功效 ▸▸

苦、辛，微寒。降气化痰，散风清热。用于痰热喘满，咯痰黄稠，风热咳嗽痰多。

用量用法 ▸▸

3~9g，或入丸散。

对比鉴别

参见"前胡"项。

紫苏子

Zisuzi

PERILLAE FRUCTUS

本品为唇形科植物紫苏 *Perilla frutescens* (L.) Britt. 的干燥成熟果实。

产　地

全国各地广泛栽培。主产于湖北黄冈、孝感，河南禹州、长葛、商丘，山东泰安、章丘、历城，江西宜春，浙江金华、建德，重庆涪陵，河北安国、定州，黑龙江黑河等地，以湖北产量最大。

采收加工

秋季果实成熟时采收，除去杂质，晒干。

药材性状

本品呈卵圆形或类球形，直径约 1.5mm。表面灰棕色或灰褐色，有微隆起的暗紫色网纹，基部稍尖，有灰白色点状果梗痕。果皮薄而脆，易压碎。种子黄白色，种皮膜质，子叶 2，类白色，有油性。压碎有香气，味微辛。

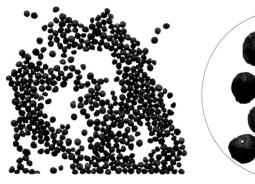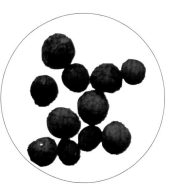

紫苏子

炮制规范

紫苏子　除去杂质，洗净，干燥。

炒紫苏子　取净紫苏子置热锅中，用文火炒至有爆声时，取出，放凉。

饮片性状

紫苏子　同药材。

炒紫苏子　本品形如紫苏子，表面灰褐色，有细裂口，有焦香气。

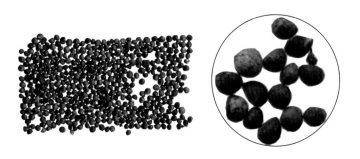

紫苏子

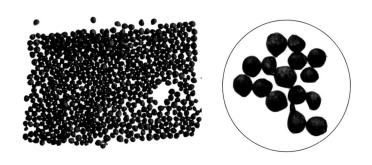

炒紫苏子

性味功效

辛，温。降气化痰，止咳平喘，润肠通便。用于痰壅气逆，咳嗽气喘，肠燥便秘。

用量用法

3~10g。

紫苏叶

Zisuye
PERILLAE FOLIUM

本品为唇形科植物紫苏 *Perilla frutescens* (L.) Britt. 的干燥叶（或带嫩枝）。

产　地

全国各地广泛栽培。主产于湖北黄冈、孝感，河南禹州、长葛、商丘，山东泰安、章丘、历城，江西宜春，浙江金华、建德，重庆涪陵，河北安国、定州，黑龙江黑河等地，以湖北产量最大。

采收加工

夏季枝叶茂盛时采收，除去杂质，晒干。

药材性状

本品叶片多皱缩卷曲、破碎，完整者展平后呈卵圆形，长 4~11cm，宽 2.5~9cm。先端长尖或急尖，基部圆形或宽楔形，边缘具圆锯齿。两面紫色或上表面绿色，下表面紫色，疏生灰白色毛，下表面有多数凹点状的腺鳞。叶柄长 2~7cm，紫色或紫绿色。质脆。带嫩枝者，枝的直径 2~5mm，紫绿色，断面中部有髓。气清香，味微辛。

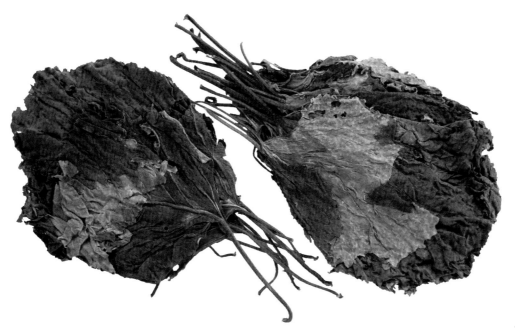

1cm

紫苏叶

炮制规范

除去杂质和老梗；或喷淋清水，切碎，干燥。

饮片性状

本品呈不规则的段或未切叶。叶多皱缩卷曲、破碎，完整者展平后呈卵圆形，边缘具圆锯齿。两面紫色或上表面绿色，下表面紫色，疏生灰白色毛。叶柄紫色或紫绿色。带嫩枝者，枝的直径2~5mm，紫绿色，切面中部有髓。气清香，味微辛。

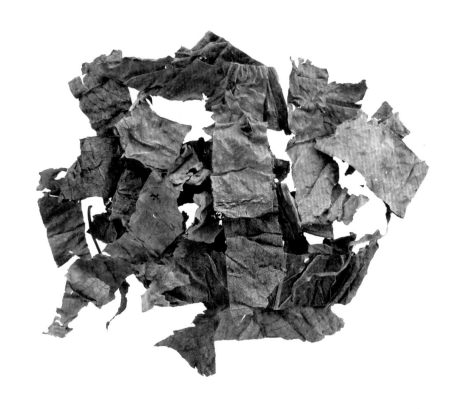

紫苏叶

性味功效

辛，温。解表散寒，行气和胃。用于风寒感冒，咳嗽呕恶，妊娠呕吐，鱼蟹中毒。

用量用法

5~10g。

紫苏梗

Zisugeng
PERILLAE CAULIS

本品为唇形科植物紫苏 *Perilla frutescens* (L.) Britt. 的干燥茎。

产　地

全国各地广泛栽培。主产于湖北黄冈、孝感，河南禹州、长葛、商丘，山东泰安、章丘、历城，江西宜春，浙江金华、建德，重庆涪陵，河北安国、定州，黑龙江黑河等地，以湖北产量最大。

采收加工

秋季果实成熟后采割，除去杂质，晒干，或趁鲜切片，晒干。

药材性状

本品呈方柱形，四棱钝圆，长短不一，直径 0.5~1.5cm。表面紫棕色或暗紫色，四面有纵沟和细纵纹，节部稍膨大，有对生的枝痕和叶痕。体轻，质硬，断面裂片状。切片厚 2~5mm，常呈斜长方形，木部黄白色，射线细密，呈放射状，髓部白色，疏松或脱落。气微香，味淡。

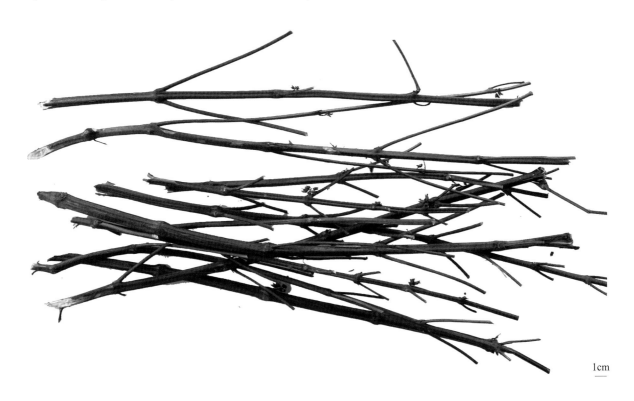

1cm

紫苏梗

炮制规范 ▶▶

除去杂质，稍浸，润透，切厚片，干燥。

饮片性状 ▶▶

本品呈类方形的厚片。表面紫棕色或暗紫色，有的可见对生的枝痕和叶痕。切面木部黄白色，有细密的放射状纹理，髓部白色，疏松或脱落。气微香，味淡。

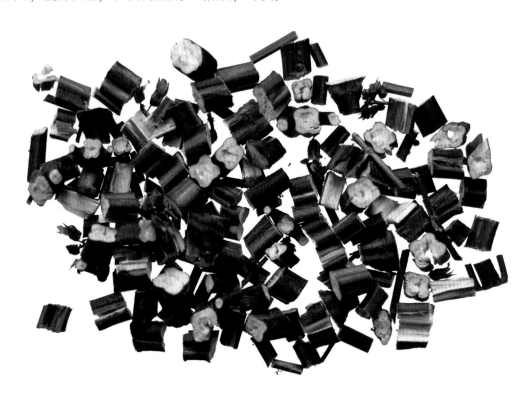

紫苏梗

性味功效 ▶▶

辛，温。理气宽中，止痛，安胎。用于胸膈痞闷，胃脘疼痛，嗳气呕吐，胎动不安。

用量用法 ▶▶

5~10g。

紫 草

Zicao
ARNEBIAE RADIX

本品为紫草科植物新疆紫草 *Arnebia euchroma* (Royle) Johnst. 或内蒙紫草 *Arnebia guttata* Bunge 的干燥根。

产　地

新疆紫草（软紫草）　　主产于新疆。以新疆和静、木垒、温泉、霍城为道地产区。

内蒙紫草　　主产于内蒙古巴彦淖尔、乌兰察布、阿拉善。

采收加工

春、秋二季采挖，除去泥沙，干燥。

药材性状

新疆紫草（软紫草）　　本品呈不规则的长圆柱形，多扭曲，长 7~20cm，直径 1~2.5cm。表面紫红色或紫褐色，皮部疏松，呈条形片状，常 10 余层重叠，易剥落。顶端有的可见分歧的茎残基。体轻，质松软，易折断，断面不整齐，木部较小，黄白色或黄色。气特异，味微苦、涩。

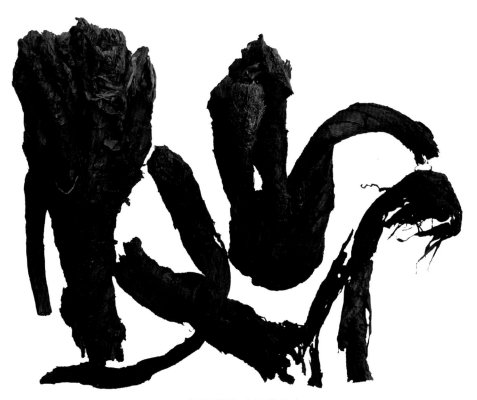

新疆紫草（软紫草）

　　内蒙紫草　本品呈圆锥形或圆柱形，扭曲，长6~20cm，直径0.5~4cm。根头部略粗大，顶端有残茎1或多个，被短硬毛。表面紫红色或暗紫色，皮部略薄，常数层相叠，易剥离。质硬而脆，易折断，断面较整齐，皮部紫红色，木部较小，黄白色。气特异，味涩。

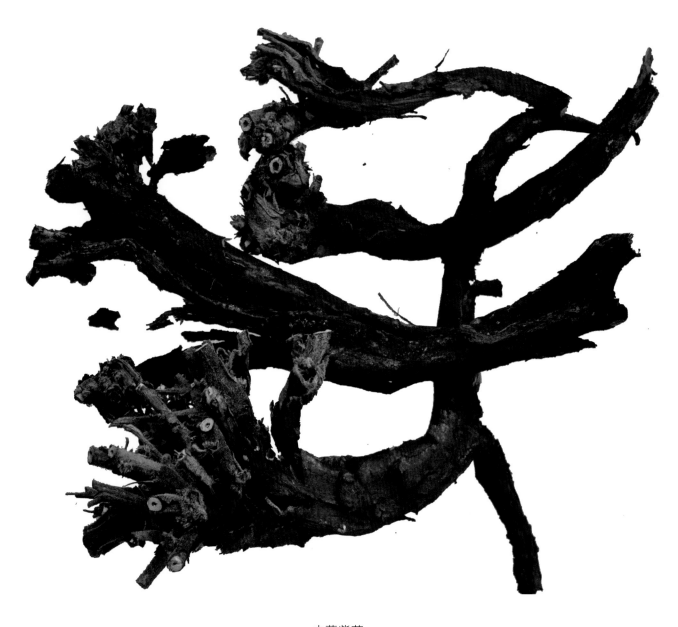

内蒙紫草

炮制规范　▷▷

　　新疆紫草　除去杂质，切厚片或段。
　　内蒙紫草　除去杂质，洗净，润透，切薄片，干燥。

饮片性状

新疆紫草切片 本品为不规则的圆柱形切片或条形片状，直径1~2.5cm。紫红色或紫褐色。皮部深紫色。圆柱形切片，木部较小，黄白色或黄色。

内蒙紫草切片 本品为不规则的圆柱形切片或条形片状，有的可见短硬毛，直径0.5~4cm，质硬而脆。紫红色或紫褐色。皮部深紫色。圆柱形切片，木部较小，黄白色或黄色。

新疆紫草切片

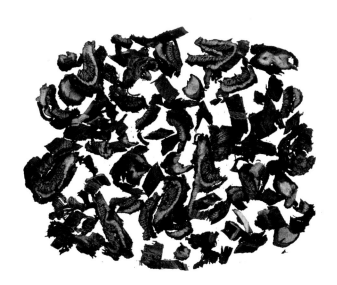

内蒙紫草切片

性味功效 ▶▶

甘、咸，寒。清热凉血，活血解毒，透疹消斑。用于血热毒盛，斑疹紫黑，麻疹不透，疮疡，湿疹，水火烫伤。

用量用法 ▶▶

5~10g。外用适量，熬膏或用植物油浸泡涂擦。

对比鉴别

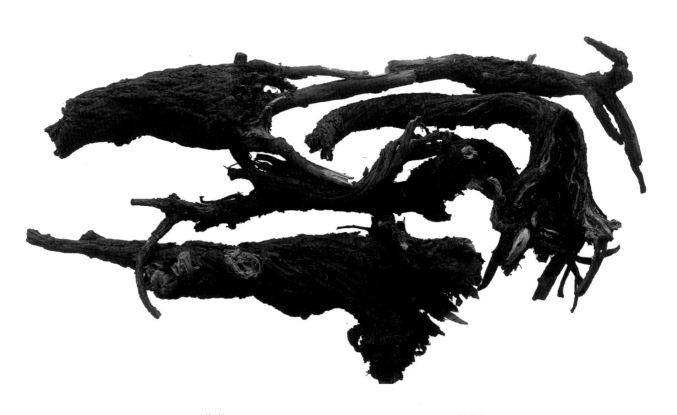

紫草 Lithospermum erythrorhizon Sieb. et Zucc. 的根

紫珠叶

Zizhuye
CALLICARPAE FORMOSANAE FOLIUM

本品为马鞭草科植物杜虹花 *Callicarpa formosana* Rolfe 的干燥叶。

产　地

产于浙江南部、福建、台湾、江西南部、广东、海南、广西及云南东南部。

采收加工

夏、秋二季枝叶茂盛时采摘，干燥。

药材性状

本品多皱缩、卷曲，有的破碎。完整叶片展平后呈卵状椭圆形或椭圆形，长 4~19cm，宽 2.5~9cm。先端渐尖或钝圆，基部宽楔形或钝圆，边缘有细锯齿，近基部全缘。上表面灰绿色或棕绿色，被星状毛和短粗毛；下表面淡绿色或淡棕绿色，密被黄褐色星状毛和金黄色腺点，主脉和侧脉突出，小脉伸入齿端。叶柄长 0.5~1.5cm。气微，味微苦涩。

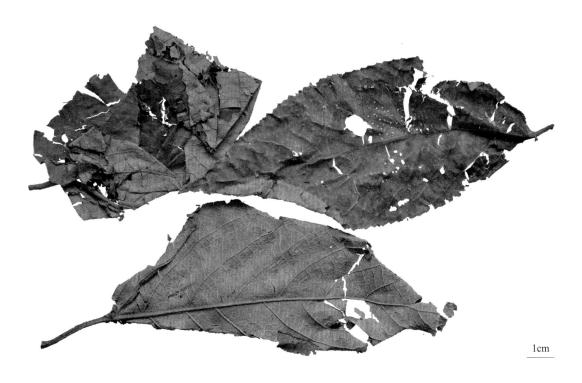

1cm

紫珠叶

炮制规范

除去杂质，洗净，切段，干燥。

性味功效

苦、涩，凉。凉血收敛止血，散瘀解毒消肿。用于衄血，咯血，吐血，便血，崩漏，外伤出血，热毒疮疡，水火烫伤。

用量用法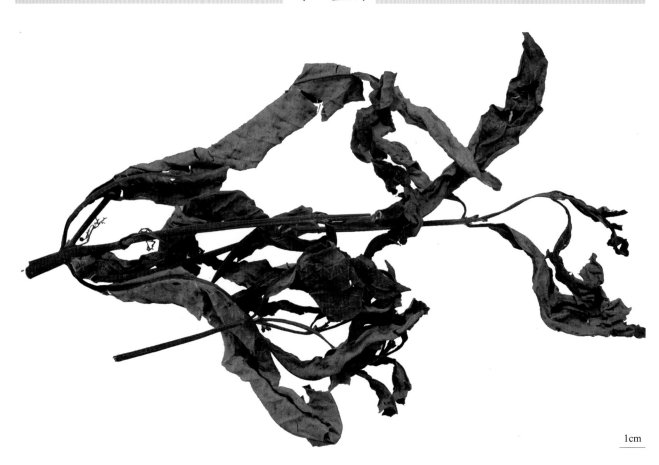

3~15g；研末吞服 1.5~3g。外用适量，敷于患处。

对比鉴别

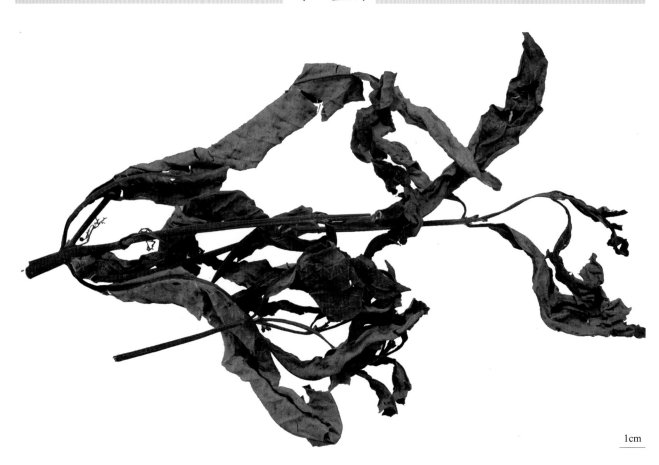

1cm

广东紫珠 *Callicarpa kwangtungensis* Chun 的叶

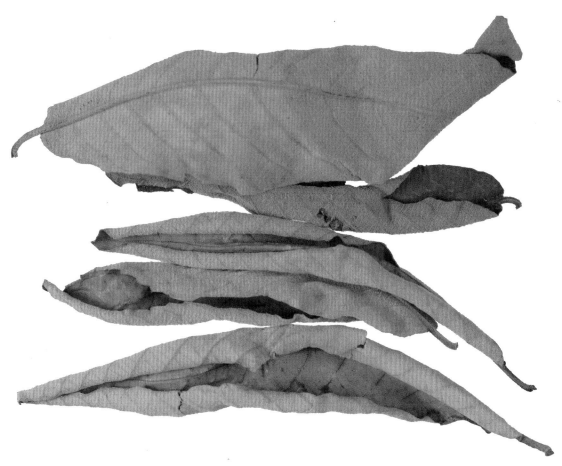

裸花紫珠 *Callicarpa nudiflora* Hook. et Arn. 的叶

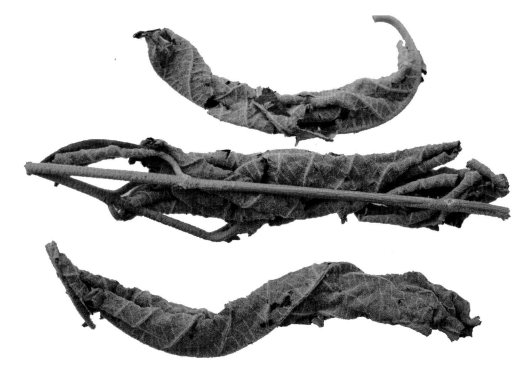

1cm

大叶紫珠 *Callicarpa macrophylla* Vahl 的叶

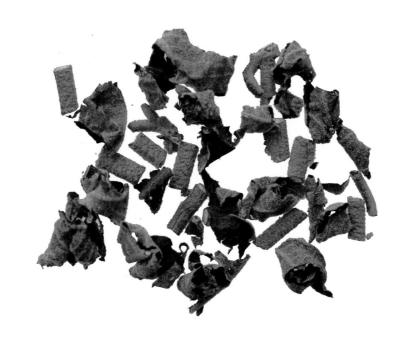

大叶紫珠 *Callicarpa macrophylla* Vahl 的叶（断片）

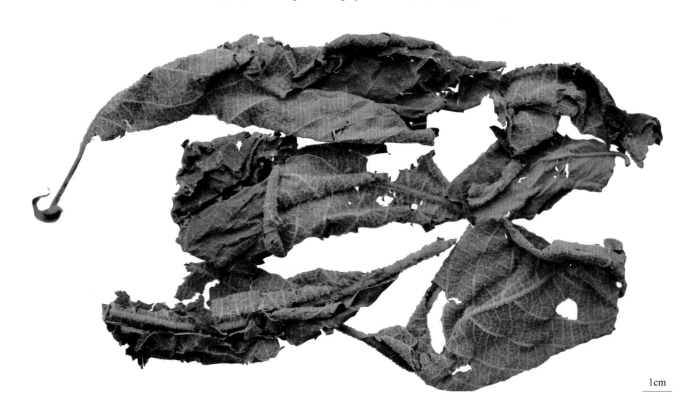

1cm

枇杷叶紫珠 *Callicarpa kochiana* Makino 的叶

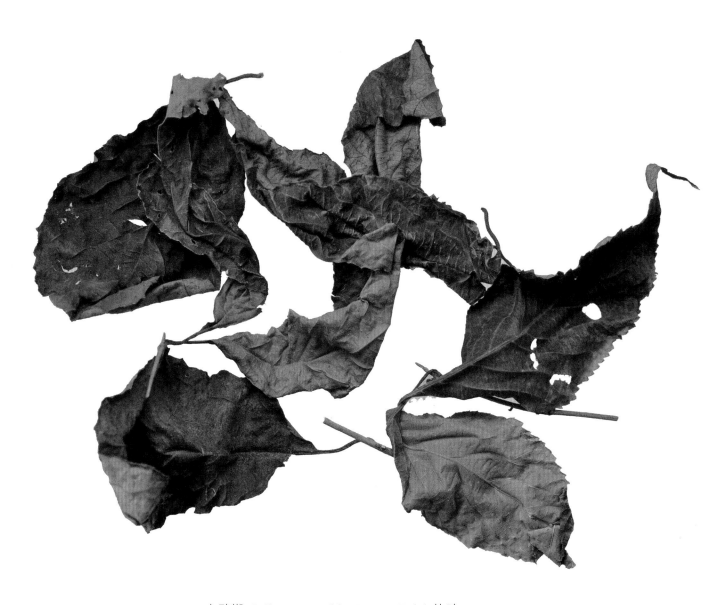

老鸦糊 *Callicarpa giraldii* Hesse ex Rehd. 的叶

紫萁贯众

Ziqiguanzhong
OSMUNDAE RHIZOMA

本品为紫萁科植物紫萁 *Osmunda japonica* Thunb. 的干燥根茎和叶柄残基。

产　　地　▷▷

主产于长江以南地区。

采收加工　▷▷

春、秋二季采挖，洗净，除去须根，晒干。

药材性状　▷▷

本品略呈圆锥形或圆柱形，稍弯曲，长 10~20cm，直径 3~6cm。根茎横生或斜生，下侧着生黑色而硬的细根；上侧密生叶柄残基，叶柄基部呈扁圆形，斜向上，长 4~6cm，直径 0.2~0.5cm，表面棕色或棕黑色，切断面有"U"形筋脉纹（维管束），常与皮部分开。质硬，不易折断。气微，味甘、微涩。

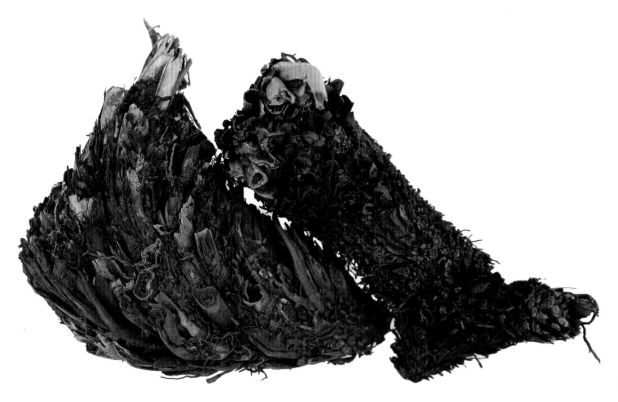

1cm

紫萁贯众

炮制规范

除去杂质，略泡，洗净，润透，切片，干燥。

饮片性状

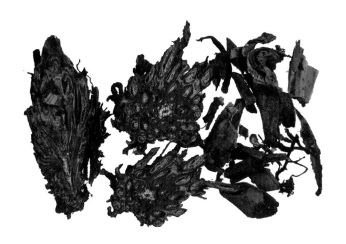

紫萁贯众

性味功效

苦，微寒；有小毒。清热解毒，止血，杀虫。用于疫毒感冒，热毒泻痢，痈疮肿毒，吐血，衄血，便血，崩漏，虫积腹痛。

用量用法

5~9g。

对比鉴别

参见"绵马贯众"项。

紫 菀

Ziwan

ASTERIS RADIX ET RHIZOMA

本品为菊科植物紫菀 *Aster tataricus* L. f. 的干燥根和根茎。

产　地

主产于河北、安徽等地。

采收加工

春、秋二季采挖，除去有节的根茎（习称"母根"）和泥沙，编成辫状晒干，或直接晒干。

药材性状

本品根茎呈不规则块状，大小不一，顶端有茎、叶的残基；质稍硬。根茎簇生多数细根，长3~15cm，直径0.1~0.3cm，多编成辫状；表面紫红色或灰红色，有纵皱纹；质较柔韧。气微香，味甜、微苦。

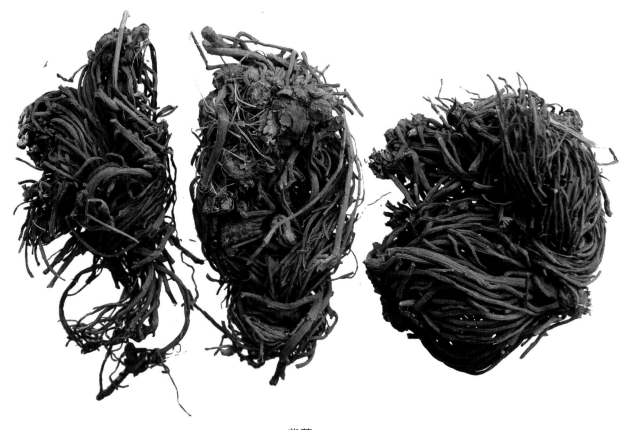

紫菀

炮制规范

　　紫菀　除去杂质，洗净，稍润，切厚片或段，干燥。

　　蜜紫菀　先将炼蜜加适量沸水稀释后，加入净紫菀片中拌匀，闷透，置锅内，用文火炒至不粘手时，取出，放凉。每 100kg 紫菀，用炼蜜 25kg。

饮片性状

　　紫菀　本品呈不规则的厚片或段。根外表皮紫红色或灰红色，有纵皱纹。切面淡棕色，中心具棕黄色的木心。气微香，味甜、微苦。

　　蜜紫菀　本品形如紫菀片（段），表面棕褐色或紫棕色。有蜜香气，味甜。

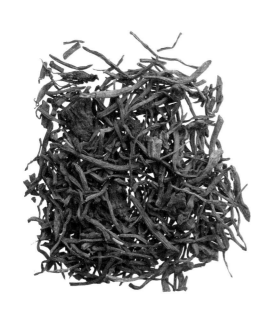

紫菀

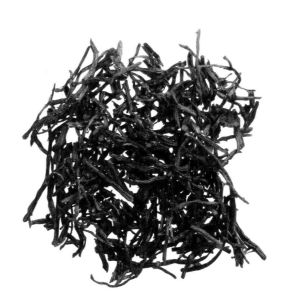

蜜紫菀

性味功效

　　辛、苦，温。润肺下气，消痰止咳。用于痰多喘咳，新久咳嗽，劳嗽咳血。

用量用法

　　5~10g。

黑芝麻

Heizhima

SESAMI SEMEN NIGRUM

本品为脂麻科植物脂麻 *Sesamum indicum* L. 的干燥成熟种子。

产　地

主产于山东泰安、济宁、莱阳，黑龙江拜泉、克山，河南汝南、沁阳、嵩县，四川成都，安徽当涂，山西太原、沁县等地。

采收加工

秋季果实成熟时采割植株，晒干，打下种子，除去杂质，再晒干。

药材性状

本品呈扁卵圆形，长约 3mm，宽约 2mm。表面黑色，平滑或有网状皱纹。尖端有棕色点状种脐。种皮薄，子叶 2，白色，富油性。气微，味甘，有油香气。

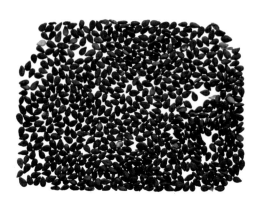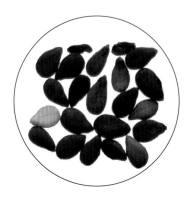

黑芝麻

炮制规范

黑芝麻　除去杂质，洗净，晒干。用时捣碎。

炒黑芝麻　取净黑芝麻置热锅中，用文火炒至有爆声时，取出，放凉。用时捣碎。

饮片性状

黑芝麻 同药材。

炒黑芝麻 本品形如黑芝麻，微鼓起，有的可见爆裂痕，有油香气。

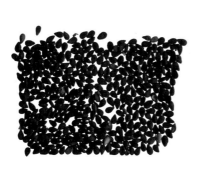 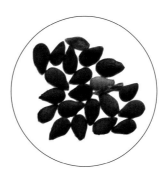

黑芝麻

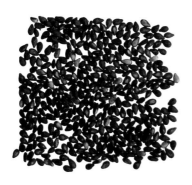 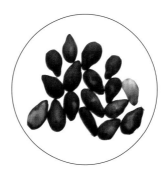

炒黑芝麻

性味功效

甘，平。补肝肾，益精血，润肠燥。用于精血亏虚，头晕眼花，耳鸣耳聋，须发早白，病后脱发，肠燥便秘。

用量用法

9~15g。

黑 豆

Heidou
SOJAE SEMEN NIGRUM

本品为豆科植物大豆 *Glycine max* (L.) Merr. 的干燥成熟种子。

产　　地

产于全国各地。主产于东北、华北。

采收加工

秋季采收成熟果实，晒干，打下种子，除去杂质。

药材性状

本品呈椭圆形或类球形，稍扁，长 6~12mm，直径 5~9mm。表面黑色或灰黑色，光滑或有皱纹，具光泽。一侧有淡黄白色长椭圆形种脐。质坚硬。种皮薄而脆，子叶 2，肥厚，黄绿色或淡黄色。气微，味淡，嚼之有豆腥味。

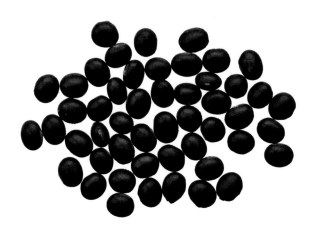

黑豆

性味功效

甘，平。益精明目，养血祛风，利水，解毒。用于阴虚烦渴，头晕目昏，体虚多汗，肾虚腰痛，水肿尿少，痹痛拘挛，手足麻木，药食中毒。

用量用法

9~30g。外用适量，煎汤洗患处。

黑种草子

Heizhongcaozi
NIGELLAE SEMEN

本品系维吾尔族习用药材。为毛茛科植物腺毛黑种草 *Nigella glandulifera* Freyn et Sint. 的干燥成熟种子。

产　　地

主产于新疆。

采收加工

夏、秋二季果实成熟时采割植株，晒干，打下种子，除去杂质，晒干。

药材性状

本品呈三棱状卵形，长 2.5~3mm，宽约 1.5mm。表面黑色，粗糙，顶端较狭而尖，下端稍钝，有不规则的突起。质坚硬，断面灰白色，有油性。气微香，味辛。

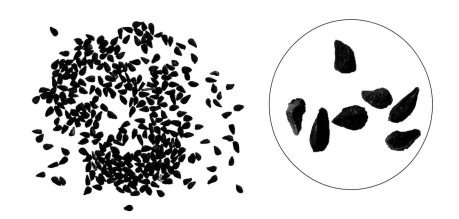

黑种草子

性味功效

甘、辛，温。补肾健脑，通经，通乳，利尿。用于耳鸣健忘，经闭乳少，热淋，石淋。

用量用法

2~6g。孕妇及热性病患者禁用。

锁 阳

Suoyang
CYNOMORII HERBA

本品为锁阳科植物锁阳 *Cynomorium songaricum* Rupr. 的干燥肉质茎。

产　地 ▶▶

主产于内蒙古阿拉善、巴彦淖尔、鄂尔多斯，甘肃酒泉地区，新疆阿克苏、巴音郭楞、昌吉、博尔塔拉、伊犁。

采收加工 ▶▶

春季采挖，除去花序，切段，晒干。

药材性状 ▶▶

本品呈扁圆柱形，微弯曲，长 5~15cm，直径 1.5~5cm。表面棕色或棕褐色，粗糙，具明显纵沟和不规则凹陷，有的残存三角形的黑棕色鳞片。体重，质硬，难折断，断面浅棕色或棕褐色，有黄色三角状维管束。气微，味甘而涩。

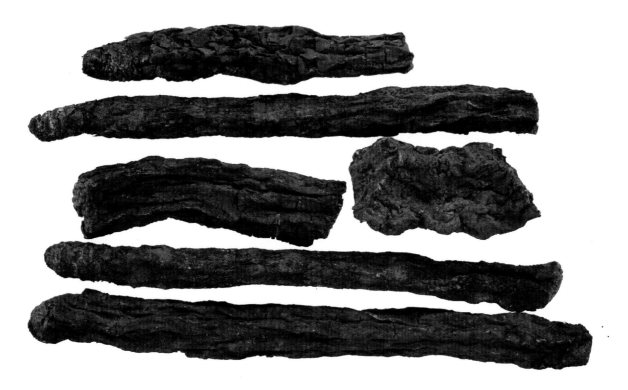

1cm

锁阳

炮制规范

洗净，润透，切薄片，干燥。

饮片性状

本品为不规则形或类圆形的片。外表皮棕色或棕褐色，粗糙，具明显纵沟及不规则凹陷。切面浅棕色或棕褐色，散在黄色三角状维管束。气微，味甘而涩。

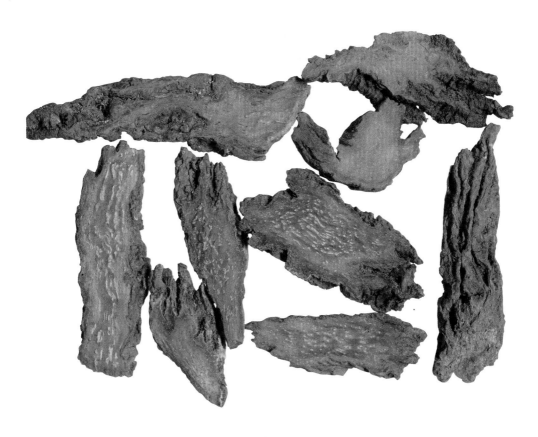

锁阳

性味功效

甘，温。补肾阳，益精血，润肠通便。用于肾阳不足，精血亏虚，腰膝痿软，阳痿滑精，肠燥便秘。

用量用法

5~10g。

筋骨草

Jingucao

AJUGAE HERBA

本品为唇形科植物筋骨草 *Ajuga decumbens* Thunb. 的干燥全草。

产　　地

主产于长江以南地区。

采收加工

春季花开时采收，除去泥沙，晒干。

药材性状

本品长 10~35cm。根细小，暗黄色。地上部分灰黄色或黄绿色，密被白色柔毛。细茎丛生，质软柔韧，不易折断。叶对生，多皱缩、破碎，完整叶片展平后呈匙形或倒卵状披针形，长 3~6cm，宽 1.5~2.5cm，绿褐色，边缘有波状粗齿，叶柄具狭翅。轮伞花序腋生，小花二唇形，黄棕色。气微，味苦。

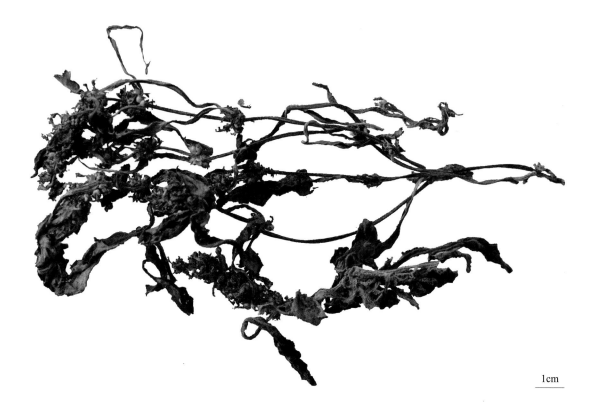

1cm

筋骨草

炮制规范

除去杂质，洗净，切段，干燥。

饮片性状

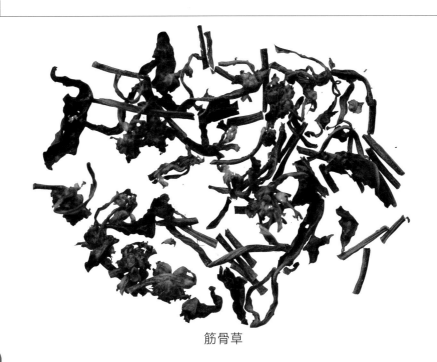

筋骨草

性味功效

苦，寒。清热解毒，凉血消肿。用于咽喉肿痛，肺热咯血，跌打肿痛。

用量用法

15~30g。外用适量，捣烂敷患处。

对比鉴别

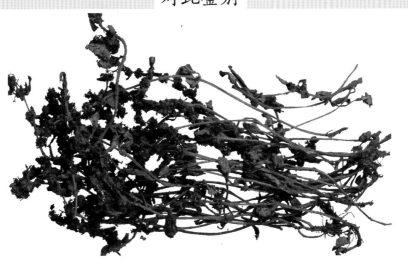

1cm

紫背金盘 *Ajuga nipponensis* Makino 的全草

鹅不食草

Ebushicao
CENTIPEDAE HERBA

本品为菊科植物鹅不食草 *Centipeda minima* (L.) A. Br. et Aschers. 的干燥全草。

产　地

主产于浙江金华、吴兴，湖北黄冈、孝感，广西邕宁，江苏苏州、丹阳，河南新乡。

采收加工

夏、秋二季花开时采收，洗去泥沙，晒干。

药材性状

本品缠结成团。须根纤细，淡黄色。茎细，多分枝；质脆，易折断，断面黄白色。叶小，近无柄；叶片多皱缩、破碎，完整者展平后呈匙形，表面灰绿色或棕褐色，边缘有 3~5 个锯齿。头状花序黄色或黄褐色。气微香，久嗅有刺激感，味苦、微辛。

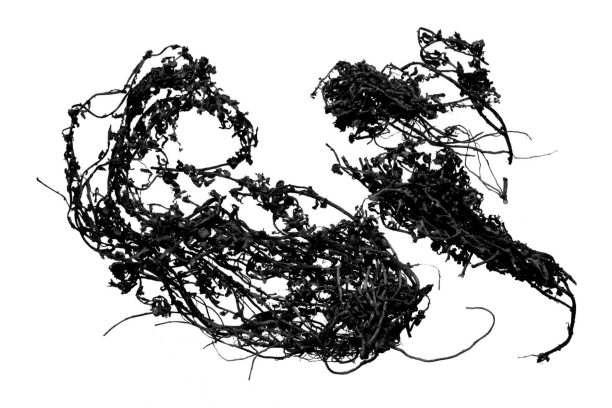

鹅不食草

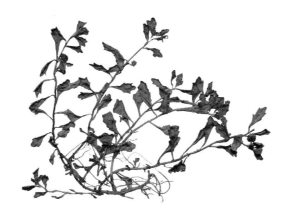

鹅不食草（浸泡后展开）

炮制规范

除去杂质，切段，干燥。

饮片性状

本品为不规则的小段，其余同药材。

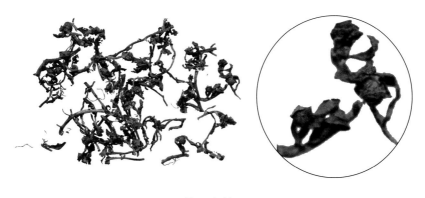

鹅不食草

性味功效

辛，温。发散风寒，通鼻窍，止咳。用于风寒头痛，咳嗽痰多，鼻塞不通，鼻渊流涕。

用量用法

6~9g。外用适量。

番泻叶

Fanxieye
SENNAE FOLIUM

本品为豆科植物狭叶番泻 *Cassia angustifolia* Vahl 或尖叶番泻 *Cassia acutifolia* Delile 的干燥小叶。

产　地

狭叶番泻　主要从印度进口。我国云南有少量引种栽培。

尖叶番泻　主要从埃及进口。

药材性状

狭叶番泻　本品呈长卵形或卵状披针形，长 1.5~5cm，宽 0.4~2cm，叶端急尖，叶基稍不对称，全缘。上表面黄绿色，下表面浅黄绿色，无毛或近无毛，叶脉稍隆起。革质。气微弱而特异，味微苦，稍有黏性。

尖叶番泻　本品呈披针形或长卵形，略卷曲，叶端短尖或微突，叶基不对称，两面均有细短毛茸。

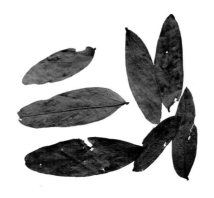
番泻叶（狭叶番泻）

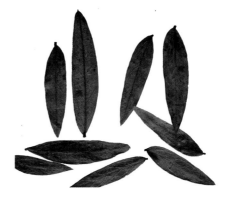
番泻叶（尖叶番泻）

性味功效

甘、苦，寒。泻热行滞，通便，利水。用于热结积滞，便秘腹痛，水肿胀满。

用量用法

2~6g，后下，或开水泡服。孕妇慎用。

附　注

据 *The Plant List* 记载，狭叶番泻 *Cassia angustifolia* Vahl 和尖叶番泻 *Cassia acutifolia* Delile 均为 *Senna alexandrina* Mill. 的异名。

湖北贝母

Hubeibeimu
FRITILLARIAE HUPEHENSIS BULBUS

本品为百合科植物湖北贝母 *Fritillaria hupehensis* Hsiao et K. C. Hsia 的干燥鳞茎。

产　地

主产于湖北利川、建始、恩施、咸丰、宣恩、来凤、巴东、鹤峰，重庆云阳、巫山、奉节。

采收加工

夏初植株枯萎后采挖，用石灰水或清水浸泡，干燥。

药材性状

本品呈扁圆球形，高 0.8~2.2cm，直径 0.8~3.5cm。表面类白色至淡棕色。外层鳞叶 2 瓣，肥厚，略呈肾形，或大小悬殊，大瓣紧抱小瓣，顶端闭合或开裂。内有鳞叶 2~6 枚及干缩的残茎。内表面淡黄色至类白色，基部凹陷呈窝状，残留有淡棕色表皮及少数须根。单瓣鳞叶呈元宝状，长 2.5~3.2cm，直径 1.8~2cm。质脆，断面类白色，富粉性。气微，味苦。

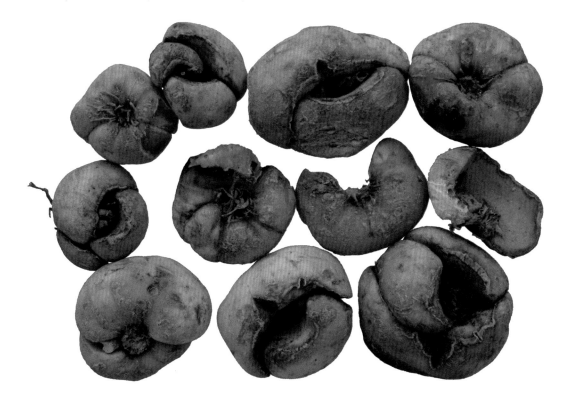

湖北贝母

炮制规范 ▶▶

洗净，干燥。

饮片性状 ▶▶

同药材。

性味功效 ▶▶

微苦，凉。清热化痰，止咳，散结。用于热痰咳嗽，瘰疬痰核，痈肿疮毒。

用量用法 ▶▶

3~9g，研粉冲服。不宜与川乌、制川乌、草乌、制草乌、附子同用。

对比鉴别

参见"浙贝母"及"川贝母"项。

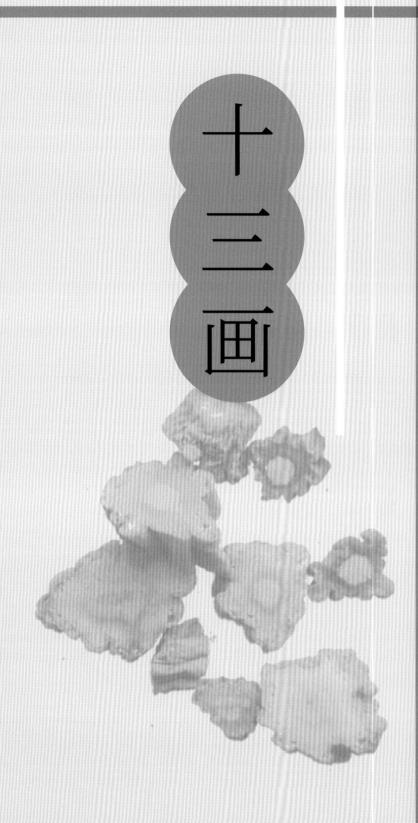

十三画

蓍草

Shicao

ACHILLEAE HERBA

本品为菊科植物蓍 *Achillea alpina* L. 的干燥地上部分。

产　地　▶▶

产于东北、华北、西北地区，以及河南、湖北、湖南、江西、四川、贵州等地。

采收加工　▶▶

夏、秋二季花开时采割，除去杂质，阴干。

药材性状　▶▶

本品茎呈圆柱形，直径1~5mm。表面黄绿色或黄棕色，具纵棱，被白色柔毛；质脆，易折断，断面白色，中部有髓或中空。叶常卷缩，破碎，完整者展平后为长线状披针形，裂片线形，表面灰绿色至黄棕色，两面被柔毛。头状花序密集成复伞房状，黄棕色；总苞片卵形或长圆形，覆瓦状排列。气微香，味微苦。

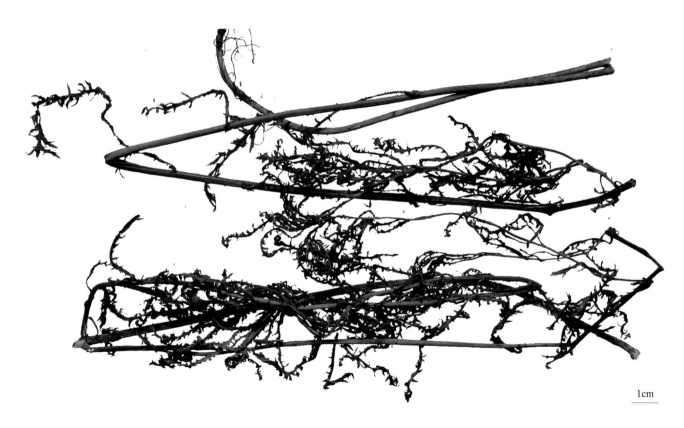

1cm

蓍草

性味功效

苦、酸，平。解毒利湿，活血止痛。用于乳蛾咽痛，泄泻痢疾，肠痈腹痛，热淋涩痛，湿热带下，蛇虫咬伤。

用量用法

15~45g，必要时日服二剂。

蓝布正

Lanbuzheng
GEI HERBA

本品为蔷薇科植物路边青 *Geum aleppicum* Jacq. 或柔毛路边青 *Geum japonicum* Thunb. var. *chinense* Bolle 的干燥全草。

产　　地

路边青　产于黑龙江、吉林、辽宁、内蒙古、山西、陕西、甘肃、新疆、山东、河南、湖北、四川、贵州、云南、西藏。

柔毛路边青　产于陕西、甘肃、新疆、山东、河南、江苏、安徽、浙江、江西、福建、湖北、湖南、广东、广西、四川、贵州、云南。

采收加工

夏、秋二季采收，洗净，晒干。

药材性状

本品长 20~100cm。主根短，有多数细根，褐棕色。茎圆柱形，被毛或近无毛。基生叶有长柄，羽状全裂或近羽状复叶，顶裂片较大，卵形或宽卵形，边缘有大锯齿，两面被毛或几无毛；侧生裂片小，边缘有不规则的粗齿；茎生叶互生，卵形，3 浅裂或羽状分裂。花顶生，常脱落。聚合瘦果近球形。气微，味辛、微苦。

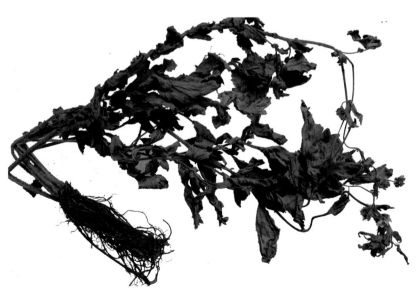

1cm

蓝布正（路边青）

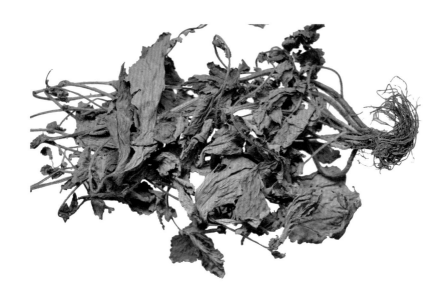

蓝布正（柔毛路边青）

炮制规范

除去杂质，洗净，切段，干燥。

饮片性状

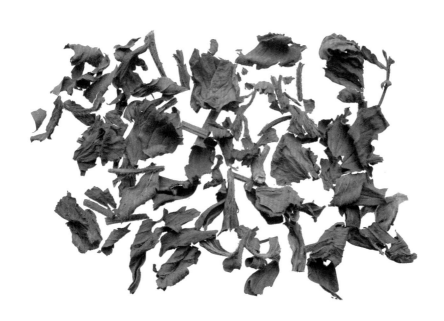

蓝布正（路边青）

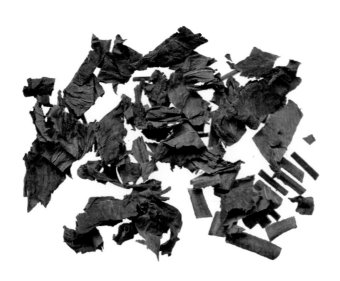

蓝布正（柔毛路边青）

性味功效 ▷▷

甘、微苦，凉。益气健脾，补血养阴，润肺化痰。用于气血不足，虚痨咳嗽，脾虚带下。

用量用法 ▷▷

9~30g。

蓖麻子

Bimazi
RICINI SEMEN

本品为大戟科植物蓖麻 *Ricinus communis* L. 的干燥成熟种子。

产　　地

产于全国各地。

采收加工

秋季采摘成熟果实，晒干，除去果壳，收集种子。

药材性状

本品呈椭圆形或卵形，稍扁，长 0.9~1.8cm，宽 0.5~1cm。表面光滑，有灰白色与黑褐色或黄棕色与红棕色相间的花斑纹。一面较平，一面较隆起，较平的一面有 1 条隆起的种脊；一端有灰白色或浅棕色突起的种阜。种皮薄而脆。胚乳肥厚，白色，富油性，子叶 2，菲薄。气微，味微苦辛。

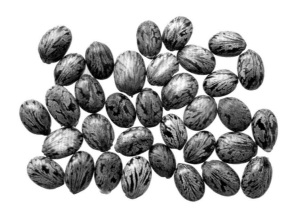

蓖麻子

炮制规范

用时去壳，捣碎。

饮片性状

同药材。

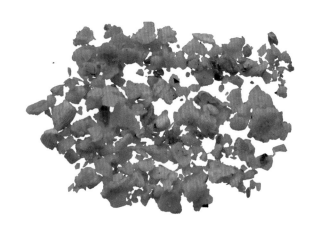

蓖麻子（去壳捣碎）

性味功效 ▶▶

　　甘、辛，平；有毒。泻下通滞，消肿拔毒。用于大便燥结，痈疽肿毒，喉痹，瘰疬。

用量用法 ▶▶

　　2~5g。外用适量。

蒺 藜
Jili
TRIBULI FRUCTUS

本品为蒺藜科植物蒺藜 *Tribulus terrestris* L. 的干燥成熟果实。

产　地

主产于河南郑州、禹州、偃师，河北邢台、保定、沧州、张家口、衡水，山东广饶、惠民、博兴、商河，陕西蒲城、大荔、咸阳、宝鸡，甘肃古浪。

采收加工

秋季果实成熟时采割植株，晒干，打下果实，除去杂质。

药材性状

本品由 5 个分果瓣组成，呈放射状排列，直径 7~12mm。常裂为单一的分果瓣，分果瓣呈斧状，长 3~6mm；背部黄绿色，隆起，有纵棱和多数小刺，并有对称的长刺和短刺各 1 对，两侧面粗糙，有网纹，灰白色。质坚硬。气微，味苦、辛。

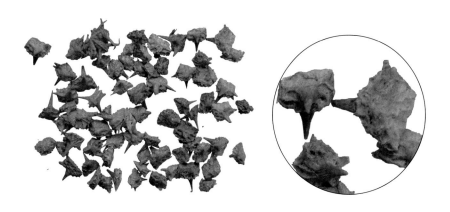

蒺藜

炮制规范

蒺藜　除去杂质。

炒蒺藜　取净蒺藜置热锅中，用文火炒至微黄色时，取出，放凉。

饮片性状

蒺藜　同药材。

炒蒺藜　本品多为单一的分果瓣, 分果瓣呈斧状, 长3~6mm; 背部棕黄色, 隆起, 有纵棱, 两侧面粗糙, 有网纹。气微香, 味苦、辛。

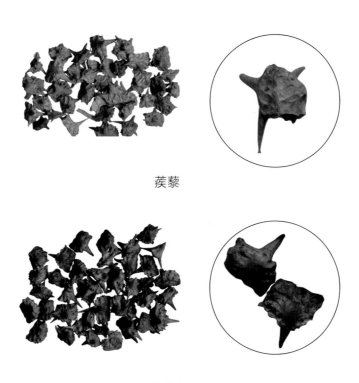

蒺藜

炒蒺藜

性味功效

辛、苦, 微温; 有小毒。平肝解郁, 活血祛风, 明目, 止痒。用于头痛眩晕, 胸胁胀痛, 乳闭乳痈, 目赤翳障, 风疹瘙痒。

用量用法

6~10g。

蒲公英

Pugongying
TARAXACI HERBA

本品为菊科植物蒲公英 *Taraxacum mongolicum* Hand.-Mazz.、碱地蒲公英 *Taraxacum borealisinense* Kitam. 或同属数种植物的干燥全草。

产　地

蒲公英　产于全国各地，多自产自销，近些年在河北安国实施人工种植。

碱地蒲公英　产于全国各地，多自产自销。

采收加工

春至秋季花初开时采挖，除去杂质，洗净，晒干。

药材性状

本品呈皱缩卷曲的团块。根呈圆锥状，多弯曲，长 3~7cm；表面棕褐色，抽皱；根头部有棕褐色或黄白色的茸毛，有的已脱落。叶基生，多皱缩破碎，完整叶片呈倒披针形，绿褐色或暗灰绿色，先端尖或钝，边缘浅裂或羽状分裂，基部渐狭，下延呈柄状，下表面主脉明显。花茎 1 至数条，每条顶生头状花序，总苞片多层，内面一层较长，花冠黄褐色或淡黄白色。有的可见多数具白色冠毛的长椭圆形瘦果。气微，味微苦。

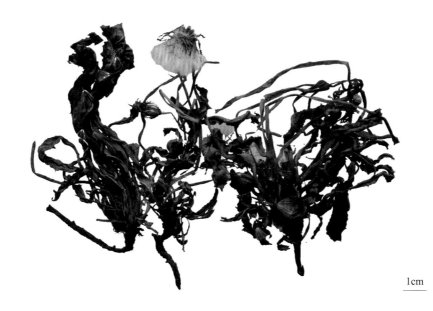

1cm

蒲公英（蒲公英）

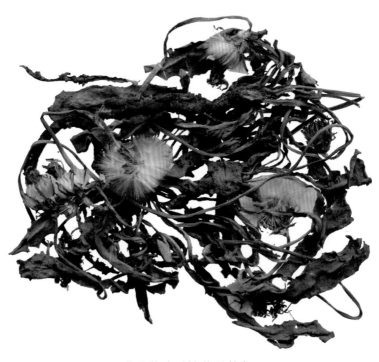

蒲公英（碱地蒲公英）

炮制规范

除去杂质，洗净，切段，干燥。

饮片性状

本品为不规则的段。根表面棕褐色，抽皱；根头部有棕褐色或黄白色的茸毛，有的已脱落。叶多皱缩破碎，绿褐色或暗灰绿色，完整者展平后呈倒披针形，先端尖或钝，边缘浅裂或羽状分裂，基部渐狭，下延呈柄状。头状花序，总苞片多层，花冠黄褐色或淡黄白色。有时可见具白色冠毛的长椭圆形瘦果。气微，味微苦。

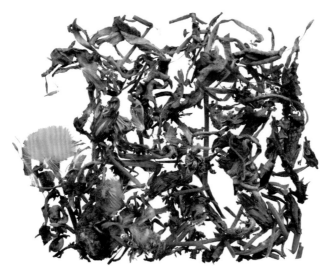

蒲公英（蒲公英）

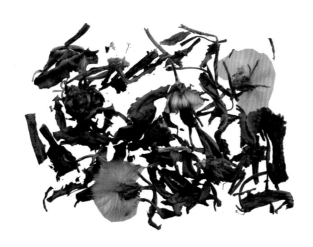

蒲公英（碱地蒲公英）

性味功效

　　苦、甘，寒。清热解毒，消肿散结，利尿通淋。用于疔疮肿毒，乳痈，瘰疬，目赤，咽痛，肺痈，肠痈，湿热黄疸，热淋涩痛。

用量用法

　　10~15g。

蒲 黄

Puhuang
TYPHAE POLLEN

本品为香蒲科植物水烛香蒲 *Typha angustifolia* L.、东方香蒲 *Typha orientalis* Presl 或同属植物的干燥花粉。

产　地 ▶▶

水烛香蒲、东方香蒲　主产于江苏宝应，河南郑州、商丘，黑龙江肇东，内蒙古乌兰察布、巴彦淖尔。

采收加工 ▶▶

夏季采收蒲棒上部的黄色雄花序，晒干后碾轧，筛取花粉。

药材性状 ▶▶

本品为黄色粉末。体轻，放水中则漂浮水面。手捻有滑腻感，易附着手指上。气微，味淡。

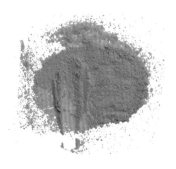 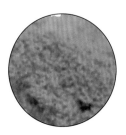 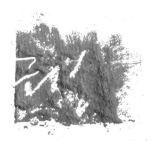 

蒲黄（水烛香蒲）　　　　　　　　　蒲黄（东方香蒲）

炮制规范 ▶▶

蒲黄　揉碎结块，过筛。
蒲黄炭　取净蒲黄，置热锅内，用武火炒至棕褐色时，喷淋清水少许，熄灭火星，取出，晾干。

饮片性状 ▶▶

蒲黄　同药材。
蒲黄炭　本品形如蒲黄，表面棕褐色或黑褐色。具焦香气，味微苦、涩。

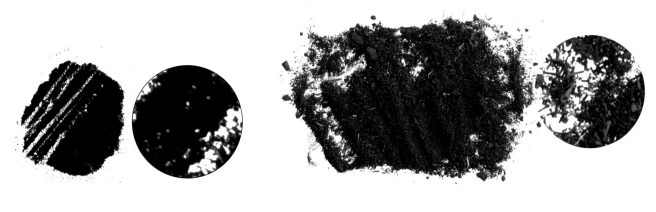

蒲黄（水烛香蒲） 蒲黄（东方香蒲）

性味功效

甘，平。止血，化瘀，通淋。用于吐血，衄血，咯血，崩漏，外伤出血，经闭痛经，胸腹刺痛，跌扑肿痛，血淋涩痛。

用量用法

5~10g，包煎。外用适量，敷患处。孕妇慎用。

附 注

带有雄花的香蒲属植物的花粉（草蒲黄）在民间仍有使用。

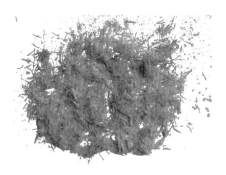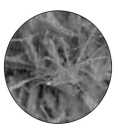

草蒲黄（东方香蒲）

椿 皮

Chunpi
AILANTHI CORTEX

本品为苦木科植物臭椿 *Ailanthus altissima* (Mill.) Swingle 的干燥根皮或干皮。

产　地　▶▶

主产于浙江金华、建德，河北保定、唐山、承德，北京郊区，湖北黄冈、孝感，江苏南京、苏州、靖江。

采收加工　▶▶

全年均可剥取，晒干，或刮去粗皮晒干。

药材性状　▶▶

根皮　本品呈不整齐的片状或卷片状，大小不一，厚 0.3~1cm。外表面灰黄色或黄褐色，粗糙，有多数纵向皮孔样突起和不规则纵、横裂纹，除去粗皮者显黄白色；内表面淡黄色，较平坦，密布梭形小孔或小点。质硬而脆，断面外层颗粒性，内层纤维性。气微，味苦。

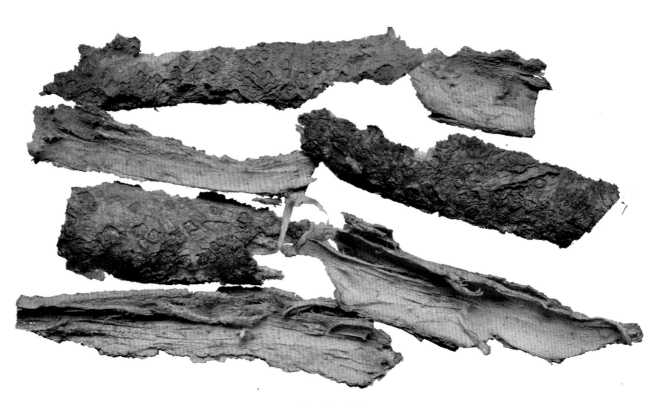

椿皮（根皮）

干皮 本品呈不规则板片状，大小不一，厚0.5~2cm。外表面灰黑色，极粗糙，有深裂。

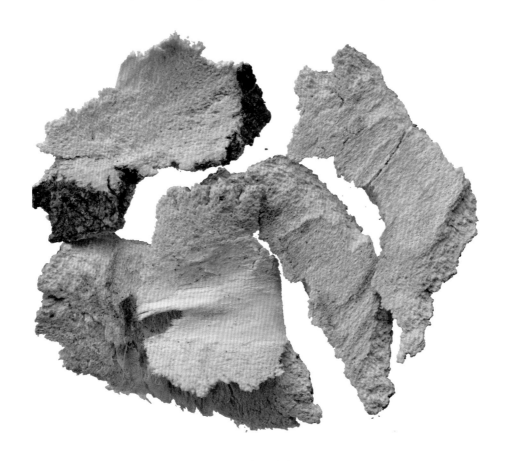

椿皮（干皮）

炮制规范

椿皮 除去杂质，洗净，润透，切丝或段，干燥。

麸炒椿皮 取麸皮，撒在热锅中，加热至冒烟时，加入净椿皮丝，迅速翻动，炒至药材表面呈微黄色时，取出，筛去麸皮，放凉。每100kg椿皮，用麸皮10kg。

饮片性状

椿皮 本品呈不规则的丝条状或段状。外表面灰黄色或黄褐色，粗糙，有多数纵向皮孔样突起和不规则纵、横裂纹，除去粗皮者显黄白色。内表面淡黄色，较平坦，密布梭形小孔或小点。气微，味苦。

麸炒椿皮 本品形如椿皮丝（段），表面黄色或褐色，微有香气。

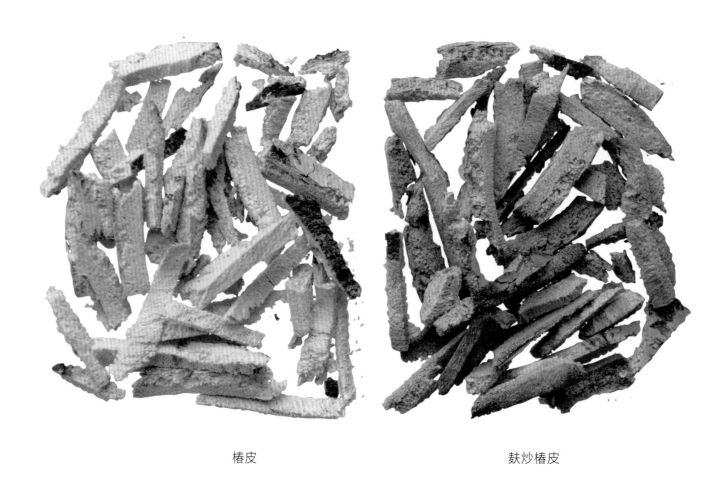

椿皮　　　　　　　　　　　　　　　　麸炒椿皮

性味功效 ▶▶

苦、涩，寒。清热燥湿，收涩止带，止泻，止血。用于赤白带下，湿热泻痢，久泻久痢，便血，崩漏。

用量用法 ▶▶

6~9g。

槐 花

Huaihua
SOPHORAE FLOS

本品为豆科植物槐 *Sophora japonica* L. 的干燥花及花蕾。

产 地

产于全国大部分地区。

采收加工

夏季花开放或花蕾形成时采收，及时干燥，除去枝、梗及杂质。前者习称"槐花"，后者习称"槐米"。

药材性状

槐花 本品皱缩而卷曲，花瓣多散落。完整者花萼钟状，黄绿色，先端5浅裂；花瓣5，黄色或黄白色，1片较大，近圆形，先端微凹，其余4片长圆形。雄蕊10，其中9个基部连合，花丝细长。雌蕊圆柱形，弯曲。体轻。气微，味微苦。

槐米 本品呈卵形或椭圆形，长2~6mm，直径约2mm。花萼下部有数条纵纹。萼的上方为黄白色未开放的花瓣。花梗细小。体轻，手捻即碎。气微，味微苦涩。

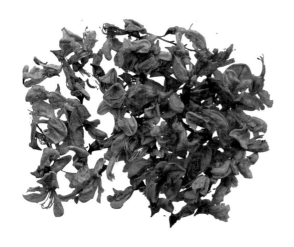

槐花

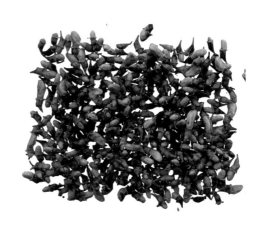

槐米

炮制规范

　　槐花　除去杂质及灰屑。

　　炒槐花　取净槐花置热锅中，用文火炒至表面深黄色时，取出，放凉。

　　槐花炭　取净槐花，置热锅内，用武火炒至表面焦褐色时，喷淋清水少许，熄灭火星，取出，晾干。

饮片性状

　　槐花　同药材。

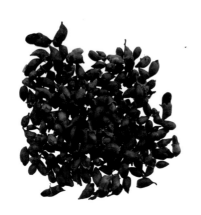 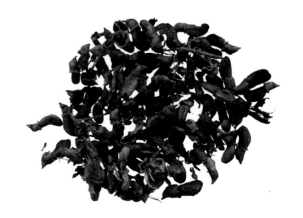

炒槐花（槐花）　　　　　　　　　　　炒槐花（槐米）

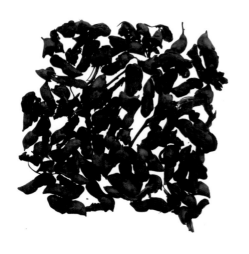 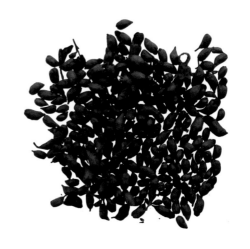

槐花炭（槐花）　　　　　　　　　　　槐花炭（槐米）

性味功效

　　苦，微寒。凉血止血，清肝泻火。用于便血，痔血，血痢，崩漏，吐血，衄血，肝热目赤，头痛眩晕。

用量用法

　　5~10g。

槐　角

Huaijiao
SOPHORAE FRUCTUS

本品为豆科植物槐 *Sophora japonica* L. 的干燥成熟果实。

产　地

产于全国大部分地区。

采收加工

冬季采收，除去杂质，干燥。

药材性状

本品呈连珠状，长 1~6cm，直径 0.6~1cm。表面黄绿色或黄褐色，皱缩而粗糙，背缝线一侧呈黄色。质柔润，干燥皱缩，易在收缩处折断，断面黄绿色，有黏性。种子 1~6 粒，肾形，长约 8mm，表面光滑，棕黑色，一侧有灰白色圆形种脐；质坚硬，子叶 2，黄绿色。果肉气微，味苦，种子嚼之有豆腥气。

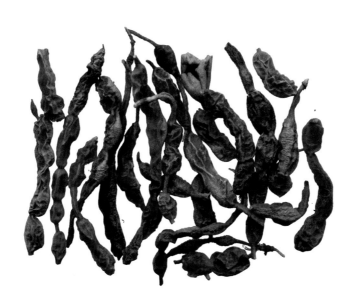

槐角

炮制规范

槐角　除去杂质。

蜜槐角　先将炼蜜加适量沸水稀释后，加入净槐角中拌匀，闷透，置锅内，用文火炒至外皮光亮、不粘手时，取出，放凉。每100kg槐角，用炼蜜5kg。

饮片性状

槐角　同药材。

蜜槐角　本品形如槐角，表面稍隆起呈黄棕色至黑褐色，有光泽，略有黏性。具蜜香气，味微甜、苦。

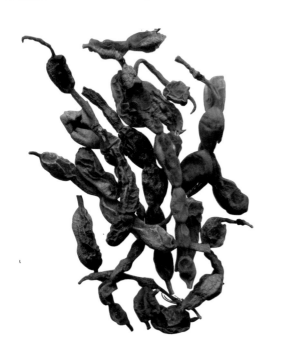 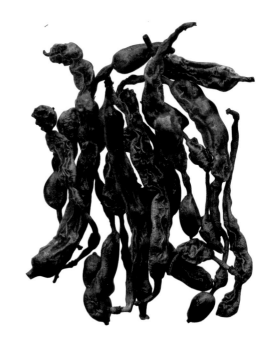

槐角　　　　　　　　　　　　　　蜜槐角

性味功效

苦，寒。清热泻火，凉血止血。用于肠热便血，痔肿出血，肝热头痛，眩晕目赤。

用量用法

6~9g。

雷 丸

Leiwan

OMPHALIA

本品为白蘑科真菌雷丸 *Omphalia lapidescens* Schroet. 的干燥菌核。

产　地

主产于重庆涪陵，四川合江，云南凤庆、昭通、文山、思茅，陕西安康、汉中，贵州遵义、铜仁、安顺。

采收加工

秋季采挖，洗净，晒干。

药材性状

本品为类球形或不规则团块，直径1~3cm。表面黑褐色或棕褐色，有略隆起的不规则网状细纹。质坚实，不易破裂，断面不平坦，白色或浅灰黄色，常有黄白色大理石样纹理。气微，味微苦，嚼之有颗粒感，微带黏性，久嚼无渣。

断面色褐呈角质样者，不可供药用。

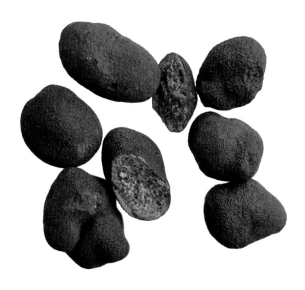

雷丸

炮制规范

洗净，晒干，粉碎。不得蒸煮或高温烘烤。

性味功效

微苦，寒。杀虫消积。用于绦虫病，钩虫病，蛔虫病，虫积腹痛，小儿疳积。

用量用法

15~21g，不宜入煎剂，一般研粉服，一次 5~7g，饭后用温开水调服，一日 3 次，连服 3 日。

路路通

Lulutong
LIQUIDAMBARIS FRUCTUS

本品为金缕梅科植物枫香树 *Liquidambar formosana* Hance 的干燥成熟果序。

产　地

主产于江苏、浙江、安徽、福建、湖北。

采收加工

冬季果实成熟后采收，除去杂质，干燥。

药材性状

本品为聚花果，由多数小蒴果集合而成，呈球形，直径 2~3cm。基部有总果梗。表面灰棕色或棕褐色，有多数尖刺和喙状小钝刺，长 0.5~1mm，常折断，小蒴果顶部开裂，呈蜂窝状小孔。体轻，质硬，不易破开。气微，味淡。

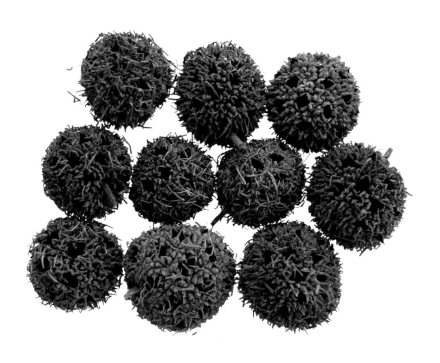

路路通

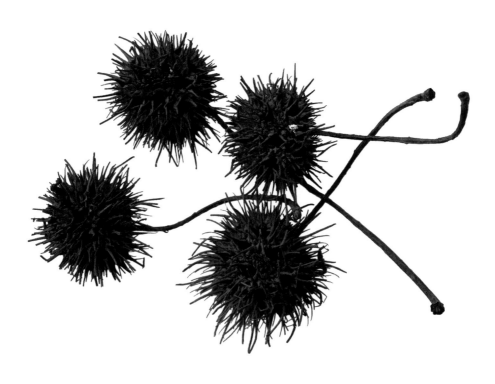

路路通

性味功效 ▶▶

苦，平。祛风活络，利水，通经。用于关节痹痛，麻木拘挛，水肿胀满，乳少，经闭。

用量用法 ▶▶

5~10g。

锦灯笼

Jindenglong

PHYSALIS CALYX SEU FRUCTUS

本品为茄科植物酸浆 *Physalis alkekengi* L. var. *franchetii* (Mast.) Makino 的干燥宿萼或带果实的宿萼。

产　　地

主产于黑龙江、吉林、辽宁、河北、山西。

采收加工

秋季果实成熟、宿萼呈红色或橙红色时采收，干燥。

药材性状

本品略呈灯笼状，多压扁，长 3~4.5cm，宽 2.5~4cm。表面橙红色或橙黄色，有 5 条明显的纵棱，棱间有网状的细脉纹。顶端渐尖，微 5 裂，基部略平截，中心凹陷有果梗。体轻，质柔韧，中空，或内有棕红色或橙红色果实。果实球形，多压扁，直径 1~1.5cm，果皮皱缩，内含种子多数。气微，宿萼味苦，果实味甘、微酸。

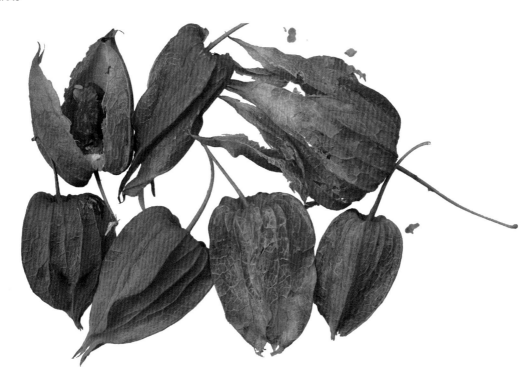

锦灯笼

性味功效 ▶▶

苦，寒。清热解毒，利咽化痰，利尿通淋。用于咽痛音哑，痰热咳嗽，小便不利，热淋涩痛；外治天疱疮，湿疹。

用量用法 ▶▶

5~9g。外用适量，捣敷患处。

矮地茶

Aidicha

ARDISIAE JAPONICAE HERBA

本品为紫金牛科植物紫金牛 *Ardisia japonica* (Thunb.) Blume 的干燥全草。

产　　地

产于陕西，以及华东、中南、西南等地。主产于江苏、浙江、湖南、江西、四川、贵州、福建、安徽、广东。

采收加工

夏、秋二季茎叶茂盛时采挖，除去泥沙，干燥。

药材性状

本品根茎呈圆柱形，疏生须根。茎略呈扁圆柱形，稍扭曲，长 10~30cm，直径 0.2~0.5cm；表面红棕色，有细纵纹、叶痕及节；质硬，易折断。叶互生，集生于茎梢；叶片略卷曲或破碎，完整者展平后呈椭圆形，长 3~7cm，宽 1.5~3cm；灰绿色、棕褐色或浅红棕色；先端尖，基部楔形，边缘具细锯齿；近革质。茎顶偶有红色球形核果。气微，味微涩。

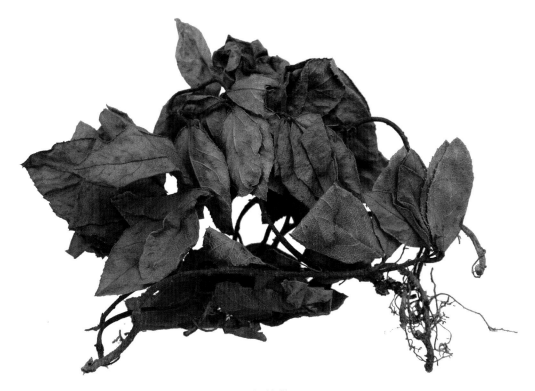

矮地茶

炮制规范

除去杂质，洗净，切段，干燥。

饮片性状

本品呈不规则的段。根茎圆柱形而弯曲，疏生须根。茎略呈扁圆柱形，表面红棕色，具细纵纹，有的具分枝和互生叶痕。切面中央有淡棕色髓部。叶多破碎，灰绿色至棕绿色，顶端较尖，基部楔形，边缘具细锯齿，近革质。气微，味微涩。

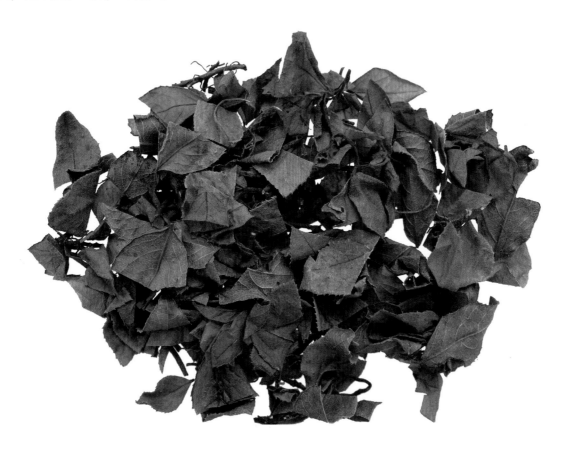

矮地茶

性味功效

辛、微苦，平。化痰止咳，清利湿热，活血化瘀。用于新久咳嗽，喘满痰多，湿热黄疸，经闭瘀阻，风湿痹痛，跌打损伤。

用量用法

15~30g。

满山红

Manshanhong
RHODODENDRI DAURICI FOLIUM

本品为杜鹃花科植物兴安杜鹃 *Rhododendron dauricum* L. 的干燥叶。

产　　地

主产于黑龙江牡丹江山区及大兴安岭地区。

采收加工

夏、秋二季采收，阴干。

药材性状

本品多反卷成筒状，有的皱缩破碎，完整叶片展平后呈椭圆形或长倒卵形，长 2~7.5cm，宽 1~3cm。先端钝，基部近圆形或宽楔形，全缘；上表面暗绿色至褐绿色，散生浅黄色腺鳞；下表面灰绿色，腺鳞甚多；叶柄长 3~10mm。近革质。气芳香特异，味较苦、微辛。

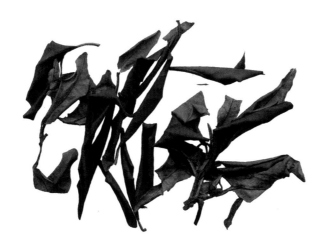

满山红

性味功效

辛、苦，寒。止咳祛痰。用于咳嗽气喘痰多。

用量用法

25~50g；6~12g，用 40% 乙醇浸服。

滇鸡血藤

Dianjixueteng
KADSURAE CAULIS

本品为木兰科植物内南五味子 *Kadsura interior* A. C. Smith 的干燥藤茎。

产　地

产于云南保山、临沧。

采收加工

秋季采收，除去枝叶，切片，晒干。

药材性状

本品呈圆形、椭圆形或不规则的斜切片，直径 1.8~6.5cm。表面灰棕色，栓皮剥落处呈暗红紫色，栓皮较厚，粗者具多数裂隙，呈龟裂状；细者具纵沟，常附有苔类和地衣。质坚硬，不易折断。横切面皮部窄，红棕色，纤维性强，木部宽，浅棕色，有多数细孔状导管。髓部小，黑褐色，呈空洞状。具特异香气，味苦而涩。

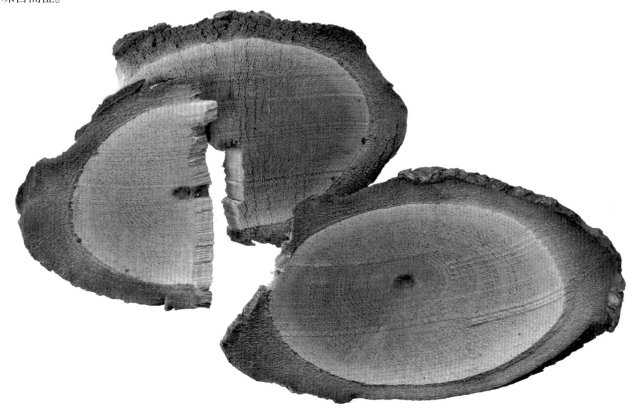

滇鸡血藤

性味功效

苦、甘，温。活血补血，调经止痛，舒筋通络。用于月经不调，痛经，麻木瘫痪，风湿痹痛，气血虚弱。

用量用法

15~30g。

对比鉴别

参见"鸡血藤"项。

裸花紫珠

Luohuazizhu
CALLICARPAE NUDIFLORAE FOLIUM

本品为马鞭草科植物裸花紫珠 *Callicarpa nudiflora* Hook. et Arn. 的干燥叶。

产　地

产于广东、广西。

采收加工

全年均可采收，除去杂质，晒干。

药材性状

本品多皱缩、卷曲。完整叶片展平后呈卵状披针形或矩圆形，长 10~25cm，宽 4~8cm。上表面黑色，下表面密被黄褐色星状毛。侧脉羽状，小脉近平行与侧脉几成直角。叶全缘或边缘有疏锯齿。叶柄长1~3cm，被星状毛。质脆，易破碎。气微香，味涩微苦。

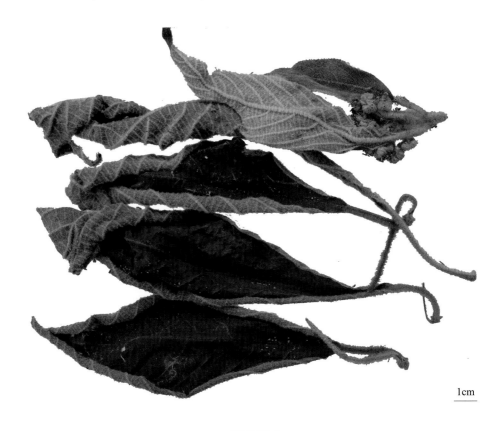

1cm

裸花紫珠

性味功效

苦、微辛，平。消炎，解肿毒，化湿浊，止血。用于细菌性感染引起炎症肿毒，急性病毒性肝炎，内外伤出血。

用量用法

9~30g。外用适量。

对比鉴别

参见"紫珠叶"项。

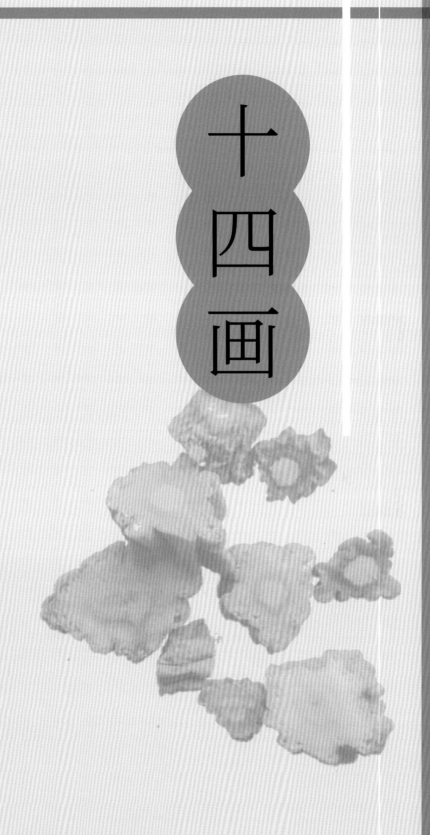

十四画

蔓荆子

Manjingzi
VITICIS FRUCTUS

本品为马鞭草科植物单叶蔓荆 *Vitex trifolia* L. var. *simplicifolia* Cham. 或蔓荆 *Vitex trifolia* L. 的干燥成熟果实。

产　　地　▶▶

单叶蔓荆　主产于山东牟平、蓬莱、威海，江西都昌、新建、永修、庐山。

蔓荆　主产于云南临沧、景谷、景洪、思茅。

采收加工　▶▶

秋季果实成熟时采收，除去杂质，晒干。

药材性状　▶▶

本品呈球形，直径 4~6mm。表面灰黑色或黑褐色，被灰白色粉霜状茸毛，有纵向浅沟 4 条，顶端微凹，基部有灰白色宿萼及短果梗。萼长为果实的 1/3~2/3，5 齿裂，其中 2 裂较深，密被茸毛。体轻，质坚韧，不易破碎，横切面可见 4 室，每室有种子 1 枚。气特异而芳香，味淡、微辛。

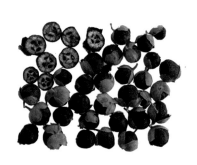

蔓荆子（单叶蔓荆）

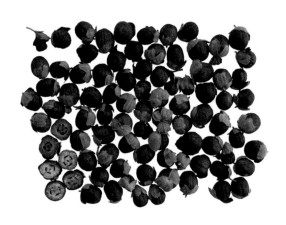

蔓荆子（蔓荆）

炮制规范

蔓荆子　除去杂质。

炒蔓荆子　取净蔓荆子置热锅中，用文火微炒，取出，放凉。用时捣碎。

饮片性状

蔓荆子　同药材。

炒蔓荆子　本品形如蔓荆子，表面黑色或黑褐色，基部有的可见残留宿萼和短果梗。气特异而芳香，味淡、微辛。

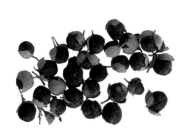

蔓荆子（单叶蔓荆）

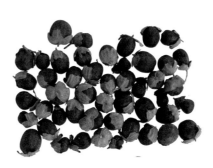

蔓荆子（蔓荆）

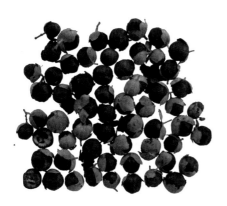

炒蔓荆子（单叶蔓荆）

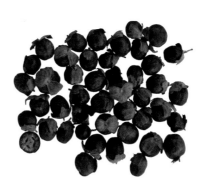

炒蔓荆子（蔓荆）

性味功效

辛、苦，微寒。疏散风热，清利头目。用于风热感冒头痛，齿龈肿痛，目赤多泪，目暗不明，头晕目眩。

用量用法

5~10g。

对比鉴别

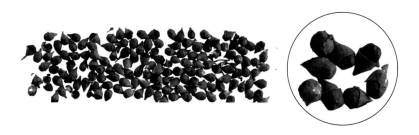

牡荆 *Vitex negundo* L. var. *cannabifolia* (Sieb. et Zucc.) Hand.-Mazz. 的果实

蓼大青叶

Liaodaqingye
POLYGONI TINCTORII FOLIUM

本品为蓼科植物蓼蓝 *Polygonum tinctorium* Ait. 的干燥叶。

产　地

主产于河北安国、蓟州。

采收加工

夏、秋二季枝叶茂盛时采收两次，除去茎枝和杂质，干燥。

药材性状

本品多皱缩、破碎，完整者展平后呈椭圆形，长3~8cm，宽2~5cm。蓝绿色或黑蓝色，先端钝，基部渐狭，全缘。叶脉浅黄棕色，于下表面略突起。叶柄扁平，偶带膜质托叶鞘。质脆。气微，味微涩而稍苦。

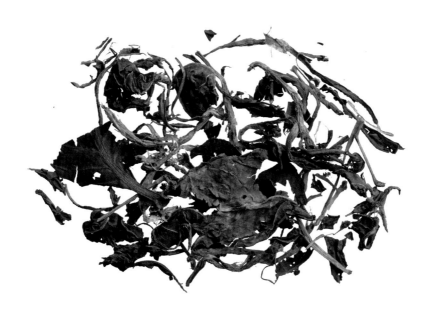

蓼大青叶

性味功效

苦，寒。清热解毒，凉血消斑。用于温病发热，发斑发疹，肺热咳喘，喉痹，痄腮，丹毒，痈肿。

用量用法

9~15g。

对比鉴别

参见"大青叶"项。

榧　子

Feizi
TORREYAE SEMEN

本品为红豆杉科植物榧 *Torreya grandis* Fort. 的干燥成熟种子。

产　地

主产于浙江浦江、富阳、绍兴、临安。

采收加工

秋季种子成熟时采收，除去肉质假种皮，洗净，晒干。

药材性状

本品呈卵圆形或长卵圆形，长 2~3.5cm，直径 1.3~2cm。表面灰黄色或淡黄棕色，有纵皱纹，一端钝圆，可见椭圆形的种脐，另端稍尖。种皮质硬，厚约 1mm。种仁表面皱缩，外胚乳灰褐色，膜质；内胚乳黄白色，肥大，富油性。气微，味微甜而涩。

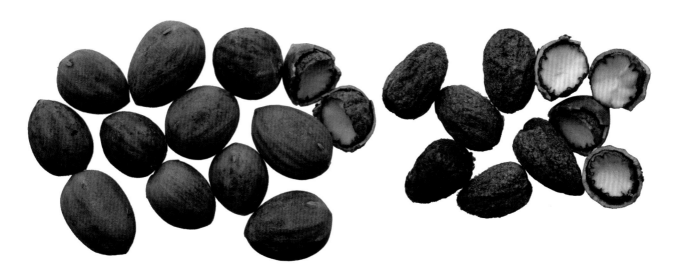

榧子

炮制规范

去壳取仁。用时捣碎。

性味功效 ▶▶

　　甘，平。杀虫消积，润肺止咳，润燥通便。用于钩虫病，蛔虫病，绦虫病，虫积腹痛，小儿疳积，肺燥咳嗽，大便秘结。

用量用法 ▶▶

　　9~15g。

榼藤子

Ketengzi
ENTADAE SEMEN

本品系民族习用药材。为豆科植物榼藤子 *Entada phaseoloides* (Linn.) Merr. 的干燥成熟种子。

产　地

产于福建、广东、海南、广西、贵州、云南及西藏。

采收加工

秋、冬二季采收成熟果实，取出种子，干燥。

药材性状

本品为扁圆形或扁椭圆形，直径 4~6cm，厚 1cm。表面棕红色至紫褐色，具光泽，有细密的网纹，有的被棕黄色细粉。一端有略凸出的种脐。质坚硬。种皮厚约 1.5mm，种仁乳白色，子叶 2。气微，味淡，嚼之有豆腥味。

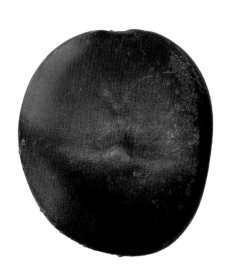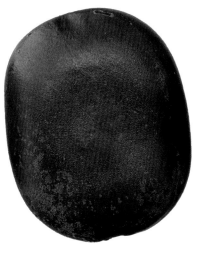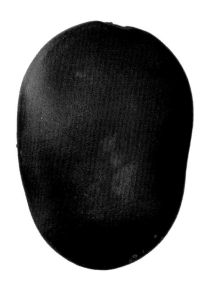

榼藤子

炮制规范

炒熟后去壳，研粉。

性味功效

微苦，凉；有小毒。补气补血，健胃消食，除风止痛，强筋硬骨。用于水血不足，面色苍白，四肢无力，脘腹疼痛，纳呆食少；风湿肢体关节痿软疼痛，性冷淡。

用量用法

10~15g。不宜生用。

槟 榔

Binglang
ARECAE SEMEN

本品为棕榈科植物槟榔 *Areca catechu* L. 的干燥成熟种子。

产　地

生于热带地区。栽培于海南、台湾、云南等地。

采收加工

春末至秋初采收成熟果实，用水煮后，干燥，除去果皮，取出种子，干燥。

药材性状

本品呈扁球形或圆锥形，高 1.5~3.5cm，底部直径 1.5~3cm。表面淡黄棕色或淡红棕色，具稍凹下的网状沟纹，底部中心有圆形凹陷的珠孔，其旁有一明显瘢痕状种脐。质坚硬，不易破碎，断面可见棕色种皮与白色胚乳相间的大理石样花纹。气微，味涩、微苦。

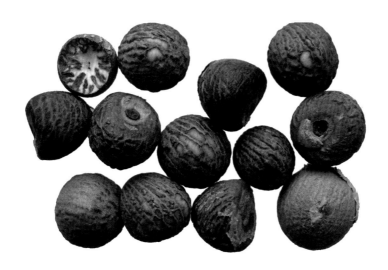

槟榔

炮制规范

槟榔　除去杂质，浸泡，润透，切薄片，阴干。

炒槟榔　取净槟榔片置热锅中，用文火炒至微黄色时，取出，放凉。

槟榔 本品呈类圆形的薄片。切面可见棕色种皮与白色胚乳相间的大理石样花纹。气微，味涩、微苦。

炒槟榔 本品形同槟榔片，表面微黄色，可见大理石样花纹。

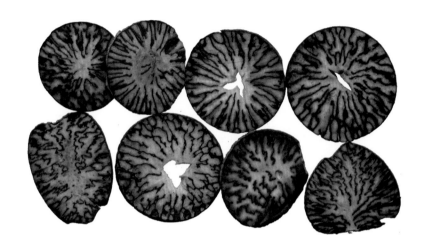

槟榔

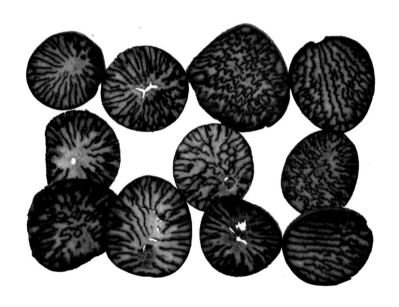

炒槟榔

苦、辛，温。杀虫，消积，行气，利水，截疟。用于绦虫病，蛔虫病，姜片虫病，虫积腹痛，积滞泻痢，里急后重，水肿脚气，疟疾。

3~10g；驱绦虫、姜片虫 30~60g。

焦槟榔

Jiaobinglang
ARECAE SEMEN TOSTUM

本品为槟榔的炮制加工品。

炮制规范

取净槟榔片置热锅中，用中火炒至表面焦黄色时，取出，放凉。

饮片性状

本品呈类圆形薄片，直径 1.5~3cm，厚 1~2mm。表面焦黄色，可见大理石样花纹。质脆，易碎。气微，味涩、微苦。

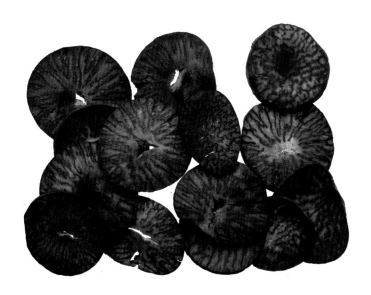

焦槟榔

性味功效

苦、辛，温。消食导滞。用于食积不消，泻痢后重。

用量用法

3~10g。

酸枣仁

Suanzaoren

ZIZIPHI SPINOSAE SEMEN

本品为鼠李科植物酸枣 *Ziziphus jujuba* Mill. var. *spinosa* (Bunge) Hu ex H. F. Chou 的干燥成熟种子。

产　　地　▶▶

主产于河北邢台、任丘、平泉、迁西，山东淄博、烟台、潍坊，河南鹤壁、林州。

采收加工　▶▶

秋末冬初采收成熟果实，除去果肉和核壳，收集种子，晒干。

药材性状　▶▶

本品呈扁圆形或扁椭圆形，长 5~9mm，宽 5~7mm，厚约 3mm。表面紫红色或紫褐色，平滑有光泽，有的有裂纹。有的两面均呈圆隆状突起；有的一面较平坦，中间有 1 条隆起的纵线纹；另一面稍突起。一端凹陷，可见线形种脐；另端有细小突起的合点。种皮较脆，胚乳白色，子叶 2，浅黄色，富油性。气微，味淡。

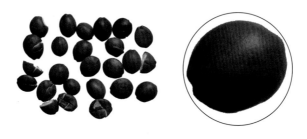

酸枣仁

炮制规范　▶▶

酸枣仁　除去残留核壳。用时捣碎。

炒酸枣仁　取净酸枣仁置热锅中，用文火炒至鼓起，色微变深时，取出，放凉。用时捣碎。

饮片性状

酸枣仁　同药材。

炒酸枣仁　本品形如酸枣仁。表面微鼓起，微具焦斑。略有焦香气，味淡。

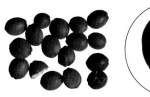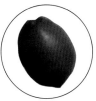　　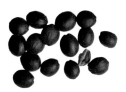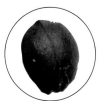

酸枣仁　　　　　　　　　　　　　炒酸枣仁

性味功效

甘、酸，平。养心补肝，宁心安神，敛汗，生津。用于虚烦不眠，惊悸多梦，体虚多汗，津伤口渴。

用量用法

10~15g。

对比鉴别

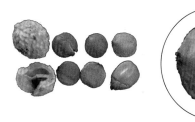

滇刺枣 *Ziziphus mauritiana* Lam. 的种子

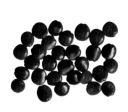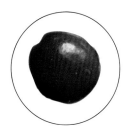

枳椇 *Hovenia acerba* Lindl. 的种子（枳椇子）

豨莶草

Xixiancao
SIEGESBECKIAE HERBA

本品为菊科植物豨莶 *Siegesbeckia orientalis* L.、腺梗豨莶 *Siegesbeckia pubescens* Makino 或毛梗豨莶 *Siegesbeckia glabrescens* Makino 的干燥地上部分。

产　地

豨莶　产于秦岭和长江流域以南。
腺梗豨莶　产于东北、华北、华东地区，以及湖南、湖北、广东、广西、贵州、云南、四川等地。
毛梗豨莶　产于长江以南及西南各地。

采收加工

夏、秋二季花开前和花期均可采割，除去杂质，晒干。

药材性状

本品茎略呈方柱形，多分枝，长 30~110cm，直径 0.3~1cm；表面灰绿色、黄棕色或紫棕色，有纵沟和细纵纹，被灰色柔毛；节明显，略膨大；质脆，易折断，断面黄白色或带绿色，髓部宽广，类白色，中空。叶对生，叶片多皱缩、卷曲，展平后呈卵圆形，灰绿色，边缘有钝锯齿，两面皆有白色柔毛，主脉3出。有的可见黄色头状花序，总苞片匙形。气微，味微苦。

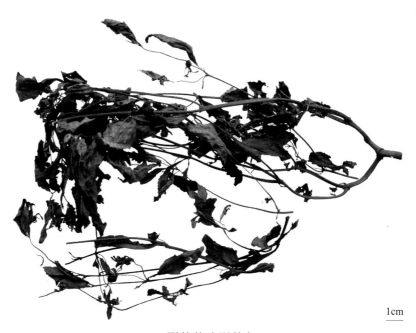

1cm

豨莶草（豨莶）

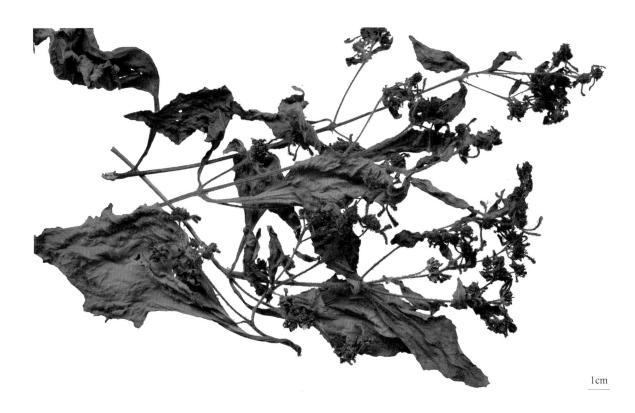

豨莶草（腺梗豨莶）

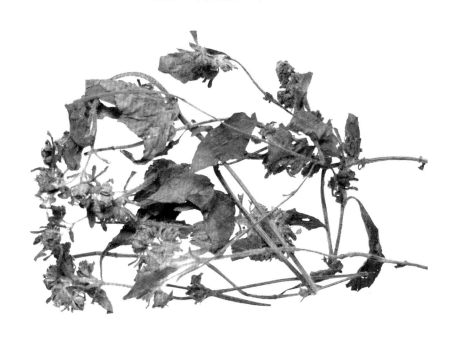

豨莶草（毛梗豨莶）

炮制规范

豨莶草　除去杂质，洗净，稍润，切段，干燥。

酒豨莶草　取净豨莶草段，加酒拌匀，置适宜的容器内，加热蒸透，取出，干燥。每100kg豨莶草，用黄酒20kg。

饮片性状

    豨莶草　本品呈不规则的段。茎略呈方柱形，表面灰绿色、黄棕色或紫棕色，有纵沟和细纵纹，被灰色柔毛。切面髓部类白色。叶多破碎，灰绿色，边缘有钝锯齿，两面皆具白色柔毛。有时可见黄色头状花序。气微，味微苦。

    酒豨莶草　本品形如豨莶草段，表面褐绿色或黑绿色。微具酒香气。

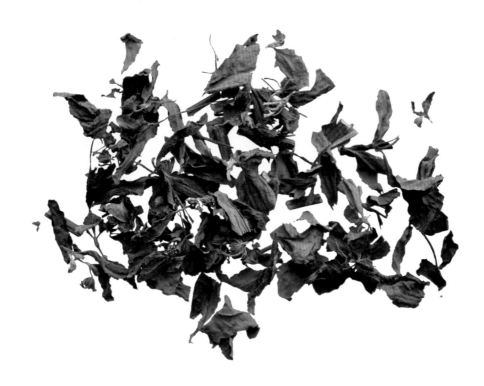

豨莶草（豨莶）

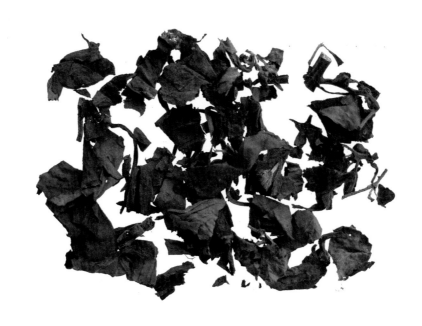

豨莶草（腺梗豨莶）

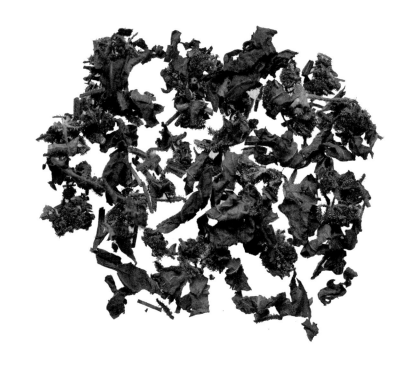

豨莶草（毛梗豨莶）

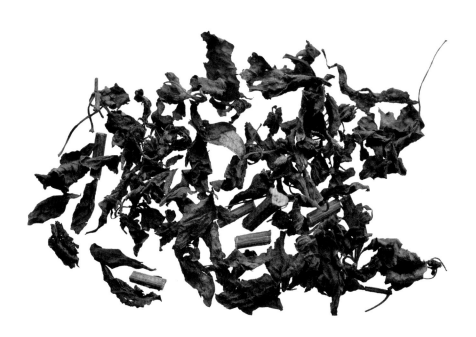

酒豨莶草（豨莶）

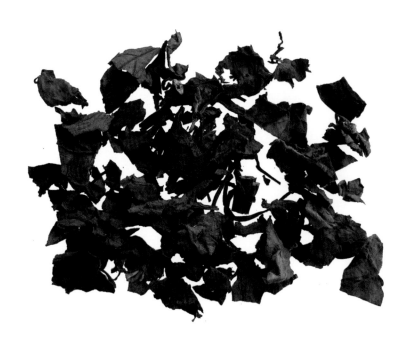

酒豨莶草（毛梗豨莶）

性味功效

辛、苦，寒。祛风湿，利关节，解毒。用于风湿痹痛，筋骨无力，腰膝酸软，四肢麻痹，半身不遂，风疹湿疮。

用量用法

9~12g。

蜘蛛香

Zhizhuxiang

VALERIANAE JATAMANSI RHIZOMA ET RADIX

本品为败酱科植物蜘蛛香 *Valeriana jatamansi* Jones 的干燥根茎和根。

产　　地

产于河南、湖北、四川、贵州、云南等地。

采收加工

秋季采挖，除去泥沙，晒干。

药材性状

本品根茎呈圆柱形，略扁，稍弯曲，少分枝，长 1.5~8cm，直径 0.5~2cm；表面暗棕色或灰褐色，有紧密隆起的环节和突起的点状根痕，有的顶端略膨大，具茎、叶残基；质坚实，不易折断，折断面略平坦，黄棕色或灰棕色，可见筋脉点（维管束）断续排列成环。根细长，稍弯曲，长 3~15cm，直径约 0.2cm，有浅纵皱纹，质脆。气特异，味微苦、辛。

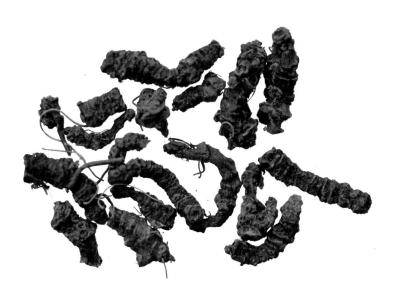

蜘蛛香

炮制规范

除去杂质，洗净，润透，切片，晒干。

饮片性状

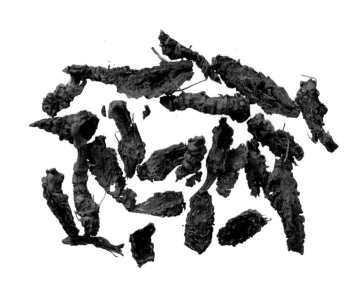

蜘蛛香

性味功效

微苦、辛，温。理气止痛，消食止泻，祛风除湿，镇惊安神。用于脘腹胀痛，食积不化，腹泻痢疾，风湿痹痛，腰膝酸软，失眠。

用量用法

3~6g。

罂粟壳

Yingsuqiao

PAPAVERIS PERICARPIUM

本品为罂粟科植物罂粟 *Papaver somniferum* L. 的干燥成熟果壳。

产　地

栽培于田圃或庭园间。由政府指定农场生产。

采收加工

秋季将成熟果实或已割取浆汁后的成熟果实摘下，破开，除去种子和枝梗，干燥。

药材性状

本品呈椭圆形或瓶状卵形，多已破碎成片状，直径 1.5~5cm，长 3~7cm。外表面黄白色、浅棕色至淡紫色，平滑，略有光泽，无割痕或有纵向或横向的割痕；顶端有 6~14 条放射状排列呈圆盘状的残留柱头；基部有短柄。内表面淡黄色，微有光泽；有纵向排列的假隔膜，棕黄色，上面密布略突起的棕褐色小点。体轻，质脆。气微清香，味微苦。

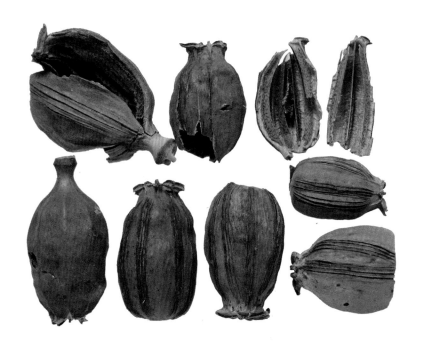

罂粟壳

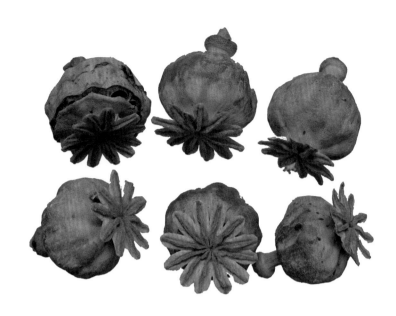

罂粟果实（未除去种子和枝梗）

炮制规范

　　罂粟壳　除去杂质，捣碎或洗净，润透，切丝，干燥。

　　蜜罂粟壳　先将炼蜜加适量沸水稀释后，加入净罂粟壳丝中拌匀，闷透，置锅内，用文火炒至不粘手时，取出，放凉。每100kg 罂粟壳，用炼蜜25kg。

饮片性状

　　罂粟壳　本品呈不规则的丝或块。外表面黄白色、浅棕色至淡紫色，平滑，偶见残留柱头。内表面淡黄色，有的具棕黄色的假隔膜。气微清香，味微苦。

　　蜜罂粟壳　本品形如罂粟壳丝，表面微黄色，略有黏性，味甜，微苦。

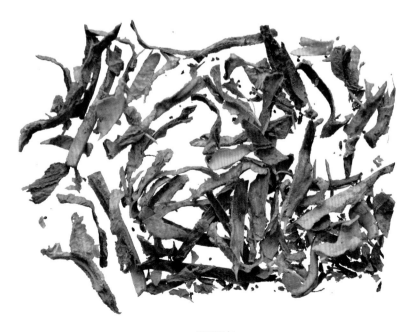

罂粟壳

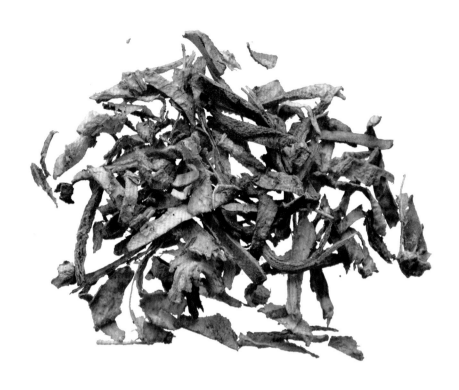

蜜罂粟壳

性味功效

酸、涩，平；有毒。敛肺，涩肠，止痛。用于久咳，久泻，脱肛，脘腹疼痛。

用量用法

3~6g。本品易成瘾，不宜常服；孕妇及儿童禁用；运动员慎用。

辣椒

Lajiao
CAPSICI FRUCTUS

本品为茄科植物辣椒 *Capsicum annuum* L. 或其栽培变种的干燥成熟果实。

产　地

产于全国各地。

采收加工

夏、秋二季果皮变红色时采收，除去枝梗，晒干。

药材性状

本品呈圆锥形、类圆锥形，略弯曲。表面橙红色、红色或深红色，光滑或较皱缩，显油性，基部微圆，常有绿棕色，具5裂齿的宿萼及果柄。果肉薄。质较脆，横切面可见中轴胎座，有菲薄的隔膜将果实分为2~3室，内含多数种子。气特异，味辛、辣。

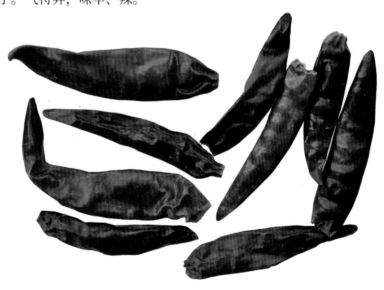

辣椒

性味功效

辛，热。温中散寒，开胃消食。用于寒滞腹痛，呕吐，泻痢，冻疮。

用量用法

0.9~2.4g。外用适量。

漏 芦

Loulu
RHAPONTICI RADIX

本品为菊科植物祁州漏芦 *Rhaponticum uniflorum* (L.) DC. 的干燥根。

产 地

主产于河北张家口、唐山，山西大同、忻州。

采收加工

春、秋二季采挖，除去须根和泥沙，晒干。

药材性状

本品呈圆锥形或扁片块状，多扭曲，长短不一，直径1~2.5cm。表面暗棕色、灰褐色或黑褐色，粗糙，具纵沟及菱形的网状裂隙。外层易剥落，根头部膨大，有残茎和鳞片状叶基，顶端有灰白色绒毛。体轻，质脆，易折断，断面不整齐，灰黄色，有裂隙，中心有的呈星状裂隙，灰黑色或棕黑色。气特异，味微苦。

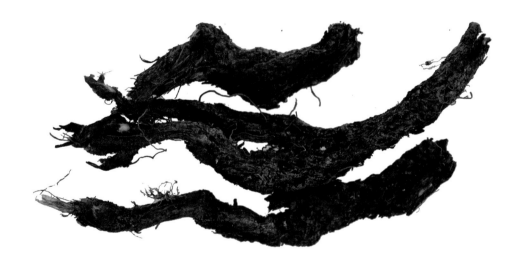

漏芦

炮制规范

除去杂质，洗净，润透，切厚片，晒干。

饮片性状

本品呈类圆形或不规则的厚片。外表皮暗棕色至黑褐色，粗糙，有网状裂纹。切面黄白色至灰黄色，有放射状裂隙。气特异，味微苦。

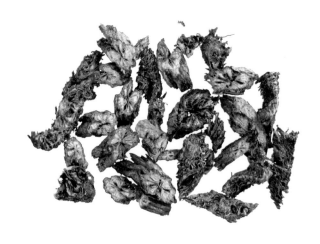

漏芦

性味功效

苦，寒。清热解毒，消痈，下乳，舒筋通脉。用于乳痈肿痛，痈疽发背，瘰疬疮毒，乳汁不通，湿痹拘挛。

用量用法

5~9g。孕妇慎用。

对比鉴别

参见"禹州漏芦"项。

十五画

蕤 仁

Ruiren
PRINSEPIAE NUX

本品为蔷薇科植物蕤核 *Prinsepia uniflora* Batal. 或齿叶扁核木 *Prinsepia uniflora* Batal. var. *serrata* Rehd. 的干燥成熟果核。

产　地

主产于山西，陕西延安、榆林，甘肃西和、礼县、武山。

采收加工

夏、秋间采摘成熟果实，除去果肉，洗净，晒干。

药材性状

本品呈类卵圆形，稍扁，长 7~10mm，宽 6~8mm，厚 3~5mm。表面淡黄棕色或深棕色，有明显的网状沟纹，间有棕褐色果肉残留，顶端尖，两侧略不对称。质坚硬。种子扁平卵圆形，种皮薄，浅棕色或红棕色，易剥落；子叶 2，乳白色，有油脂。气微，味微苦。

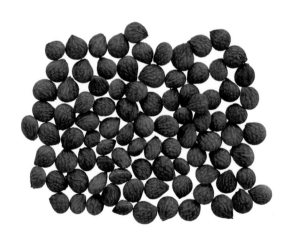

蕤仁（蕤核）

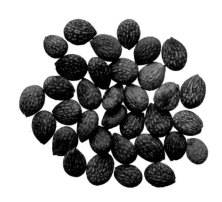

蕤仁（齿叶扁核木）

炮制规范

除去杂质，洗净，干燥。用时捣碎。

饮片性状

同药材。

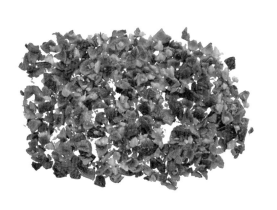

蕤仁（碎片，蕤核）

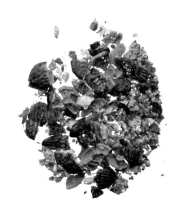

蕤仁（碎片，齿叶扁核木）

性味功效

甘，微寒。疏风散热，养肝明目。用于目赤肿痛，睑弦赤烂，目暗羞明。

用量用法

5~9g。

槲寄生

Hujisheng
VISCI HERBA

本品为桑寄生科植物槲寄生 *Viscum coloratum* (Komar.) Nakai 的干燥带叶茎枝。

产　地

主产于河北涞水、易县、青龙、平泉、遵化、承德，辽宁绥中、铁岭、开源、桓仁、凤城、宽甸、本溪，吉林通化，安徽滁州。

采收加工

冬季至次春采割，除去粗茎，切段，干燥，或蒸后干燥。

药材性状

本品茎枝呈圆柱形，2~5叉状分枝，长约30cm，直径0.3~1cm；表面黄绿色、金黄色或黄棕色，有纵皱纹；节膨大，节上有分枝或枝痕；体轻，质脆，易折断，断面不平坦，皮部黄色，木部色较浅，射线放射状，髓部常偏向一边。叶对生于枝梢，易脱落，无柄；叶片呈长椭圆状披针形，长2~7cm，宽0.5~1.5cm；先端钝圆，基部楔形，全缘；表面黄绿色，有细皱纹，主脉5出，中间3条明显；革质。气微，味微苦，嚼之有黏性。

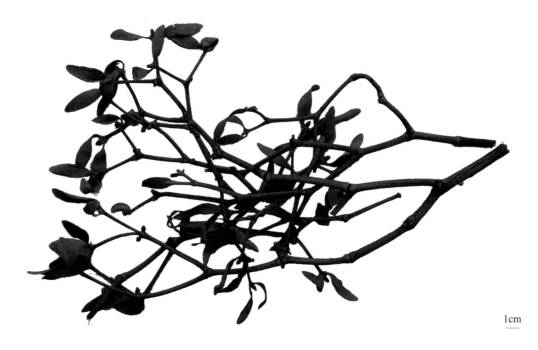

1cm

槲寄生

炮制规范

除去杂质，略洗，润透，切厚片，干燥。

饮片性状

本品呈不规则的厚片。茎外皮黄绿色、黄棕色或棕褐色。切面皮部黄色，木部浅黄色，有放射状纹理，髓部常偏向一边。叶片黄绿色或黄棕色，全缘，有细皱纹；革质。气微，味微苦，嚼之有黏性。

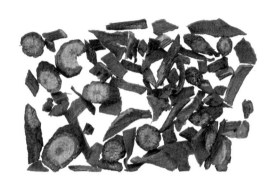

槲寄生

性味功效

苦，平。祛风湿，补肝肾，强筋骨，安胎元。用于风湿痹痛，腰膝酸软，筋骨无力，崩漏经多，妊娠漏血，胎动不安，头晕目眩。

用量用法

9~15g。

对比鉴别

参见"桑寄生"项。

暴马子皮

Baomazipi
SYRINGAE CORTEX

本品为木犀科植物暴马丁香 *Syringa reticulata* (Bl.) Hara var. *mandshurica* (Maxim.) Hara 的干燥干皮或枝皮。

产　地

产于黑龙江、吉林、辽宁及内蒙古。

采收加工

春、秋二季剥取，干燥。

药材性状

本品呈槽状或卷筒状，长短不一，厚2~4mm。外表面暗灰褐色，嫩皮平滑，有光泽，老皮粗糙，有横纹；横向皮孔椭圆形，暗黄色；外皮薄而韧，可横向撕剥，剥落处显暗黄绿色。内表面淡黄褐色。质脆，易折断，断面不整齐。气微香，味苦。

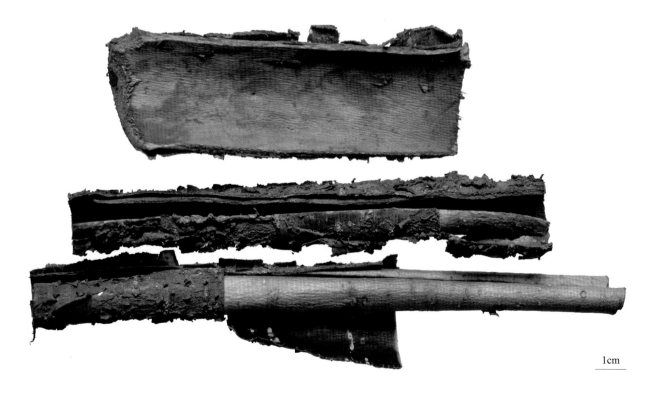

1cm

暴马子皮

性味功效

苦，微寒。清肺祛痰，止咳平喘。用于咳喘痰多。

用量用法

30~45g。

墨旱莲

Mohanlian
ECLIPTAE HERBA

本品为菊科植物鳢肠 *Eclipta prostrata* L. 的干燥地上部分。

产　　地　▶▶

产于全国大部分地区。主产于江苏、浙江、江西、湖北、广东。

采收加工　▶▶

花开时采割，晒干。

药材性状　▶▶

本品全体被白色茸毛。茎呈圆柱形，有纵棱，直径 2~5mm；表面绿褐色或墨绿色。叶对生，近无柄，叶片皱缩卷曲或破碎，完整者展平后呈长披针形，全缘或具浅齿，墨绿色。头状花序直径 2~6mm。瘦果椭圆形而扁，长 2~3mm，棕色或浅褐色。气微，味微咸。

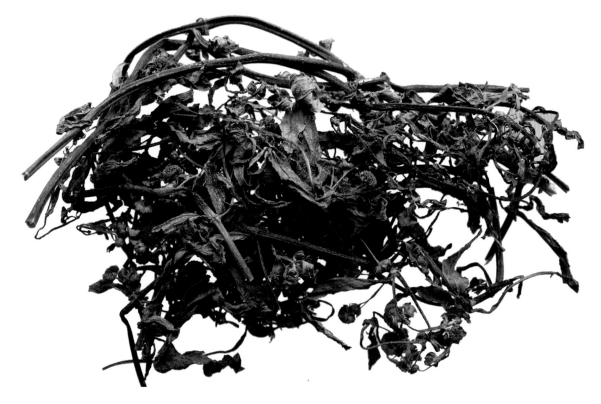

1cm

墨旱莲

炮制规范

除去杂质，略洗，切段，干燥。

饮片性状

本品呈不规则的段。茎圆柱形，表面绿褐色或墨绿色，具纵棱，有白毛，切面中空或有白色髓。叶多皱缩或破碎，墨绿色，密生白毛，展平后，可见边缘全缘或具浅锯齿。头状花序。气微，味微咸。

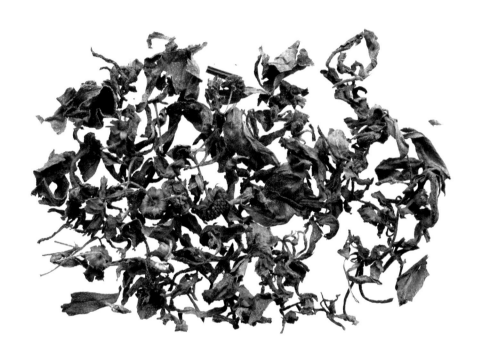

墨旱莲

性味功效

甘、酸，寒。滋补肝肾，凉血止血。用于肝肾阴虚，牙齿松动，须发早白，眩晕耳鸣，腰膝酸软，阴虚血热吐血、衄血、尿血，血痢，崩漏下血，外伤出血。

用量用法

6~12g。

稻 芽

Daoya
ORYZAE FRUCTUS GERMINATUS

本品为禾本科植物稻 *Oryza sativa* L. 的成熟果实经发芽干燥的炮制加工品。

产　　地

产于全国各地。

采收加工

将稻谷用水浸泡后，保持适宜的温、湿度，待须根长至约 1cm 时，干燥。

药材性状

本品呈扁长椭圆形，两端略尖，长 7~9mm，直径约 3mm。外稃黄色，有白色细茸毛，具 5 脉。一端有 2 枚对称的白色条形浆片，长 2~3mm，于一个浆片内侧伸出弯曲的须根 1~3 条，长 0.5~1.2cm。质硬，断面白色，粉性。气微，味淡。

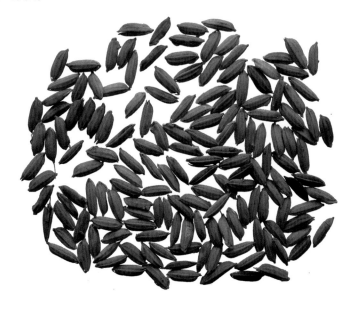

稻芽

炮制规范

稻芽　除去杂质。

炒稻芽　取净稻芽置热锅中，用文火炒至深黄色时，取出，放凉。

焦稻芽　取净稻芽置热锅中，用中火炒至表面焦黄色时，取出，放凉。

饮片性状

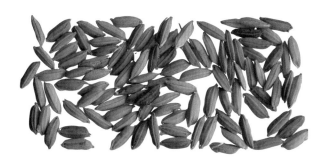

稻芽

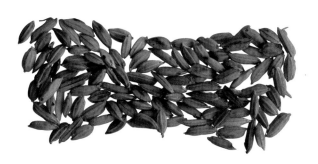

炒稻芽

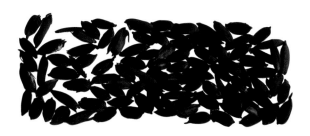

焦稻芽

性味功效

稻芽　甘，温。消食和中，健脾开胃。用于食积不消，腹胀口臭，脾胃虚弱，不饥食少。

炒稻芽　偏于消食。用于不饥食少。

焦稻芽　善化积滞。用于积滞不消。

用量用法

9~15g。

鹤 虱

Heshi
CARPESII FRUCTUS

本品为菊科植物天名精 *Carpesium abrotanoides* L. 的干燥成熟果实。

产　地　▶▶

主产于贵州铜仁、安顺、都匀，陕西安康。

采收加工　▶▶

秋季果实成熟时采收，晒干，除去杂质。

药材性状　▶▶

本品呈圆柱状，细小，长 3~4mm，直径不及 1mm。表面黄褐色或暗褐色，具多数纵棱。顶端收缩呈细喙状，先端扩展成灰白色圆环；基部稍尖，有着生痕迹。果皮薄，纤维性，种皮菲薄透明，子叶 2，类白色，稍有油性。气特异，味微苦。

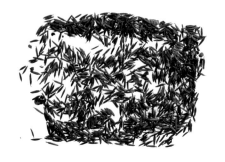

鹤虱

性味功效　▶▶

苦、辛，平；有小毒。杀虫消积。用于蛔虫病，蛲虫病，绦虫病，虫积腹痛，小儿疳积。

用量用法　▶▶

3~9g。

对比鉴别

参见"南鹤虱"项。

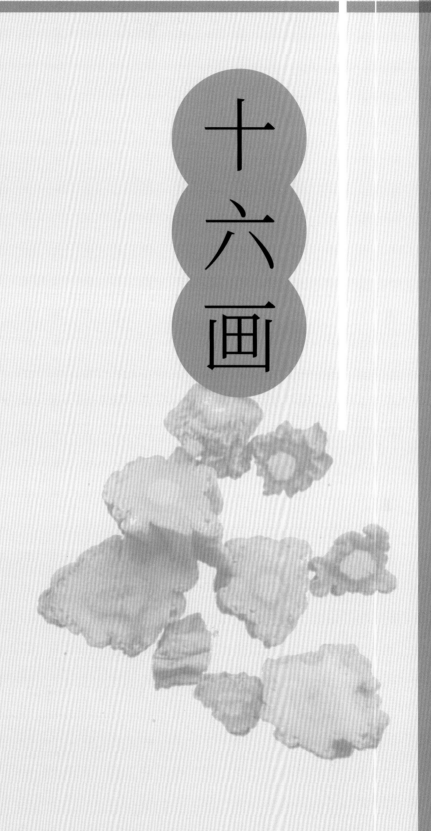

十六画

薤 白

Xie bai

ALLII MACROSTEMONIS BULBUS

本品为百合科植物小根蒜 *Allium macrostemon* Bge. 或薤 *Allium chinense* G. Don 的干燥鳞茎。

产　　地

小根蒜　主产于黑龙江、吉林、辽宁、河北、江苏、湖北。

薤　主产于江苏、四川、贵州、湖北。

采收加工

夏、秋二季采挖，洗净，除去须根，蒸透或置沸水中烫透，晒干。

药材性状

小根蒜　本品呈不规则卵圆形，高0.5~1.5cm，直径0.5~1.8cm。表面黄白色或淡黄棕色，皱缩，半透明，有类白色膜质鳞片包被，底部有突起的鳞茎盘。质硬，角质样。有蒜臭，味微辣。

薤　本品呈略扁的长卵形，高1~3cm，直径0.3~1.2cm。表面淡黄棕色或棕褐色，具浅纵皱纹。质较软，断面可见鳞叶 2~3 层。嚼之粘牙。

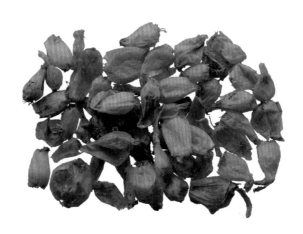

薤白（小根蒜）

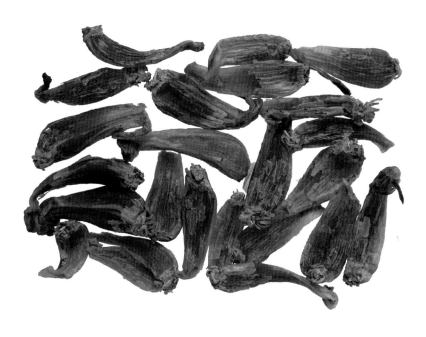

薤白（薤）

性味功效

辛、苦，温。通阳散结，行气导滞。用于胸痹心痛，脘腹痞满胀痛，泻痢后重。

用量用法

5~10g。

薏苡仁

Yiyiren
COICIS SEMEN

本品为禾本科植物薏米 *Coix lacryma-jobi* L. var. *mayuen* (Roman.) Stapf 的干燥成熟种仁。

产　　地

主产于福建浦城、莆田、建阳，河北安国、阜平，辽宁辽阳、庄河。

采收加工

秋季果实成熟时采割植株，晒干，打下果实，再晒干，除去外壳、黄褐色种皮和杂质，收集种仁。

药材性状

本品呈宽卵形或长椭圆形，长 4~8mm，宽 3~6mm。表面乳白色，光滑，偶有残存的黄褐色种皮；一端钝圆，另端较宽而微凹，有 1 淡棕色点状种脐；背面圆凸，腹面有 1 条较宽而深的纵沟。质坚实，断面白色，粉性。气微，味微甜。

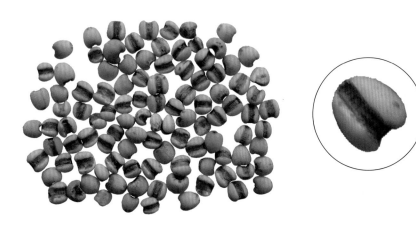

薏苡仁

炮制规范

薏苡仁　除去杂质。

麸炒薏苡仁　取麸皮，撒在热锅中，加热至冒烟时，加入净薏苡仁，迅速翻动，炒至药材表面呈微黄色时，取出，筛去麸皮，放凉。每 100kg 薏苡仁，用麸皮 10kg。

饮片性状

薏苡仁　同药材。

麸炒薏苡仁　本品形如薏苡仁，微鼓起，表面微黄色。

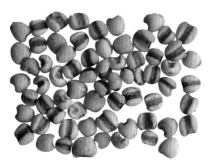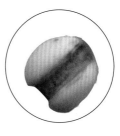

薏苡仁

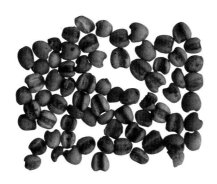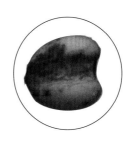

麸炒薏苡仁

性味功效

甘、淡，凉。利水渗湿，健脾止泻，除痹，排脓，解毒散结。用于水肿，脚气，小便不利，脾虚泄泻，湿痹拘挛，肺痈，肠痈，赘疣，癌肿。

用量用法

9~30g。孕妇慎用。

薄 荷

Bohe
MENTHAE HAPLOCALYCIS HERBA

本品为唇形科植物薄荷 *Mentha haplocalyx* Briq. 的干燥地上部分。

产　　地　▶▶

主产于江苏苏州、海门、淮阴、盐城、徐州，浙江笕桥，河北安国。以江苏苏州、海门、淮阴、盐城、徐州为道地产区。

采收加工　▶▶

夏、秋二季茎叶茂盛或花开至三轮时，选晴天，分次采割，晒干或阴干。

药材性状　▶▶

本品茎呈方柱形，有对生分枝，长 15~40cm，直径 0.2~0.4cm；表面紫棕色或淡绿色，棱角处具茸毛，节间长 2~5cm；质脆，断面白色，髓部中空。叶对生，有短柄；叶片皱缩卷曲，完整者展平后呈宽披针形、长椭圆形或卵形，长 2~7cm；宽 1~3cm；上表面深绿色，下表面灰绿色，稀被茸毛，有凹点状腺鳞。轮伞花序腋生，花萼钟状，先端 5 齿裂，花冠淡紫色。揉搓后有特殊清凉香气，味辛凉。

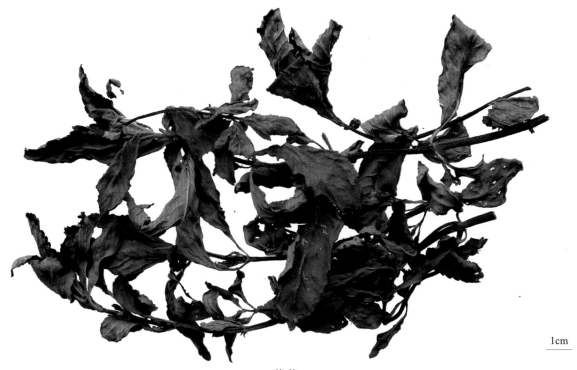

1cm

薄荷

炮制规范

除去老茎和杂质，略喷清水，稍润，切短段，及时低温干燥。

饮片性状

本品呈不规则的段。茎方柱形，表面紫棕色或淡绿色，具纵棱线，棱角处具茸毛。切面白色，中空。叶多破碎，上表面深绿色，下表面灰绿色，稀被茸毛。轮伞花序腋生，花萼钟状，先端5齿裂，花冠淡紫色。揉搓后有特殊清凉香气，味辛凉。

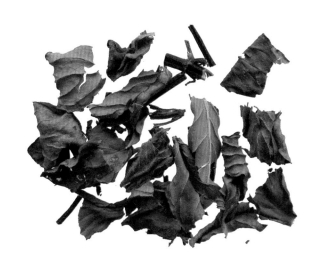

薄荷

性味功效

辛，凉。疏散风热，清利头目，利咽，透疹，疏肝行气。用于风热感冒，风温初起，头痛，目赤，喉痹，口疮，风疹，麻疹，胸胁胀闷。

用量用法

3~6g，后下。

颠茄草

Dianqiecao

BELLADONNAE HERBA

本品为茄科植物颠茄 *Atropa belladonna* L. 的干燥全草。

产　　地 ▶▶

主产于北京、山东烟台及浙江温州等地。

采收加工 ▶▶

在开花至结果期内采挖，除去粗茎和泥沙，切段干燥。

药材性状 ▶▶

本品根呈圆柱形，直径5~15mm，表面浅灰棕色，具纵皱纹；老根木质，细根易折断，断面平坦，皮部狭，灰白色，木部宽广，棕黄色，形成层环纹明显；髓部白色。茎扁圆柱形，直径3~6mm，表面黄绿色，有细纵皱纹和稀疏的细点状皮孔，中空，幼茎有毛。叶多皱缩破碎，完整叶片卵状椭圆形，黄绿色至深棕色。花萼5裂，花冠钟状。果实球形，直径5~8mm，具长梗，种子多数。气微，味微苦、辛。

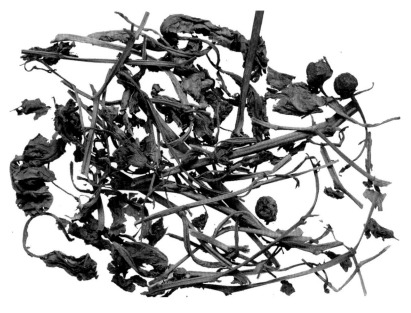

1cm

颠茄草

用　　途 ▶▶

抗胆碱药。

橘 红

Juhong
CITRI EXOCARPIUM RUBRUM

本品为芸香科植物橘 *Citrus reticulata* Blanco 及其栽培变种的干燥外层果皮。栽培变种主要有大红袍 *Citrus reticulata* 'Dahongpao'、福橘 *Citrus reticulata* 'Tangerina'。

产 地

大红袍 主产于重庆江津、巴南、合川，四川南充、成都、内江、泸州。

福橘 主产于福建闽侯、漳州。

采收加工

秋末冬初果实成熟后采收，用刀削下外果皮，晒干或阴干。

药材性状

本品呈长条形或不规则薄片状，边缘皱缩向内卷曲。外表面黄棕色或橙红色，存放后呈棕褐色，密布黄白色突起或凹下的油室。内表面黄白色，密布凹下透光小圆点。质脆易碎。气芳香，味微苦、麻。

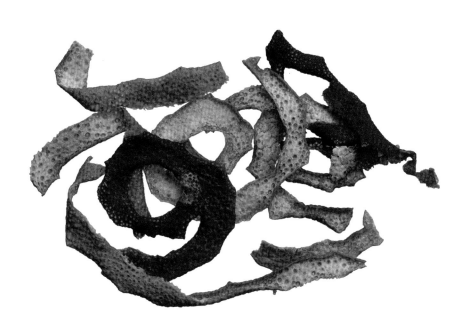

橘红

炮制规范

除去杂质，切碎。

饮片性状

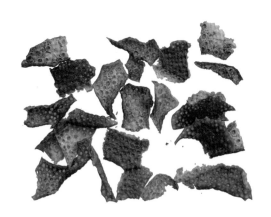

橘红

性味功效

辛、苦，温。理气宽中，燥湿化痰。用于咳嗽痰多，食积伤酒，呕恶痞闷。

用量用法

3~10g。

对比鉴别

参见"化橘红"项。

橘 核

Juhe
CITRI RETICULATAE SEMEN

本品为芸香科植物橘 *Citrus reticulata* Blanco 及其栽培变种的干燥成熟种子。栽培变种主要有大红袍 *Citrus reticulata* 'Dahongpao'、福橘 *Citrus reticulata* 'Tangerina'。

产　地

大红袍　主产于重庆江津、巴南、合川，四川南充、成都、内江、泸州。

福橘　主产于福建闽侯、漳州。

采收加工

果实成熟后收集，洗净，晒干。

药材性状

本品略呈卵形，长 0.8~1.2cm，直径 0.4~0.6cm。表面淡黄白色或淡灰白色，光滑，一侧有种脊棱线，一端钝圆，另端渐尖成小柄状。外种皮薄而韧，内种皮菲薄，淡棕色，子叶 2，黄绿色，有油性。气微，味苦。

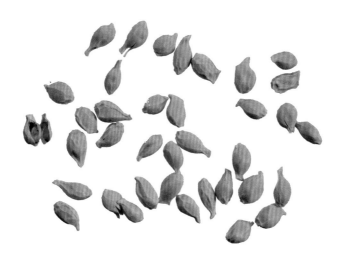

橘核

炮制规范

　　橘核　除去杂质，洗净，干燥。用时捣碎。

　　盐橘核　取净橘核，加盐水拌匀，闷透，置锅内，以文火加热炒干，取出，放凉。用时捣碎。每100kg 橘核，用食盐 2kg。

饮片性状

　　橘核　同药材。

　　盐橘核　本品形如橘核。子叶淡棕色或黄绿色，少淡绿色。气微，味微咸、苦。

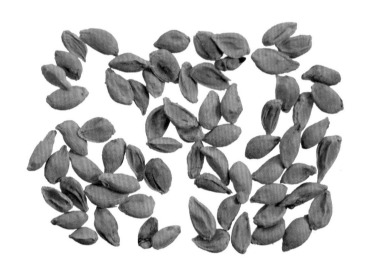

盐橘核

性味功效

　　苦，平。理气，散结，止痛。用于疝气疼痛，睾丸肿痛，乳痈乳癖。

用量用法

　　3~9g。

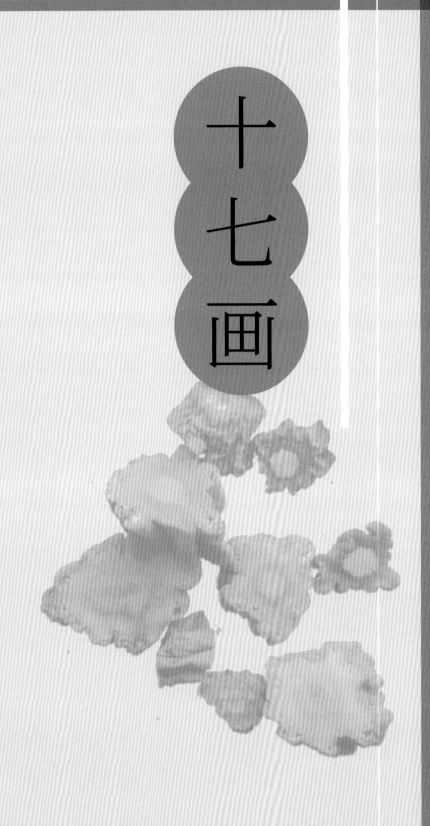

十七画

藏菖蒲

Zangchangpu

ACORI CALAMI RHIZOMA

本品系藏族习用药材。为天南星科植物藏菖蒲 *Acorus calamus* L. 的干燥根茎。

产　　地

产于全国各地。主产于四川、湖北、辽宁、吉林、黑龙江。

采收加工

秋、冬二季采挖，除去须根和泥沙，晒干。

药材性状

本品呈扁圆柱形，略弯曲，长 4~20cm，直径 0.8~2cm。表面灰棕色至棕褐色，节明显，节间长 0.5~1.5cm，具纵皱纹，一面具密集圆点状根痕；叶痕呈斜三角形，左右交互排列，侧面茎基痕周围常残留有鳞片状叶基和毛发状须根。质硬，断面淡棕色，内皮层环明显，可见众多棕色油细胞小点。气浓烈而特异，味辛。

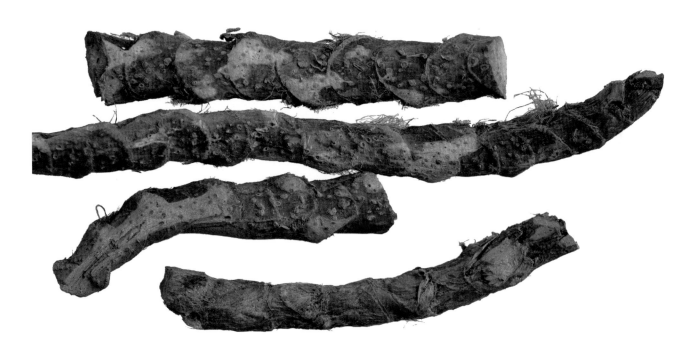

藏菖蒲

炮制规范

除去杂质，切片，干燥。

饮片性状

本品为扁圆形、长条形或不规则的厚片。外表皮灰棕色至棕褐色，具纵皱纹，有些具螺纹，有的可见圆点状根痕；侧面茎基痕周围残留有鳞片状叶基和毛发状须根。质硬且脆，易折断。切面纤维性，类白色、淡黄色或黄棕色，内皮层环明显，可见众多维管束小点。气浓烈而特异，味辛。

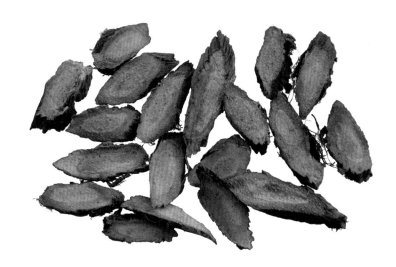

藏菖蒲

性味功效

苦、辛，温、燥、锐。温胃，消炎止痛。用于补胃阳，消化不良，食物积滞，白喉，炭疽等。

用量用法

3~6g。

对比鉴别

参见"石菖蒲"项。

藁　本

Gaoben
LIGUSTICI RHIZOMA ET RADIX

本品为伞形科植物藁本 *Ligusticum sinense* Oliv. 或辽藁本 *Ligusticum jeholense* Nakai et Kitag. 的干燥根茎和根。

产　地

藁本　主产于湖南炎陵、桂东，江西遂川。

辽藁本　主产于辽宁凤城、盖州，河北平泉、宽城、赤城、丰宁、隆化，山西陵川、黎城。

采收加工

秋季茎叶枯萎或次春出苗时采挖，除去泥沙，晒干或烘干。

药材性状

藁本　本品根茎呈不规则结节状圆柱形，稍扭曲，有分枝，长 3~10cm，直径 1~2cm。表面棕褐色或暗棕色，粗糙，有纵皱纹，上侧残留数个凹陷的圆形茎基，下侧有多数点状突起的根痕和残根。体轻，质较硬，易折断，断面黄色或黄白色，纤维状。气浓香，味辛、苦、微麻。

辽藁本　本品较小，根茎呈不规则的团块状或柱状，长 1~3cm，直径 0.6~2cm。有多数细长弯曲的根。

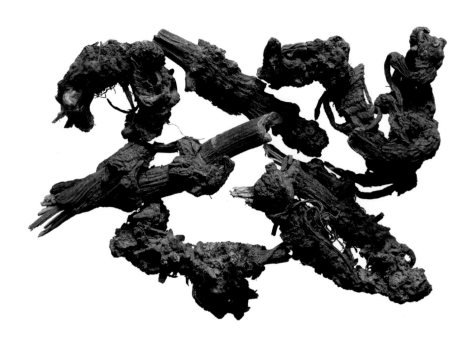

藁本（藁本）

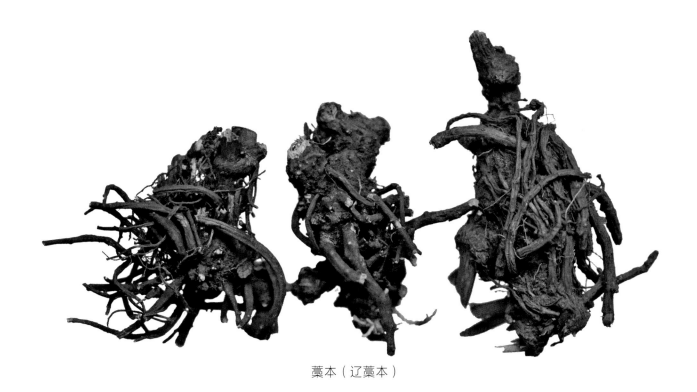

藁本（辽藁本）

炮制规范

除去杂质，洗净，润透，切厚片，晒干。

饮片性状

藁本片　本品呈不规则的厚片。外表皮棕褐色至黑褐色，粗糙。切面黄白色至浅黄褐色，具裂隙或孔洞，纤维性。气浓香，味辛、苦、微麻。

辽藁本片　本品外表皮可见根痕和残根突起呈毛刺状，或有呈枯朽空洞的老茎残基。切面木部有放射状纹理和裂隙。

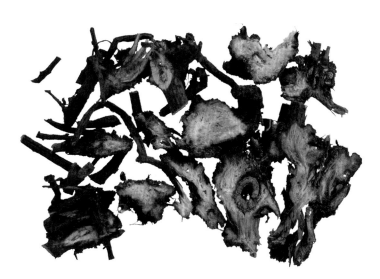

藁本片

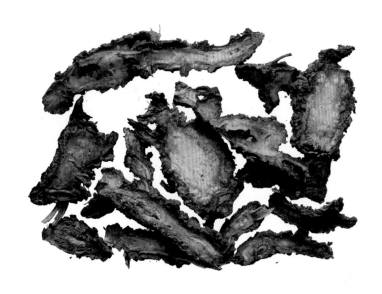

辽藁本片

性味功效 ▶▶

辛，温。祛风，散寒，除湿，止痛。用于风寒感冒，颠顶头痛，风湿痹痛。

用量用法 ▶▶

3~10g。

檀 香

Tanxiang
SANTALI ALBI LIGNUM

本品为檀香科植物檀香 *Santalum album* L. 树干的干燥心材。

产 地

进口药材，主产于印度、澳大利亚、印度尼西亚。我国广东、海南、云南等地有引种。

药材性状

本品为长短不一的圆柱形木段，有的略弯曲，一般长约 1m，直径 10~30cm。外表面灰黄色或黄褐色，光滑细腻，有的具疤节或纵裂，横截面呈棕黄色，显油迹；棕色年轮明显或不明显，纵向劈开纹理顺直。质坚实，不易折断。气清香，燃烧时香气更浓；味淡，嚼之微有辛辣感。

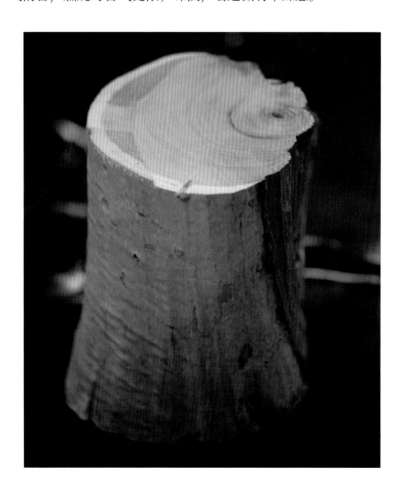

檀香

炮制规范

除去杂质，镑片或锯成小段，劈成小碎块。

饮片性状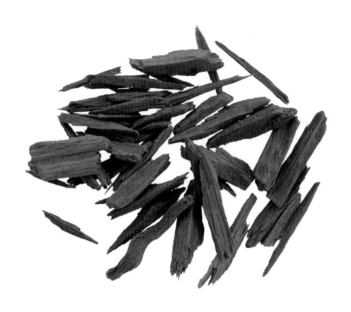

檀香

性味功效

辛，温。行气温中，开胃止痛。用于寒凝气滞，胸膈不舒，胸痹心痛，脘腹疼痛，呕吐食少。

用量用法

2~5g。

翼首草

Yishoucao
PTEROCEPHALI HERBA

本品系藏族习用药材。为川续断科植物匙叶翼首草 *Pterocephalus hookeri* (C. B. Clarke) Höeck 的干燥全草。

产　地

产于云南、四川、西藏及青海。

采收加工

夏末秋初采挖，除去杂质，阴干。

药材性状

本品根呈类圆柱形，长 5~20cm，直径 0.8~2.5cm；表面棕褐色或黑褐色，具扭曲的纵皱纹和黄白色点状须根痕，外皮易脱落；顶端常有数个麻花状扭曲的根茎丛生，有的上部密被褐色叶柄残基。体轻，质脆，易折断，断面不平坦，木部白色。叶基生，灰绿色，多破碎，完整叶片长披针形至长椭圆形，全缘，基部常羽状浅裂至中裂，两面均被粗毛。花茎被毛，头状花序近球形，直径 0.8~2.5cm；花白色至淡黄色，萼片为羽毛状，多数。气微，味苦。

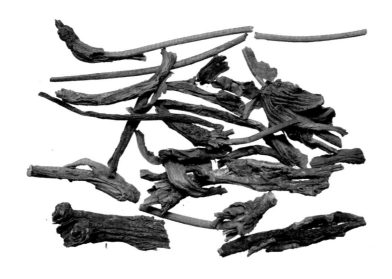

翼首草

炮制规范

除去杂质，洗净，切段，干燥。

性味功效

苦，寒；有小毒。解毒除瘟，清热止痢，祛风通痹。

用量用法

1~3g。

十八画

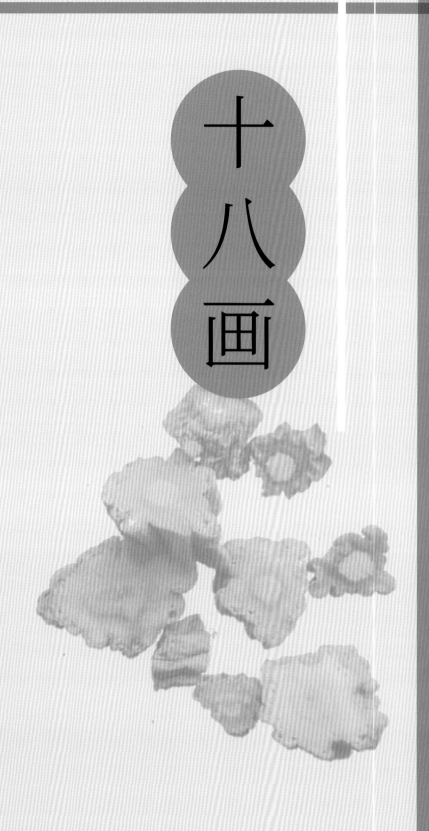

藕 节

Oujie
NELUMBINIS RHIZOMATIS NODUS

本品为睡莲科植物莲 *Nelumbo nucifera* Gaertn. 的干燥根茎节部。

产 地

主产于湖南常德、衡阳、沅江、岳阳，湖北江陵、公安、松滋、洪湖，福建建阳、建瓯、浦城、龙岩，江苏宝应、镇江，浙江龙游、丽水。

采收加工

秋、冬二季采挖根茎（藕），切取节部，洗净，晒干，除去须根。

药材性状

本品呈短圆柱形，中部稍膨大，长2~4cm，直径约2cm。表面灰黄色至灰棕色，有残存的须根和须根痕，偶见暗红棕色的鳞叶残基。两端有残留的藕，表面皱缩有纵纹。质硬，断面有多数类圆形的孔。气微，味微甘、涩。

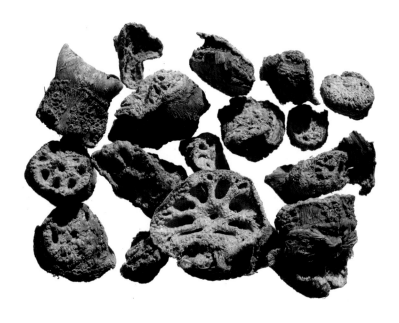

藕节

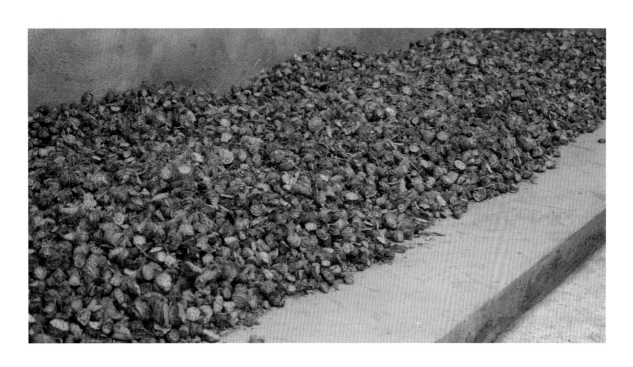

藕节鲜品

炮制规范

藕节　除去杂质，洗净，干燥。

藕节炭　取净藕节，置热锅内，用武火炒至表面黑褐色或焦黑色，内部黄褐色或棕褐色时，喷淋清水少许，熄灭火星，取出，晾干。

饮片性状

藕节炭　本品形如藕节，表面黑褐色或焦黑色，内部黄褐色或棕褐色。断面可见多数类圆形的孔。气微，味微甘、涩。

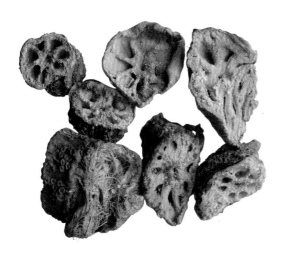

藕节

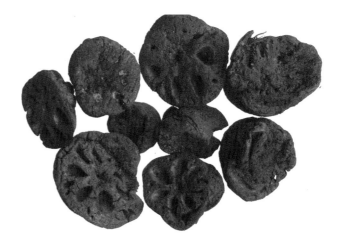

藕节炭

性味功效　▶▶

甘、涩，平。收敛止血，化瘀。用于吐血，咯血，衄血，尿血，崩漏。

用量用法　▶▶

9~15g。

覆盆子

Fupenzi
RUBI FRUCTUS

本品为蔷薇科植物华东覆盆子 *Rubus chingii* Hu 的干燥果实。

产　地

主产于浙江武义、兰溪、淳安、建德、临安，福建南平、寿宁、福鼎，安徽芜湖、六安、阜阳，江西玉山、婺源、横峰。

采收加工

夏初果实由绿变绿黄时采收，除去梗、叶，置沸水中略烫或略蒸，取出，干燥。

药材性状

本品为聚合果，由多数小核果聚合而成，呈圆锥形或扁圆锥形，高 0.6~1.3cm，直径 0.5~1.2cm。表面黄绿色或淡棕色，顶端钝圆，基部中心凹入。宿萼棕褐色，下有果梗痕。小果易剥落，每个小果呈半月形，背面密被灰白色茸毛，两侧有明显的网纹，腹部有突起的棱线。体轻，质硬。气微，味微酸涩。

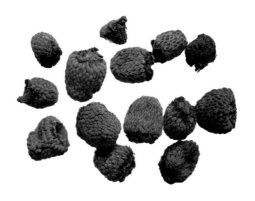

覆盆子

性味功效

甘、酸，温。益肾固精缩尿，养肝明目。用于遗精滑精，遗尿尿频，阳痿早泄，目暗昏花。

用量用法

6~12g。

对比鉴别

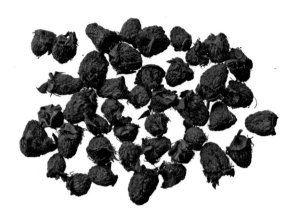

山莓 *Rubus corchorifolius* L. f. 的果实

瞿 麦

Qumai
DIANTHI HERBA

本品为石竹科植物瞿麦 *Dianthus superbus* L. 或石竹 *Dianthus chinensis* L. 的干燥地上部分。

产　地

瞿麦　产于北京、河北、河南、陕西、新疆、山东、安徽、江苏、湖北、湖南。

石竹　产于黑龙江、辽宁、吉林、北京、河南、陕西、甘肃、新疆、山东、江苏、湖南、河北。主产于河北安国。

采收加工

夏、秋二季花果期采割，除去杂质，干燥。

药材性状

瞿麦　本品茎圆柱形，上部有分枝，长 30~60cm；表面淡绿色或黄绿色，光滑无毛，节明显，略膨大，断面中空。叶对生，多皱缩，展平叶片呈条形至条状披针形。枝端具花及果实，花萼筒状，长 2.7~3.7cm；苞片 4~6，宽卵形，长约为萼筒的 1/4；花瓣棕紫色或棕黄色，卷曲，先端深裂成丝状。蒴果长筒形，与宿萼等长。种子细小，多数。气微，味淡。

石竹　本品萼筒长 1.4~1.8cm，苞片长约为萼筒的 1/2；花瓣先端浅齿裂。

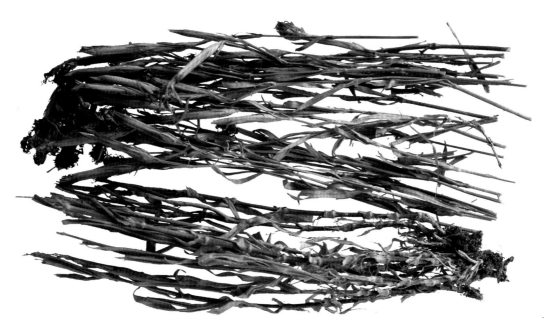

1cm

瞿麦（瞿麦）

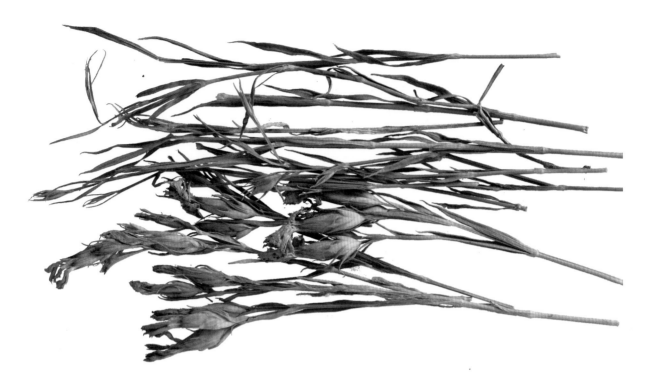

瞿麦（石竹）

炮制规范　▶▶

除去杂质，洗净，稍润，切段，干燥。

饮片性状　▶▶

本品呈不规则段。茎圆柱形，表面淡绿色或黄绿色，节明显，略膨大。切面中空。叶多破碎。花萼筒状，苞片 4~6。蒴果长筒形，与宿萼等长。种子细小，多数。气微，味淡。

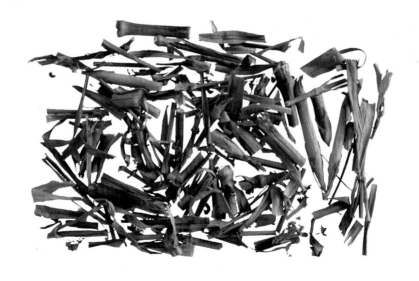

瞿麦（瞿麦）

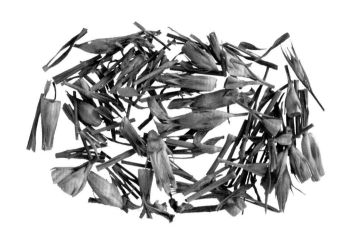

瞿麦（石竹）

性味功效

苦，寒。利尿通淋，活血通经。用于热淋，血淋，石淋，小便不通，淋沥涩痛，经闭瘀阻。

用量用法

9~15g。孕妇慎用。

翻白草

Fanbaicao

POTENTILLAE DISCOLORIS HERBA

本品为蔷薇科植物翻白草 *Potentilla discolor* Bge. 的干燥全草。

产　　地

产于全国各地。

采收加工

夏、秋二季开花前采挖，除去泥沙和杂质，干燥。

药材性状

本品块根呈纺锤形或圆柱形，长 4~8cm，直径 0.4~1cm；表面黄棕色或暗褐色，有不规则扭曲沟纹；质硬而脆，折断面平坦，呈灰白色或黄白色。基生叶丛生，单数羽状复叶，多皱缩弯曲，展平后长 4~13cm；小叶 5~9 片，柄短或无，长圆形或长椭圆形，顶端小叶片较大，上表面暗绿色或灰绿色，下表面密被白色绒毛，边缘有粗锯齿。气微，味甘、微涩。

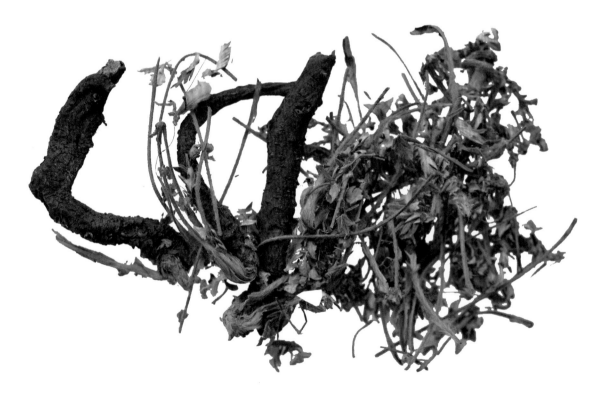

翻白草

炮制规范

除去杂质，洗净，稍润，切段，干燥。

饮片性状

本品为不规则的段。根呈圆柱形，表面黄棕色或暗褐色；切面灰白色或黄白色，质硬而脆。叶多皱缩卷曲，上表面暗绿色或灰绿色，下表面密被白色绒毛，边缘有粗锯齿。气微，味甘、微涩。

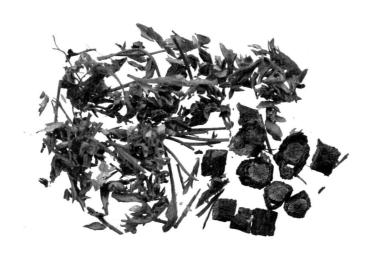

翻白草

性味功效

甘、微苦，平。清热解毒，止痢，止血。用于湿热泻痢，痈肿疮毒，血热吐衄，便血，崩漏。

用量用法

9~15g。

索 引 | 植物及药材中文名笔画索引

植物拉丁学名索引

B

T